应用心理丛书

CHUANTONG ZHONGYI
XINLI ANLI XINJIE

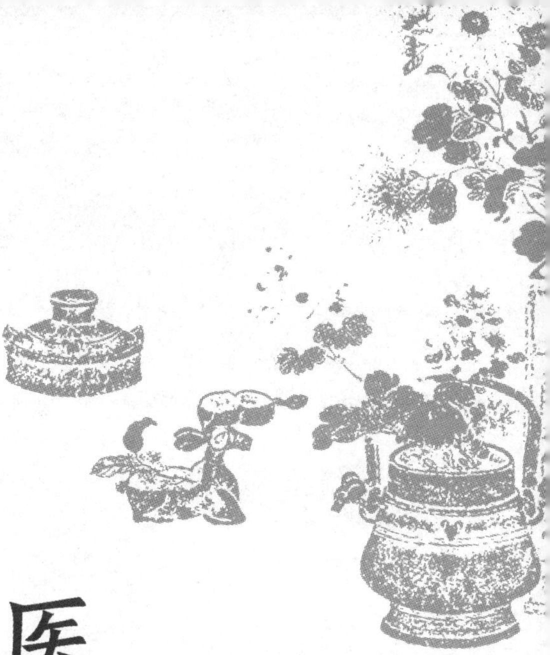

传统中医
心理案例新解

邱鸿钟　梁瑞琼◎主编

暨南大學出版社
JINAN UNIVERSITY PRESS

中国·广州

图书在版编目（CIP）数据

传统中医心理案例新解/邱鸿钟，梁瑞琼主编．—广州：暨南大学出版社，2018.3
（应用心理丛书）
ISBN 978－7－5668－2256－7

Ⅰ.①传…　Ⅱ.①邱…②梁…　Ⅲ.①中国医药学—医学心理学—医案　Ⅳ.①R229

中国版本图书馆 CIP 数据核字（2017）第 282567 号

传统中医心理案例新解
CHUANTONG ZHONGYI XINLI ANLI XINJIE
主　编：邱鸿钟　梁瑞琼

出 版 人：徐义雄
策划编辑：苏彩桃
责任编辑：苏彩桃　王海霞
责任校对：刘舜怡
责任印制：汤慧君　周一丹

出版发行：暨南大学出版社（510630）
电　　话：总编室（8620）85221601
营销部（8620）85225284　85228291　85228292（邮购）
传　　真：（8620）85221583（办公室）　85223774（营销部）
网　　址：http：//www.jnupress.com
排　　版：广州市天河星辰文化发展部照排中心
印　　刷：湛江日报社印刷厂
开　　本：787mm×960mm　1/16
印　　张：14.5
字　　数：352 千
版　　次：2018 年 3 月第 1 版
印　　次：2018 年 3 月第 1 次
定　　价：48.00 元

《传统中医心理案例新解》编委会

主　编： 邱鸿钟　梁瑞琼

编　委：（按姓氏音序排列）

陈晓云　陈泳如　陈玉霏　池思晓　高颖怡　龚文进

韩小燕　黄时华　李裕聪　梁倩蓉　梁瑞琼　林冬霓

刘婉娜　鲁丹凤　陆卓林　马进疆　马利军　孟丽莎

秦　凯　邱鸿钟　任滨海　图　雅　王苑芮　吴志雄

肖湘云　杨凌运

序

本书收集整理了中国历代传统中医学有关临床心理诊治的74个案例。这些案例在现代人听起来就像传奇故事一样，不但发病的原因无奇不有，症状也五花八门，而且医生诊治的方法常出乎意料，令人惊奇。但由于时间相隔久远，中医文言与现代医学和心理学语义之间对译的困难，使这些古代医家临床诊治的轶事所隐藏的学术价值与人文意义被历史的尘光掩盖。本书试图运用现代医学和心理学的眼光来重新解读这些古老的中医心理学案例，不仅是希望现代人能读懂这些老故事，更是希望通过中医、西医治法治则的比较，揭示传统中医心理学的科学内涵与现代意义及其区别于西方医学和心理学的文化特质。

中医学是一个包含内科、外科、儿科、妇科、皮肤科、心理学科等多学科的复杂知识体系。中医心理学是中医学体系的有机组成部分。可是，在中医现代化和国际化进程中，中医心理学的思想和临床技术显然被忽略了。缺少了中医心理学的中医学是不完整的，以人为本、注重身心兼治的中医心理学人文主义精神恰好是中医学的精华，复兴中医心理学应当成为当代中医学发展的重要任务之一。传统中医心理学的价值并不仅仅是操作简便、价格低廉，更重要的是为世界临床心理学提供了另一种类型的原创诊治模式。下面仅就中医心理学的一些重要特质作一概述。

其一，遵循自然节奏，有节制地生活和养心调神是维持健康的本质要求。维持心理健康的方法就是遵循自然之道。中医经典之祖《黄帝内经·素问》开篇处就有一段关于上古和中古时代人类寿命差别原因的分析。黄帝问岐伯："我听说上古时候的人，都可以活到百岁，而动作却不显衰老，为何当代人年过半百就已显得老态龙钟？这究竟是世道的差异，还是当代人的行为不当造成的呢？"岐伯回答："这是因为上古时代的人懂得养生之道，遵循阴阳法则，调和养生，能做到饮食有节制、起居有规律、不恣意妄行、没有不良嗜好，所以能实现形与神俱旺，活到天赋的自然寿命。而当下的人则不然，以反常的生活方式为常态，醉酒行房，恣情纵欲，耗竭其精，还永不知满足，只求快乐，反健康之道，起居作息毫无规律，所以人过半百就衰老了。”

其二，“五脏六腑，心为之主”“心动则五脏六腑皆摇”，因此维护心理健康是减少患病、提高生活质量的关键。岐伯指出：“夫上古圣人之教下也，皆谓之虚邪贼风，避之有时，恬淡虚无，真气从之，精神内守，病安从来。是以志闲而少欲，心安而不惧，形劳而不倦，气从以顺，各从其欲，皆得所愿。”（《黄帝内经·素问·上古天真论》）这就是说，健康长寿的核心在于：避免外界环境中的一切诱惑，保持心态平和，不骄不躁，心安而不惧，不为功名利禄所累，适度活动而不辛劳。从现代神经内分泌学来看，人的精神活动的确可以通过神经和内分泌机制而与全身内脏机能产生千丝万缕的联系。对于人类来说，养心调神绝非可有可无，而是人类保健的第一要务，是人类维持健康的本质要求和特征。

其三，疾病从心开始是人患病的重要特点，注重治未病是中医的重要智慧。人患病与动物患病的最大区别在于人有思维和情志活动，人会对疾病赋予某种意义。相对于生理稳态而言，认知和情志不但变化在先，而且最易受生活事件的影响而发生起伏。《黄帝内经·灵枢·口问》中说：“夫百病之始生也，皆生于风雨寒暑，阴阳喜怒，饮食居住，大惊卒恐。”中医将情志失和、应激性事件和生活方式看成是自然环境因素之外的主要病因。不仅如此，中医还认为，个体应该对这种情志失调担负起某种责任，如《黄帝内经·灵枢·本神》中说：“血、气脉、营、气、精神，此五藏之所藏也，至其淫泆离藏则精失，魂魄飞扬、志意恍乱、智虑去身，何因而然乎？天之罪与？人之过乎？”就人类大脑中枢和内脏、心理活动和生理功能的关系而言，许多人类疾病，尤其是身心疾病，几乎都是从心的变化开始的。《黄帝内经·灵枢·本神》中对此看得十分明白：“是故怵惕思虑者则伤神，神伤则恐惧流淫而不止。因悲哀动中者，竭绝而失生。喜乐者，神惮散而不藏。愁忧者，气闭塞而不行。盛怒者，迷惑而不治。恐惧者，神荡惮而不收。”《黄帝内经·素问·举痛论》中也说：“怒则气上，喜则气缓，悲则气消，恐则气下，惊则气乱，劳则气耗，思则气结。”中医学认为情志对机体脏腑功能和治疗效果具有重大影响。

其四，与西方心理学主要强调中枢神经系统对躯体功能下行性影响的观点不同，中医学还更强调脏腑功能对情志状况的上行性影响，如《黄帝内经·素问·阴阳应象大论》中说："人有五脏化五气，以生喜怒悲忧恐。"如《黄帝内经·灵枢·本神》中说："肝藏血，血舍魂，肝气虚则恐，实则怒。脾藏营，营舍意。心藏脉，脉舍神，心气虚则悲，实则笑不休。肺藏气，气舍魄。肾藏精，精舍志，肾气虚则厥，实则胀。"临床心理学中将这种躯体变化在先、情志变化随后的疾病称为二次性心身疾病。正因为如此，中医学从脏腑辨证入手，为治疗精神疾病发明了大量的中药方剂，为现代精神药理学的药物研发提供了一个资源宝库。中医学还认为，不同的情志之间具有相互制约的关系，即悲胜怒、怒胜思、思胜恐、恐胜喜、喜胜悲的规律。在中医心理学看来，情绪没有好坏之分，只有过度与不及之别，即使是怒、悲等被西方心理学认为是消极的情绪也常被中医家当作其他过度情绪的治疗要素，由此可见，中医心理学充满辩证法的智慧。

其五，神者，正气也，养生和治疗必本于神。《黄帝内经·素问·刺法论》中说："正气存内，邪不可干。"而所谓正气，不仅指体质和生物免疫能力，还包括坚强的意志和乐观的情绪等心理要素。《黄帝内经·灵枢·小针》中说："神客者，正邪共会也。神者，正气也。客者，邪气也。"中医学认为，在正邪相争的过程中，神是人体正气的核心要素，神具有统摄人的情绪和生活方式等功能，在健康维护中占据中心地位，如《黄帝内经·灵枢·本藏》中说："志意者，所以御精神，收魂魄，适寒暑，和喜怒者也。"若神不守舍，则正气自伤，邪气自入。认知能力和坚强的意志是人所以为人的高贵之处，也是人能更好地适应环境和改造环境的进化机制。所以，调神应该成为治疗"人病"的基本原则。《黄帝内经·灵枢·本神》中说："凡刺之法，先必本于神。"只要做到调神在先，就能实现《黄帝内经·灵枢·本藏》所说的："志意和则精神专直，魂魄不散，悔怒不起，五脏不受邪矣。"因此，治未病必须从心开始。

其六，病不愈在于神不使，治病要以患者为本。中医学认为，药物和针石只不过是一种技术手段而已，治病之道的真谛是以病人为根本，医生仅作为协作的配角，所谓"病为本，工为标"。如果患者只是被动地接受医生给予的治疗，而自己"神不使"，即精神不振，意志不坚，自身不参与、不努力，疾病就很难痊愈，如《黄帝内经·素问·汤液醪醴论》所说："精神不进，志意不治，故病不可愈。"事实上，许多人想单纯依赖层出不穷的新药和新技术，而不愿意发挥自己强大的意志力量；仅仅相信所谓的专家，而不愿意亲自参与健身运动；宁可服用大量的保健品，也不乐意均衡饮食，不愿放弃那种虽务快其心却会使自己"精坏神去"的生活方式。中医学坚信："得神者昌，失神者亡。"患者自我战胜疾病的意志、信心和乐观的态度是人类面对疾病时独特而强大精神武器，而不应被当作可有可无的东西。

其七，诊有三常，知道什么人患病与知晓患什么病同等重要。传统中医学早已将询问患者的生活境遇、应激事件及其所带来的心理影响作为诊疗常规。《黄帝内经·素问·疏五过论》中说："诊有三常，必问贵贱，封君败伤，及欲侯王。故贵脱势，虽不中邪，精神内伤，身必败亡。始富后贫，虽不伤邪，皮焦筋屈，痿躄为挛。"中医学认为，生活际遇不良和应激事件都可能成为病因。如李梴在《医学入门》中认为："所处顺，则性情和气血易调，所处逆，则气血郁。"为了与病人良好沟通，要了解其心理状况。《黄帝内经·灵枢·师传》中还要求医生将"入国问俗，入家问讳，上堂问礼，临病人问所便"作为一种诊疗规范。《黄帝内经·素问·移精变气论》还要求问诊时应"闭户塞牖，系之病者，数问其情，以从其意"。中医诊疗时的这些守密规则和问诊内容与现代临床心理咨询的要求完全一致。

其八，人的体质和性格分"阴阳五态"，应高度重视同病异治等个性化的辨证施治。《黄帝内经·灵枢·通天》中说："有太阴之人，少阴之人，太阳之人，少阳之人，阴阳和平之人，凡五人者，其态不同，其筋骨气血各不等。"此外，中医学还有阴阳气质分类、五行气质分类、勇怯分类、肥瘦体形分类等多种关于个性体质和性格差异的学说。与西方心理学的个性学说相比，中医人格学说的最大特点是综合性，即各种人格对应于一定的体形、生理特点、病理特点和相应的治疗原则，还具有明显的临床实用性。有谚云：一把钥匙开一把锁。中医学认为，人之疾病可因人的体质、饮食习惯、气质和性格等差异而出现"从化"和"转化"等复杂的个性化现象，因此治病和养心调神的方法都必须因人而异，灵活变通。

其九，改变认知，七情中和，身心兼治，多法相参是中医临床心理治疗的基本模式。治疗人类之病首先必须唤起当事人自己的健康意识，调整其认知方式。如《黄帝内经·灵枢·师传》中早就明确地表达了纠正认知的重要性：“王公大人血食之君，骄恣纵欲轻人，而无能禁之，禁之则逆其志，顺之则加其病，便之奈何？治之何先？岐伯曰：‘人之情，莫不恶死而乐生，告之以其败，语之以其善，导之以其所便，开之以其所苦，虽有无道之人，恶有不听者乎？’”如果说纠正非理性的认知是短期治标的话，那么，引导患者反观自性、精神内守，知其病之由来则是深层的治本之举。王冰曾在注释祝由一术时说：“夫志捐思想，则内无眷慕之累，心亡愿欲，故外无伸宦之形，静保天真，自无邪胜，是以移情变气，无假毒药，祝说病由，不劳针石而已。”可见，通过叙说分析病因，引导患者释放压抑的情绪、消解内心的矛盾、放弃不切实际的过高期望，则将取得事半功倍的效果，可以认为祝由就是一种将潜意识转化为意识的中国式精神分析疗法。中国不仅先于西方区分了元神和识神，而且创造了与无意识对话的治疗艺术。此外，中医还发展了治疗各种精神疾患、身心障碍等相关疾病的饥饿疗法、冲击疗法、暗示疗法、释梦法、音乐疗法、针灸和药物方剂等多种治法，这不能不说是令现代中医师感到自豪的事情。

本书是在第一版的基础上修订增补而成，首先应感谢香港商务印书馆和暨南大学出版社两家单位积极支持中医心理学文献的出版工作；其次也要感谢我所带领的广州中医药大学中医心理学创新团队的全体成员。本书不仅适合中医学、中西医结合各专业的临床工作者阅读，也适合临床心理学和精神医学专业人士研究参考。

世界中医药联合会中医文化专业委员会副会长

广东省高校心理健康教育与咨询专业委员会主任

广州中医药大学中医心理学博士生导师

邱鸿钟教授

2017 年 12 月 9 日

Contents　目　录

三、宋元时期

四、明朝时期

五、清朝时期

一

春秋战国秦汉时期

心身相关性格异，扁鹊神医换心术

【经典原文】

鲁公扈、赵齐婴，二人有疾，同请扁鹊求治，扁鹊治之同愈。谓曰："汝曩（nǎng，过去）之所疾自外而干脏腑，固药石之所已。今有偕生之病愈体偕长，为汝攻之，何如?"二人曰："愿先闻其验。"扁鹊谓公扈曰："汝志强而气弱，故足于谋而寡于断；齐婴志弱而气强，故少于虑而伤于专。若换汝二人之心则均于善矣。"遂饮二人毒酒（麻醉酒），迷死三日，剖胸探心，易而置之，投以神药，既寤如初。二人辞归。于是公扈反齐婴之室，而有其妻子，妻子弗识。齐婴亦反公扈之室，有其妻子，妻子亦弗识。二室因相与讼，求辨于扁鹊。扁鹊辨其所由，讼乃已。

——晋·列御寇《列子·汤问》

【古文解读】

鲁人公扈和赵人齐婴两人都患有某种疾病，两人同去扁鹊那里求医。扁鹊予以施治，两人的病都痊愈了。扁鹊就对他们说："你俩以前的病，是从外部侵人脏腑的，所以用药物针灸治疗就可以了。但如今你们还有一种先天带来的病，而且这病与身俱长。现在我来给你们进行治疗怎样?"公扈和齐婴说："我们想先听听您对病情的分析再说。"扁鹊于是说："公扈你志强而气弱，所以多虑而寡断；齐婴则志弱而气强，所以凡事欠深思熟虑而常专断。若能将你们两人的心互换一下，那就双方都完美了。"（两人同意了扁鹊的治疗方案。）于是，扁鹊就给他们两人喝下了具有麻醉作用的药酒，两人昏睡了整整三天。这时扁鹊为二人剖胸探心，并做了置换心的手术，继而又用了些药物进行调理。两人醒来后恢复如初，便告辞回家。公扈回到了齐婴的家，想亲近妻子，妻子却不认他；齐婴回到公扈的家，想亲近妻子，妻子也不认他。于是，这两家的妻子就为此事打官司，最后只得请求扁鹊给予解释。扁鹊说明了缘由，这两家的诉讼才算罢休。

【述评】

虽说扁鹊是一位传说中能开胸剖腹、善于外科的神医，但是按照古代中医学的发展水平，当时还没有解决血型、输血、接驳血管等基本的外科技术问题，事实上是不可能进行"剖胸探心，易而置之"的心脏移植手术的。因此，上述故事可能只是一种传说而已。那么，怎样才能合理地解释这个传说，或者说让公扈和齐婴饮下使人昏睡三天的药酒有何象征意义呢？事实上，这个案例的特殊之处在于：两人同时求医于扁鹊，而且两人性格、体质相异，且具有很大的互补性，即一个“志强而气弱，故足于谋而寡于断”；一个“志弱而气强，故少于虑而伤于专”。因此，如果为两人互换其心，即让其体质和性格相匹配则可以双赢。不过，真的换心在当时不但是不可能的，而且也不能解决两人的性格和体质相匹配的问题，所以，扁鹊之言只能理解成一种心理矫治的隐喻。但是，悟性不高的患者很难明白扁鹊良苦用心的劝谕，即使明白了，通常会对心理矫治产生非常大的阻抗性。临床心理咨询中常见的情形就是病人对着医生笑一笑，说：“你说的我早已明白，但是……”结果仍然我行我素，毫无改进。扁鹊的高明之处就在于他深知这种有人格缺陷的病人是很难自觉改变其性格与行为模式的，于是，基于古代中国文化中“心主神明”这种非常普遍的民俗信仰，他声称可以通过换心术来实现两人性格和体质的互换互补以达到治疗目的。他给病人服下麻醉药酒，让其暂时丧失自主意识三日（也许他可能还真的在患者胸前皮肤上划下一道浅浅的伤口）……结果可想而知，病人真的以为扁鹊给他们互换了心。之后，在术前医生的语言暗示之下，他们真的能够以一种新的人格和行为方式表现于现实生活之中，就像换了一个人似的。

故事最后的情节证明了两人自换心术后性格和行为真的发生了很大的改变，甚至互换了对家和亲人的记忆，以致予各自走到被换心的那一方家里去了。上述传说其实告诉我们的就是扁鹊是最早提出和实施类似精神外科的心理暗示手术的第一人。

《淮南子·泰族训》中曾评价扁鹊：“所以贵扁鹊者，非贵其随病而调药，贵其魇息脉血知病之所从生也；所以贵圣人者，非贵其随罪而鉴刑也，贵其知乱之所由起也。”这就是说，扁鹊医术的高明在于他能洞察患者之病的根源和心结。通过本案例可见，民间对扁鹊医术的神化是不足为奇的。扁鹊治愈虢太子尸厥之病后，“天下尽以扁鹊为能生死人。扁鹊曰：越人非能生死人也，此自当生者，越人能使之起耳”。这不仅说明扁鹊具有实事求是的精神，还体现他对中医“病为本，工为标”思想的正确把握。

【知识拓展】

1. 关于医者。

扁鹊，第一位在中国史书上被立传的医家，关于他行医的传奇故事有许多记载。一是《列子·汤问》中记载的上述换心的故事，列子是公元前6世纪的人，他早于司马迁455年，但学术界认为《列子》一书只是托名于战国列御寇所著，实出于晋代，因其中收集和保存了许多古代的史料，所以还是很有历史学术价值的。二是司马迁在《史记》中写的《扁鹊列传》。从时间上看，司马迁为之立传的“扁鹊”，叫秦越人，是战国时渤海郡（今河北省任丘市）杰出的医学家，大约生活于公元前5世纪。秦越人与列子笔下的扁鹊，相差约100年，是否为同一人，还有待考证。据学者考证，《扁鹊列传》所载的扁鹊的确为晋国的赵简子、虢太子和齐桓侯诊治过，但年代彼此相距遥远，真假难辨。因此，也有研究者认为，名医扁鹊实际上可能只是战国当时许多名医的化身或代称而已。

关于扁鹊的故事还有很多，其中相传在战国人庞煖所著的《鹖冠子·世贤》中就讲述了一个大家耳熟能详的典故：卓襄王（即赵悼襄王，赵孝成王子）问庞煖曰：“夫君人者，亦有为其国乎?”庞煖曰：“王独不闻愈跗之为医乎？已成治之，鬼神避之……王独不闻魏文侯之问扁鹊曰：‘子昆弟三人，其孰为善?’扁鹊曰：‘长兄最善，中兄次之，扁鹊最为下。’魏文侯曰：‘可得闻耶?’扁鹊曰：‘长兄于病视神，未有形而除之，故名不出于家。中兄治病，其在毫毛，故名不出于闾。若扁鹊者，血脉、投毒药、副肌肤间，而名出闻于诸侯。’魏文侯曰：‘善。’使管子行医术以扁鹊之道，曰桓公几能成其霸乎?”鹖冠子，因喜以鹖羽为冠，故名“鹖冠子”。文中称扁鹊有兄弟三人，为其他史料所不载。扁鹊称其长兄治病能“未有形而除之”，是治未病之上工，却不被世俗所推崇。世人会讥笑“渴而掘井，斗而铸兵”的做法，但治病时却常“病而后药之”“乱而后治之”，不能防患于未然，像桓公讳疾忌医一样，往往延误治疗佳期，造成不可挽救的损失。

东汉著名的黄老道家、炼丹理论家魏伯阳在《周易参同契·审查真伪章第二十五》中也提到过扁鹊的针灸事迹：“若以野葛、巴豆一两，入喉辄僵，不得俯仰，当此之时，虽周文（周文王）揲蓍，孔丘占象，扁鹊操针，巫彭叩鼓，安能令苏，复起驰走?”

2. 关于精神外科。

精神外科（psychosurgery）是指运用神经外科手术治疗某些精神疾病的一种方式。精神外科始于20世纪30年代，运用额叶白质切断术治疗顽固的精神分裂症，曾广泛地应用于欧美各国，但其副作用较大。20世纪70年代，立体定向手术方法引入，用电凝、冷凝、激炮代替手术刀，精神外科治疗热度有所回升。立体定向手术方法主要有：立体定向神经束切断术、立体定向边缘叶白质切断术和杏仁核毁损术等。立体定向手术适应证一般为：顽固、强烈的或反复出现自杀企图者；处于高度躁动，具有攻击性、冲动或暴行的，不可遏制的兴奋状态，扰乱社会治安、妨碍生产、影响家庭他人人身安全者；经药物治疗、休克治疗、心理治疗及其他治疗方式久治不愈并常导致“麻烦”的精神障碍者。

齐湣王思虑成疾，文挚重怒巧施治

【经典原文】

齐王疾痏，使人之宋迎文挚。文挚至，视王之疾，谓太子曰：王之疾必可也，虽然王之疾已，则必杀挚也。太子曰：何故？文挚对曰：非怒王则疾不可治，怒王则挚必死。太子顿首强请曰：苟已王之疾，臣与臣之母以死争之于王，王必幸臣与臣之母，愿先生之勿患也！文挚曰：诺，请以死为王。与太子期，而将往不当者三，齐王固已怒矣。文挚至，不解履登床，履王衣问王之疾，王怒而不与言，文挚因出固辞以重怒王。王叱而起，疾乃遂已。王大怒不悦，将生烹文挚，太子与王后急争之不能得，果以鼎生烹文挚。

——战国·吕不韦《吕氏春秋·至忠篇》

【古文解读】

齐王患了郁证，派人去请宋国名医文挚来诊治。文挚来到齐国，他了解齐王所患的疾病后，便对太子说："齐王的病肯定可以治好，虽然如此，但齐王的病治好了，他就一定会杀死我。"太子问："那是为什么？"文挚回答："如果不激怒齐王，病就不能治好，而激怒了齐王，我就肯定会死。"太子叩头执意恳求文挚说："如果你治好了我父王的病，我和我母后会拼死劝谏我父王的，他宠爱我和我母后，肯定会听从劝谏的，希望先生不要担心。"文挚说："那好吧，我就冒死为齐王治病吧。"文挚与太子约好了看病的日期，但多次不如约前去，齐王当然已经很生气了。文挚到了之后，竟然不脱鞋子就踩上齐王的床，还踩着齐王的衣服，询问齐王的病情，齐王强忍愤怒不说话，文挚趁势再出言不逊来重重地激怒齐王。齐王终于忍无可忍，坐起身来大声斥责文挚，结果病反倒好了。但事后齐王还是怒气未消，准备要活煮文挚，太子和王后听说后急忙来劝阻，但终究劝阻无效，文挚真的被齐王活活地煮死了。

【述评】

本故事记载在《吕氏春秋·至忠篇》，据说齐湣王的父亲齐宣王在位时曾两次出兵强邻燕国，攻城略地，斩获甚丰。齐宣王逝世后，儿子田地继承王位，史称齐湣王（前323—前284）。他颇有野心，总想着强爷胜祖，干些留名青史的大事，甚至想像商汤王和周武王那样一统天下。但现实总不尽如人意，慢慢地，齐王心情郁闷沮丧起来，按现代精神医学的诊断标准来看，齐王之病当属一种“抑郁”状态，中医称之为“郁证”。其主要临床表现为情绪低落，闷闷不乐，缺乏活力和生活兴趣，食欲差，伴嗜睡。本病通常由负性生活事件诱发，并与当事人的性格和认知密切相关。中医学认为，郁证为七情内伤之疾，脏腑机能失调是其致病机理。在本案例中，文挚运用了中医情志相胜疗法来治疗齐王的郁证。中医理论认为，喜、怒、忧、思、悲、恐、惊七种情志变化，是人体对外界刺激的不同反应。在日常生活中，七情变化波动属于正常现象，但突然强烈或长期持久的情志刺激，超过人的身心承受能力时，就会导致人体气机紊乱，脏腑功能失调，甚至诱发或产生某种疾病。中医学还认为，“怒伤肝，喜伤心，思伤脾，悲伤肺，恐伤肾”“怒则气上，喜则气缓，悲则气消，恐则气下，惊则气乱，思则气结”“思之无已，则系恋不释，神留不散，故气结也”。即过度思虑，注意力高度集中于某事，尤其是令人烦恼的事，会使意识域狭窄，俗称“钻牛角尖”，导致“气结”。文挚认为齐王的病是由思虑过度所致。根据《黄帝内经》中提出的“悲胜怒、怒胜思、思胜恐、恐胜喜、喜胜悲”情志相生相克的理论，针对齐王思虑过度的病因病机，文挚采用了情胜疗法中的以怒胜思法，利用“怒则气上”及“怒胜思”的机制，激怒齐王，从而使其肝气升发，促进气血运行，达到解郁的治疗效果。

现代医学对抑郁的病因病理的认识以及所使用的治疗方法与中医学有别。现代医学认为，抑郁不仅与脑内神经递质的变化有关，而且与负性生活事件以及当事人的认知方式密切相关。在神经生化因素方面提出了“单胺假说”和“受体假说”，认为抑郁与患者脑中的单胺递质 NE、5－HT 功能不足或是受体敏感性增高有关。所以，增强 NE、5－HT 的神经传递作用的药物治疗成了抑郁症的主要治疗手段。

【知识拓展】

1. 关于医者。

文挚是春秋时期宋国人，洞明医术。

2. 关于抑郁。

抑郁在现代心理咨询与治疗中已相当常见，而在古代医案中同样不少。据闫少校等人对 122 例历代中医心理治疗案例的研究，七情致病中，以“忧”和“思”为最多，在心理疾病中以郁证为最多。古人喜欢吟诗作词，诗词往往成为抒发和宣泄其抑郁之情的一种途径。苏轼所写的《水调歌头・明月几时有》脍炙人口，可谓是中秋抒怀的千古绝唱，而其所抒发和表达的有一种抑郁的情怀。李白因其伟大抱负得不到施展，且遭受一连串的政治打击，诗中的潇洒也常夹杂着忧愁抑郁之情。“五花马、千金裘，呼儿将出换美酒，与尔同销万古愁”和“抽刀断水水更流，举杯消愁愁更愁”就是最好的心理写照。而古代对抑郁的治疗方法除了中医心理疗法中的“以情胜情”外，绘画、音乐等艺术治疗手段也是较常用且疗效显著的治疗方法。最著名的如郑板桥画竹解郁、欧阳修学琴愈郁等。

3. 关于抑郁的治疗。

对抑郁的治疗现在多采用“药物治疗 + 心理治疗”的模式。如病情较轻缓，可选用药效平和、副作用小的逍遥丸、柴胡疏肝散、安神补心胶囊等中药方剂；如病情急重，可选用氯丙咪嗪、帕罗西汀等抗抑郁药，也可选用谷维素，有助于改善自主神经功能失调，稳定情绪、减少焦虑及紧张，改善睡眠。

梦怪物惊恐自伤，巧释梦义病自愈

【经典原文】

齐公出于泽，见衣紫衣，大如毂，长如辕，拱手而立。还归，寝疾，数月不出。有皇士者见公，语惊曰："物恶能伤公？公自伤也。此所谓泽神委蛇者也，唯霸主乃得见之。"于是桓公欣然笑，不终日而病愈。

齐景公病水十日，夜梦与二日斗而不胜。晏子朝，公曰："吾梦与二日斗，寡人不胜，我其死也?"晏子对曰："请召占梦者。"立于闺，使以车迎召占梦者。至，曰："曷为见召?"晏子曰："公梦与二日斗，不胜，恐必死也。"占梦者曰："请反具书。"晏子曰："无反书，公无所病。病者，阴也，日者，阳也。一阴不胜二阳，公病将已。"居三日，公病大愈，且赐占梦者，曰："此非臣之功也，晏子教臣对也。"公召晏子，将赐之。晏子曰："占梦者以臣之言对，故有益也。使臣身言之，则不信矣。此占梦者之力也，臣无功焉。"公召吏而使两赐之。晏子不为夺人之功，占梦者不蔽人之能。

——东汉·应劭《风俗通义·怪神》

【古文解读】

齐桓公（姜太公吕尚的第十二代孙，春秋时齐国第十五位国君，春秋五霸之首，前685—前643年在位）到沼泽地区打猎，见到一种外着紫衣，大如车轮，长如车辕，拱手而立的怪物。回宫后，齐桓公卧病不起，数月不出门。有一贤能之士见到桓公，惊讶地说："外物怎能伤害到主公您呢？是主公自己伤自己的。那是所谓的沼泽之神，叫蛇皇后，只有天下的霸主才能见到的。"听到这样的解释，桓公开心地笑了起来，没几天病就自愈了。

齐景公（约前550—前490）患水肿、水胀之类的病证①已经十天了，晚上梦见自己与两个太阳争斗而不胜。第二天等齐国上大夫晏子上早朝时，齐景公便问："我梦见与两日争斗，寡人不胜，这是否意味着我的死期到了?"晏子答："请召占梦者来吧。"他站在闺帐旁，派车将占梦者请来。占梦者来到后问："因为什么召见我呢?"晏子说："主公梦见与两个太阳争斗，不能取胜，担心自己一定会死。"占梦者说："请反转过来撰写疏谏。"晏子答："不需要这样写文书，

① 《素问·三部九候论》："病水者，以夜半死。"

主公并没有得病。疾病属阴，梦见的太阳属阳，一阴不能胜二阳，所以主公的病即将痊愈。”过了三日，景公的病大愈，他要赏赐占梦者，占梦者说：“这并不是我的功劳，而是晏子教我这么说的。”景公召见晏子，也准备给予赏赐。晏子说：“占梦者用我的话来回答您，所以起作用。而以我的身份来说那些话，您不会信的。所以这是占梦者出的力，我没有功劳。”景公都给予了他们两人赏赐。晏子不抢别人的功劳，而占梦者也不掩盖他人的才能。

【述评】

应劭在《风俗通义》中撰写“怪神”一篇的主旨是想说明“世间多有见怪惊怖以自伤者”的道理。从临床心理学的角度来看，景公之病这类恐怖性的心理问题既与“解梦”的亚文化相关，也与当事人多疑的个性密切联系，现代临床心理学称之为疑病倾向或疑病素质。本故事给今人最大的启发是“解释”的技巧。从《晏子春秋》等古籍上记载的故事来看，齐景公是一个非常笃信民间俗信并因此而情绪化的国君。一次是因为梦见彗星，另一次是出猎时上山见虎、下山见蛇，对此景公都是惊恐不已，情绪沮丧，而每一次都是由机智的晏子用充满辩证法的反向思维巧妙地化解了景公的心理困惑。

解释梦的含义，自古以来就是一种流行的应用心理技术，而梦的释义对人的行为取向和选择影响甚大，上至帝王将相，下至黎民百姓，对占梦者的预言和解释都深信不疑。事实上，梦的解释是一把双刃剑，做梦当事人凭借一知半解的知识来进行的自我解释很可能会给自身带来消极暗示、恐惧、紧张和烦恼等心理压力。本故事中晏子的聪明之处在于，他请占梦者来向景公解释梦的意义，而不是由自己亲自出面。这样做的好处是：可以有效地减少当事人对他人解释的心理阻抗。正如患者容易接受医生的解释，而不愿意聆听父母的劝慰一样。

【知识拓展】

1. 关于作者。

应劭（约153—196），东汉法学家、学者，官任泰山太守、军谋校尉等职，一生著作丰富，制定汉之礼仪律令，著有《汉书官礼仪故事》《律略》《春秋断狱》《状人纪》《中汉辑序》等。所著《风俗通义》原书三十卷、附录一卷，今仅存十卷。该书考论和记录了大量的泰山史料和古代的神话异闻，是今人研究汉代风俗和鬼神崇拜的重要文献。

2. 关于古人对神经症及神经质人格的认识。

应劭“世间多有见怪惊怖以自伤者”的记载，说明古代因某些刺激或自身敏感而引发的应激性心理障碍、恐惧症、疑病症等疾病并不少见。这类疾病最大的特点是：外界刺激通常并不十分激烈，但当事人的反应却非常大。刺激的性质和强度往往不能解释患者精神痛苦或躯体不适的程度。换而言之，是当事人的易感心理素质决定了其反应的大小，所以应劭才将其概括为“自伤者。”

3. 关于具书。

具书，与“具文”语义相近，即写成文字（多用于公文）。如“上计簿，具文而已”（《汉书·宣帝纪》）。又如“直书其事，具文见意”（杜预《左传序》）。

杯弓蛇影为错觉，纠正认知疑惑除

【经典原文】

“予之祖父郴为汲令，以夏至日请见主簿杜宣，赐酒。时，北壁上有悬赤弩，照于杯中，其形如蛇。宣畏恶之，然不敢不饮。其日便得胸腹痛切，妨损饮食，大用羸露（衰败、瘦弱），攻治万端，不为愈。后郴因事过到宣家，窥视问其故，云畏此蛇，蛇入腹中。郴还听（厅）事，思惟良久，顾见悬弩，必是也。则使门下史将铃下（随从护卫之卒）侍徐辇载宣于故处设酒，杯中故复有蛇。因谓宣：‘此壁上弩影耳，非有他怪’，宣意遂解，甚夷怿，由是瘳（chōu，病愈）平。”

——东汉·应劭《风俗通义·怪神》

“尝有亲客，久阔不复来，广问其故，答曰：‘前在坐，蒙赐酒，方欲饮，见杯中有蛇，意甚恶之，既饮而疾。’于时河南听事壁上有角，漆画作蛇。广意杯中蛇，即角影也，复置酒于前处，谓客曰：‘酒中复有所见不？’答曰：‘所见如初。’广乃告其所以，客豁然意释，沉疴顿愈。”

——唐·房玄龄等《晋书·乐广传》

【古文解读】

我（应劭）的祖父应郴任汲县县令时，夏至那天邀请主簿（办理文书事务的官员）杜宣来饮酒。酒席设在厅堂里，当时北墙上悬挂着一张红色的弓，在光线的照射下映入酒杯中，形状很像一条蛇。杜宣看了，顿时冷汗涔涔。但县令是他的上司，又是特地请他来饮酒的，他不敢不喝，所以硬着头皮喝了几口。当天回到家里，杜宣越来越疑心刚才饮下的是有蛇的酒，又感到随酒入口的蛇在肚中蠕动，觉得胸腹部疼痛异常，难以忍受，吃饭、喝水都非常困难。家里人赶紧请大夫来诊治，但他服了许多药，病情还是不见好转。过了几天，应郴有事到杜宣家中，问他怎么生病的，杜宣便讲了那天饮酒时酒杯中有蛇并将蛇喝到肚子中的事。应郴安慰了他几句就回家了。他坐在厅堂里反复回忆和思考，弄不明白杜宣酒杯里怎么会有蛇。突然，北墙上那张红色的弓引起了他的注意。他立即坐在那天杜宣坐的位置上，取来一杯酒，也放在原来的位置上。结果发现酒杯中有弓的影子，不仔细观看，确实像是一条蛇在蠕动。应郴马上命人用马车把杜宣接来，让他坐在原位上，叫他仔细观看酒杯里的影子，并说：“你说的杯中的蛇，不过是墙上那张弓的倒影罢了，没有其他什么怪东西。”杜宣弄清原委后，疑虑立即消失，病也很快痊愈了。

笔者认为，《晋书·乐广传》中记载的故事当是《风俗通义·怪神》的故事流传演变成的版本。

【述评】

故事中的杜宣饮酒后出现的腹部疼痛等一系列不适症状，只是由一种错觉和自我暗示所引起的身心反应。当时他虽然觉得酒杯中可能有小蛇，却不去检验一下，又不敢拒绝饮酒，这说明他是一个胆小而又多疑的人。换而言之，容易受自我暗示而出现身心反应的人都是具有一定人格特质的。正是这种人格个性特质构成了发病的内因。

在本案例中，应彬不是医生，他既不会看病也不会开药，却善于分析病因进而辨证施治，有效地消除了杜宣的心病，这是他比其他医生高明的地方。故事中的其他医生只看到当事人的生理层面，没有弄清楚发病的前因后果，只是给予了药物治疗，忽略了病人的心理特性和环境条件。我国早有俗语说：“心病还需心药医”。应彬在问清楚其病因病由后回到事发现场，通过仔细地观察、思考和分析找出真相并把杜宣带到事发现场进行现场演示、验证和解说，证明杜宣看到的蛇只是挂在墙上的弓倒映在酒杯中的影子，只是一种错觉，并不是真正的蛇，以此纠正当事人的错误感知，并通过语言“没有其他什么怪东西”来进一步引导当事人消除之前因错误的感知而导致的疑虑、担心和恐惧。因为没有把蛇喝进肚子里，当然也就不会有腹痛等不舒服的感觉了，之前的心理暗示就此消除，所以，当事人的躯体反应也就没有了。这种治疗方法在现代心理疗法中可以称为信息提供和解释技术，纠正了当事人的不合理认知，继而平复其恐惧情绪。

【知识拓展】

1. 关于错觉。

错觉是个体在观察某些物体时，由于物体受到形、光、色等的影响，加上观察者的生理、心理或病理等特定的因素而产生的与实际情况不相符的歪曲、错误的知觉。错觉依产生的来源可分为心理性、生理性和病理性三种。与错觉容易混淆的是幻觉。幻觉是在没有客观刺激作用于人的感觉器官的情况下所出现的知觉体验，因此，幻觉是一种虚幻的知觉。错觉多见于正常人，而幻觉则多见于精神障碍者。在本案例中，当事人的疑虑源于墙上的弓倒映在酒杯中的形状，而不是幻觉。本案例告诉我们，事实上，个体观察一个事物并不只是简单被动地记录进入眼睛的信息，眼睛所提供给大脑的任何一种视觉信息可能都是模棱两可的，需要大脑主动寻求对这些信息的解释和建构。

2. 关于暗示。

暗示（suggestion）是用间接的方法诱使个体按照一定方式行动或接受某种信念与意见的心理过程。暗示的种类很多，根据其目的性可分为自然暗示和有意暗示；根据其作用效果可分为积极暗示和消极暗示；根据其施行者和接受者的关系可分为自我暗示和他人暗示。暗示的刺激方式或手段可以是言语、文字、表情、手势、物体、情境等。在本案例中，墙上的弓在酒杯中的倒影，在当时的情境和受暗示者的人格特征等因素的综合作用下，使当事人产生了一种错觉，进而导致一种疑虑，其中存在着一种消极的自我暗示过程。

郡守思虑成怪疾，华佗一激病自愈

【经典原文】

有一郡守病，佗以为其人盛怒则差，乃多受其货而不加治，无何弃去，留书骂之。郡守果大怒，令人追捉杀佗。郡守子知之，属使勿逐。守瞋恚既甚，吐黑血数升而愈。

——西晋·陈寿《三国志·魏志·华佗传》

【古文解读】

东汉时期，有某郡守（地方行政长官）患病，其家人请华佗为他诊治，华佗认为郡守的病是因为有瘀血在他的腹中，可用激怒他的方法让他把瘀血吐出来。于是，华佗故意多次接受郡守赠送的礼物而不施治，并留下一封辱骂郡守的书信后离开。郡守果然大怒，派吏使捉拿华佗。郡守的儿子知道华佗的计策，嘱咐吏使不要追。郡守气愤至极，吐出数升黑血，因而痊愈。

【述评】

本案例中当事人因思虑过度导致气滞血瘀，日久，瘀血内结于腹部形成“积证”，西医诊断为腹痛。

在本案例中，华佗在正确分析和判断病因病理的基础上，没有采用常规的治疗方法，而是运用了中医心理疗法中的情胜疗法。情胜疗法就是利用情志的相克原则，激发一种情绪作为治疗手段，以克制情志障碍并对有关的躯体障碍施以治疗性影响的治疗方法。中医七情致病理论认为，喜、怒、忧、思、悲、恐、惊七种情志变化，是人体对客观事物的不同反映。在正常情况下，七情一般不会致病，但突然、强烈或长期持久的情志刺激，超过人体本身的正常生理活动范围，就会使人体气机紊乱，脏腑阴阳气血失调，导致疾病的发生。不同的情志对气机的影响不同。“怒则气上，喜则气缓，悲则气消，恐则气下，惊则气乱，思则气结。”思虑劳神过度，从其生理作用来说，可导致肝脾气机郁结，从而影响肝的疏泄功能和脾的运化水湿功能，从其心理作用来说，“思之无已，则系恋不释，神留不散，故气结也”。即过度思虑，注意力高度集中于某事，尤其是令人烦恼的事，会使意识域狭窄，俗称“钻牛角尖”，也可导致“气结”。而机体的血液、津液的运行都以气机的正常运行为前提，气滞、气结会导致血液、津液的停滞，形成血瘀等病证，津液、血液的停滞又反过来进一步妨碍气的运行，使气滞、气结情况恶化，形成恶性循环。而中医学中有云：“不通则痛。”华佗认为郡守的病是思虑过度导致气滞血瘀，瘀血内结于腹部的“积证”。按照五行相克的情胜理论，“悲胜怒、怒胜思、思胜恐、恐胜喜、喜胜悲”。针对郡守思虑过度的病因病机，华佗充分利用权贵者多自尊、易于激怒的心理特点，采用了情胜疗法中的怒胜法，通过“怒则气上”及“怒胜思”的作用特点，使郡守因大怒而肝气升发，血随气逆，带动气血向上运行，迫使瘀血被呕吐出来，这样气血就可以恢复正常的运行，“通则不痛”，病也就好了。

其实，针对患者腹部的病理产物瘀血，通过药物治疗同样可以达到逐瘀除瘀的作用，但华佗没有选择药物治疗，而是通过情胜疗法的怒胜法进行治疗。这正是华佗医术高明之处。药物治疗虽能逐瘀除瘀，但治标不治本，而怒胜法不仅迫使瘀血呕出体外，且通过“怒胜思”对其根本病因进行治疗，标本兼治，这是药物治疗所不能及的。

【知识拓展】

关于医者。

华佗，字元化，名旉，沛国谯（今安徽省亳州市谯城区）人，东汉末年医学家。约生于东汉永初四年（110），卒于建安十二年（207）。华佗自幼就喜欢学习，通晓各种经书，尤其爱好医学。少时曾在外游学，钻研医术而不求仕途。由于他刻苦钻研，善于总结民间的医疗经验，故知识渊博，精通内、妇、儿、针灸各科及卫生学、药物学，尤为擅长外科，有“外科圣手”“外科鼻祖”之称。行医足迹遍及安徽、山东、河南、江苏等地。华佗除了为人民群众治病外，还有两大发明，一是具有全身麻醉作用的麻沸散，他曾用麻沸散麻醉病人，然后为其施行剖腹手术，这在中国医学史上是空前的，在世界外科手术史上领先了一千六百多年，是世界医学史上应用全身麻醉进行手术治疗的最早记载。还有一项是在继承古人“不治已病治未病”的预防思想的基础上，仿虎、鹿、熊、猿、鸟的禽兽动态编创了名为“五禽戏”的体操，用以活动人体筋骨血脉，帮助消化、吸收，达到增强体质、预防和治疗疾病的目的。后因不服曹操征召而被杀，所著医书已佚。今亳州市有“华佗庵”等遗迹。

仲景把脉识诈病，以言恐之速痊愈

【经典原文】

设令向壁卧，闻师到不惊，起而盼视，盖三言三止。脉之，咽唾者，此诈病也。设令脉自和，处言：“汝病大重，当须服吐下药，针灸数十百处乃愈。”诈病者非善人，以言恐之，使其畏惧则愈。医者意也。此其是欤。

——汉·张仲景《伤寒论》

【古文解读】

如果患者面朝墙壁躺着，听到大夫来也没有惊奇的反应，起来后却盯着大夫看，说起话来支支吾吾。把其脉，可见其吞咽口水，这是诈病的表现。假设患者的脉象正常，大夫就应该说：“你的病很重，必须服用吐下药，针灸几十上百处才能痊愈。”诈病的人非良善之人，只有使其畏惧才能治愈。所以行医贵在深思思熟虑、明察秋毫，这就是一个例证啊。

【述评】

自古以来就有人为逃避外界某种不利于个人的情境、摆脱某种责任或获得某种个人利益，故意夸大躯体伤残程度或负面精神症状的案例，因此，鉴别诈病在处理民事纠纷、追究刑事责任方面具有重要的意义，诈病本身也可能涉及心理或精神障碍问题。汉代的张仲景能在还没有问诊的情况下，仅凭观察患者行为、眼神和脉象便推断出其为诈病，堪称神医，而且善意地运用了合情合理的言语，使患者畏惧呕吐和多处针灸而放弃诈病行为，更可贵的是这是可以复制的临床经验。张仲景还特别注意到患者家属提供的信息与自己所见现象的比较，他在讲述本医案之前介绍了这种临证经验：“病家人来请云，病人发热，烦极。明日师到，病人向壁卧，此热已去也。设令脉不和，处言已愈。”这就是说，当家属所说的情况和医者自己临证观察到的现象不一致时，实际上可能提示了病情的某种变化。张仲景用自己的实践证明了做医生的三种水准，即“上工望而知之，中工问而知之，下工脉而知之”。

【知识拓展】

1. 关于医者。

张仲景（约150～154—约215～219），名机，东汉南阳（今河南省南阳市）人。东汉末年医学家，被后人尊称为医圣。张仲景广泛收集当时的医方，继承发扬了《黄帝内经·素问·热论》中将热病分作三阴三阳六个阶段的学说，以三阴三阳为辨证纲领，写下了《伤寒论》一书，目前传世的《伤寒论》是晋代太医王叔和根据搜寻到的《伤寒论》的部分轶文整理而成；而关于杂病辨证施治的《金匮要略》则是宋代王洙、林亿等人根据偶然发现的《伤寒杂病论》的残简整理而成。张仲景将《黄帝内经》中的辨病施治改进得更为简便实用，并在每证之后对应列举了许多实用的方剂，形成了证方对应的临床辨证施治体系，对后世中医临床发展思路影响深远。

2. 关于诈病。

诈病至今也是临床心理学、法医学、司法精神病学中的一个常见问题。在明尼苏达多项人格测验（Minnesota Multiphasic Personality Inventory，MMPI）等心理测量表中还专门设置了一些题目用于判断被试者报告的诚实性或可信度。诈病一般不被认为是精神疾病，但也常见于患癔症等人格障碍者，诈病大多是为达到某种目的而有意做出的一种自我保护的反应或逃避、欺骗行为。诈病的症状多为主观性质，多样易变，随机突发，具有间歇性，不难识别。

二

两晋隋唐时期

痴迷信道患腹疾，法开一剂符箓除

【经典原文】

郗愔信道甚精勤，常患腹内恶，诸医不可疗。闻于法开有名，往迎之。既来便脉，云："君侯所患，正是精进太所至耳！"合一剂汤与之，一服即大下去数段许纸，如拳大，剖看乃先所服符也。

——南宋·刘义庆《世说新语·术解篇》

【古文解读】

有一个叫郗愔的人笃信道教，常常感到腹部疼痛不已，许多医生都对他这种奇怪的腹痛束手无策。听说于法开医术远近闻名，于是郗愔前往求医。于法开为他诊过脉后说："您罹患的疾病正是您聚精会神、过于用功所致！"于是开了一剂汤药给他，只服一次药后郗愔就排出数段纸卷，如拳头般大小，切开纸来看，就是他先前服下的道符。

【述评】

这是一例与信仰相关的特殊病证。在古代中国，道教文化曾几度盛行，道教成为中国民众非常普遍的俗信。道教的特殊之处是身心兼修，追求长生不老。根据修炼的形式，道教可以分为炼丹派与符箓派。因服用道教丹药而癫狂或猝死的案例在历史文献中并不少见，但因服用符箓而腹痛的案例却实属罕见。通过求道符、贴道符、挂道符、随身携带道符以求福避祸本为信道者的仪式化行为，并逐渐成为中国本土的一种民俗。此外，喝下道士或道医所化的所谓治病之"圣水"也较为常见，但将道符吞入肚的应属极少数人的行为。本案例中的当事人因为"信道甚精勤"，因此很可能属于痴迷的信徒，换言之，这类信徒常可能出现极端的膜拜变异行为，甚至因出现幻觉、妄想，缺乏自知力而自杀。德国哲学家康德曾在他的《实用人类学》一书中将迷信、宗教一类的膜拜痴迷者的行为列为与癫狂等并举的一种精神障碍。这种精神障碍的特点是：具有某种超价的信仰，例如认为一张由道士所书写的有特殊字符的纸条具有祈福避难的神奇功能等；具有自我封闭的解释事理或说理体系，而逃避接受经验事实的检验。由于这类与文化相关的精神障碍者具有一般社交和生活能力，只有在涉及特定的理智领域时才显得与众不同，所以常难以发现，加上社会文化的多元性和包容性，通常人们也只是将其特殊行为视为个人权利而不加理会。只有当他们的痴迷膜拜行为给自己或他人带来某些不良影响时，才可能受到特别关注，例如在本案例中，如果当事人不是经常腹痛，是不会求医问药的。

于法开的高明之处就在于洞悉了患者腹痛与信仰导致的特别行为之间的关系，而且对于这类具有超价信仰的患者，认知疗法是多余的，使用一剂泻药将其符箓排除方为最实际的医治措施，吞下符箓究竟好还是不好，就留给当事人自己去心悟了，医生不必多言，效果反而更好。

【知识拓展】

1. 关于医者。

于法开（生卒年不详），晋代医僧，剡县（今浙江省嵊州市）人，为晋代般若学六家七宗中“识含宗”的代表人物，师事于法兰，敏睿善辩，精医术，多有奇验。谓“明六度以除四魔之病，调九候以疗风寒之疾”。以此自利利人，为时人所崇。据《绍兴府志》记载，有一次，他旅途中留宿于别人家，适主人之妻临产，胎儿积日不下。于法开要她进食肥羊肉十余小块，然后予以针刺，胎儿即顺利产下。据《隋志》记载，于法开有著《议论备豫方》一卷，但后已佚。

2. 关于“与文化相关的综合征”。

西方精神病学专家将仅见于某种文化背景或居住于某些地区的人群的精神障碍称为“与文化相关的综合征”（mental disturbance associated with culture）。不过这里的“文化”特指西方主流文化以外的其他民族的文化。《国际疾病分类》第10版将这类精神障碍归在“其他神经症性障碍”项下，而《中国精神疾病分类》（1994）采用了这一名称。

在中国与文化相关的身心障碍主要有：①恐缩症（koro），或称缩阳症，主要见于中国南方及东南亚等地区。常呈小规模流行发作，患者多为文化水平较低并有迷信观念的男性，表现为极端害怕自己的阴茎缩入体内，发作时呈急性焦虑发作样，常抓住自己的阴茎避免其缩入体内。偶见有女性发作此病，她们是害怕乳房缩入。②气功所致精神障碍，古时即有记载，称为“走火入魔”。20世纪80年代以来，由于气功的流行，表现为精神障碍的“气功偏差”报道逐渐增多，经评估，以癔症、人格障碍、强迫症和受暗示者多见。③与迷信巫术或膜拜团体相关的精神障碍，这类障碍在文化较落后的地区及人群中并不罕见，有相当多的这类病人可被诊断为癔症。④还有一些与特定文化信仰或理论解释有关的身心障碍难以界定，如中国老百姓所说的“肾亏”就是一种与文化相关的问题，实际上那些自称“肾亏”的病人，常常是基于某些俗信对精液、阴液丢失产生担忧焦虑，继而导致自主神经功能紊乱而表现出躯体症状。

鬼病尸病诸证候，身心同治方奏效

【经典原文】

李子豫，少善医方，当代称通灵。许永为豫州刺史，镇历阳。其弟得疾，心腹坚痛。居一夜，忽闻屏风后有鬼言："何不速杀之？明日李子豫当以赤丸打汝，汝即死矣。"既至，病者忽闻腹中有呻吟之声，及子豫入视，曰："鬼病也。"遂于巾箱中出八毒丸与服之，须臾腹中雷鸣绞转，大利数行，遂差。今八毒元方是也。

——宋·周守中《历代名医蒙求》

【古文解读】

晋代医家李子豫，年少时就擅长医术，当时被人称为可通灵的人。许永是豫州刺史，镇守历阳。其弟罹患一种奇怪的疾病，剑突下上腹部，按之坚硬，疼痛多年。有一天晚上，他忽然听到屏风后有一个鬼魅说："为什么不快点消灭？明天李子豫将用红色的药丸打你，你就会消亡的。"等到李子豫来探视，患者忽然听到自己腹中好像有呻吟的声音，李子豫看后说："这是鬼病。"于是从药箱中取出八毒丸给他服用，片刻之后，患者腹中雷鸣般响动绞转，大便数次，怪病便痊愈了。这个方剂就是今天所说的八毒元方。

【述评】

在本案例中，有两个疑难点值得讨论：一是病人所患什么疾病？为何会出现幻听？二是医者为何将其称为"鬼病"，并用泻法将其治愈？

如果仅从患者的主要症状"心腹坚痛"，到医者用泻下之法治愈的效果来推断，本案例患者所患疾病可能为某种胃肠道病，如不完全性肠梗阻等实邪证候之类。所以，根据中医"虚则补之，实则泻之"的治则，医者运用具有泻下作用的药物，通泻大便，逐邪外出，排除胃肠积滞，荡涤实热，攻逐水饮和寒积可以奏效。但从患者出现了鬼魅说话和腹中有人呻吟的幻听来看，这应与当时民间俗信的文化背景、患者易受暗示的人格特点和多年治疗效果不显等情况有关，也意味着该患者同时有一定程度的精神障碍，《黄帝内经·灵枢·癫狂》中说"狂者多食，善见鬼神"，故医家称之为"鬼病"正是基于患者的认知水平和与疾病相关的文化俗信而做出的一种灵活解释。这种解释表面上看迎合了患者的幻听，但有利于降低患者对治疗的阻抗，提高其对治疗的依从性，尤其是使其容易接受泻法对驱除外邪作用的心理暗示性。子豫的做法正如《黄帝内经·素问·五脏别论篇》中说："凡治病必察其下，适其脉，观其志意与其病也。拘于鬼神者，不可与言至德。恶于针石者，不可与言至。巧病不许治者，病必不治，治之无功矣。"这就是说，医者当下所采用的具体解释与当时观察到的"志意与其病"等患者的个性和实际情况要相适应。

本文中，"何不速杀之"中的"杀"容易被误解，在中医语境下，该词应读四声（shà），表示衰退、消减之义，如《素问·阴阳应象大论》中的例句："阳生阴长，阳杀阴藏。"

【知识拓展】

1. 关于中医对潜意识问题导致的精神障碍的认识。

在古代中医文献中有许多关于疑难杂症的理论、案例和治疗方法的记载尚未引起当代中医的注意。在《黄帝内经·灵枢·贼风》中黄帝曾提出这样一个疑问："夫子之，所言者，皆病人之所自知也，其无所遇邪气，又无怵惕之所志，卒然而病者，其故何也，唯因鬼神之事乎？"黄帝发现有一类突如其来、患者又不自知病因的疾病，好像只是与鬼神之事有关，因为这类疾病既不是由外邪，也不是由不得志所引发。岐伯解释道："此亦有故，邪留而未发，因而志有所恶，及有所慕，血气内乱，两气相搏，其所从来者微，视之不见，听而不闻，故似鬼神。"那么，具有岐伯所说的这种"邪留而未发""志有所恶""及有所慕""从来者微""视之不见""听而不闻""似鬼神"特点的疾病究竟是什么呢？结合仅用祝由的方法就可以治愈来推断，这类疾病应该是今天现代医学所说的神经症和感应性精神障碍之类。黄帝还想打破砂锅问到底，询问对这类疾病祝由方法治愈的缘由，岐伯说，祝由者之所以能知晓治疗各种疾病的方法，是因为他了解了疾病产生的原因，如此才能取得效果。由此可见，古代祝由的方法与西方精神分析法的原理十分类似。

2. 关于祝由方法。

汉字"毉"浓缩了中医发展史上医与巫的渊源。据《山海经》记载，当时的著名巫医就有：巫咸、巫即、巫盼、巫彭、巫姑、巫真、巫礼、巫抵、巫谢、巫罗"十巫"。按历史文献所载，唐代太医署分为医科、针科、按摩科、咒禁科四科，其中咒禁科中设有咒禁博士、咒禁师、咒禁工和咒禁生。在明代的太医院中则扩展为大方脉、小方脉、妇人、疮疡、针灸、眼、口齿、接骨、伤寒、咽喉、金镞、按摩、祝由十三科，这说明祝由方法是一种历史悠久且很有应用市场的治疗方法。祝由具体的实施方法多种多样，有"以莞为席，以刍为狗，北面而祝之，发十言"的上古医者苗父（见《说苑·辨物》和《韩诗外传》），也有依靠画符咒暗示治疗的道医等。

3. 关于尸病。

隋朝巢元方在《诸病源候论》中专辟“尸病诸候”一章，介绍了各种“尸病”的临床表现。巢元方所说的“诸尸候”与中国古代的“尸文化”密切相关，但究竟对应现代医学中的何种疾病并不十分清晰。首先，我们必须结合中国古代信奉鬼神的“尸文化”背景对汉语“尸”字的语义进行辨析。在古籍中，“尸”字有多种解释，如“尸，陈也，象卧之形”（《说文解字》），或“尸象屈膝之形，意东夷之人其形，状如此，后假夷为尸”（《金文编》），或即死人（屍）”，或“揆其初意，盖斥异族为死人，犹今人之称为鬼也”（郭沫若言），或训为“尸象人横陈之形，卜辞金文又假为夷”（陈梦家言），或“象躺卧不动之意”，或“字当从卧为本义，以陈也守也不动为借意”（高鸿缙言）。在“尸祭”文化中，一般认为尸为先祖精魂凭依的神像。古代所谓“立尸祭祀”就是以活着的人充当所祭先人的神像，是必需的仪节。卜辞显示，尸祭这一制度在商代已经出现，并用占卜的方式择定为尸的最佳人选。可见在古代文化背景下，选择充当所祭先人神像的活人并不是一件简单的事情。

我们再来看巢元方是怎样描述尸病的。他说：“人身内自有三尸诸虫，与人俱生，而此虫忌恶，能与鬼灵相通，常接引外邪，为人患害。其发作之状，或沉沉默默，不得知所苦，而无处不恶，或腹痛胀急，或石块踊起，或挛引腰脊，或精神杂错。变状多端，其病大体略同，而有小异，但以一方治之者，故名诸尸也。”

尸病由尸虫所引起，所谓尸虫是以动物尸体为食的锤甲虫，属于昆虫中最大的一个目——鞘翅目的埋葬虫科。该科昆虫全世界大约有175种，它们像是自然界里具有净化作用的清道夫，把动物尸体转化成生态系统中更容易循环的物质。然而，说人身上有三尸虫只是道家对人欲望的一种比喻。据《道藏》卷八十二庚申部三尸篇的说法，人身上有三种尸虫，居住在上中下三丹田。上尸虫名为彭候，居脑宫，好宝物，令人愚痴呆笨，没有智慧；中尸虫名为彭质，居明堂，好五味，令人烦恼妄想，不能清静；下尸虫名为彭娇，居腹胃，好色欲，令人贪图男女饮食之欲。三尸虫是毒害人灵魂和身体的邪魔。对比精神分析学说不难理解，道家所说的尸虫就是人潜意识中的“兽我”。因此，我们可以认为，尸病就是由潜意识中被压抑的欲望所引发的癔症、急性焦虑发作和各种莫名其妙的多样化的躯体形式障碍等神经症。例如巢元方所描述的“飞尸候”的临床表现是：“发无由渐，忽然而至，若飞走之急疾。”“其状心腹刺痛，气息喘急胀满，上冲心胸者。”这与惊恐发作时的表现几乎相同。又如“风尸候”的表现是“在人四肢，循环经络，其状淫跃去来，沉沉默默，不知痛处”，与各种躯体形式障碍近似。

从巢元方和葛洪推荐的治疗“尸病诸候”的方法来看，本病属于与文化相关的精神障碍。巢元方推荐治疗“伏尸病”的养生方导引法是：“叩齿二七过，辄咽气二七过，如此三百通乃止。为之二十日，邪气悉去；六十日，小病愈；百日，大病除，伏尸皆去，面体光泽。”葛洪在《肘后备急方》中推荐的治疗尸注鬼注方的配制方法为：“取桑树白皮，曝干，烧为灰，得二斗许，着甑中蒸，令气浃便下，以釜中汤三四斗，淋之又淋，凡三度，极浓止。澄清取二斗，以渍赤小豆二斗，一宿，曝干，干复渍灰，汁尽止。”桑白皮不仅具有降血压、抗菌消炎的作用，还有镇静镇痛的作用。赤小豆则有利湿消肿、清热退黄、解毒排脓的药理作用。两药合用，可形成对各类尸病诸候的一种干预。此外，巢元方所描述的“死后复易傍人，乃至灭门”的“尸注病者”则可能与感染弓形寄生虫相关，这是一种寄生于细胞内、可随血液流动到达全身各部位，破坏大脑、心脏、眼底，致使人的免疫力下降，导致多种症状的寄生虫病。任何动物食入弓形虫的包囊、卵囊或活体，都可能罹患弓形虫病。这种疾病在人与人之间可以互相传染。怀孕妇女若感染弓形虫，会通过胎盘传染给胎儿。

4. 关于中恶病。

巢元方在《诸病源候论·中恶病诸候》中描述了中恶病的基本表现：“中恶者，是人精神衰弱，为鬼神之气卒中之也。夫人阴阳顺理，荣卫调平，神守则强，邪不干正。若将摄失宜，精神衰弱，便中鬼毒之气。其状卒然心腹刺痛，闷乱欲死。”巢元方还推荐了控制这种与文化相关的疾病的导引法：“拘魂门，制魄户，名曰握固法。屈大拇指，着四小指内抱之，积习不止，眠时亦不复开，令人不魇魅。”由此可以推断，所谓“中恶”就是受到某种鬼文化暗示所导致的癔症之类的疾病。

王妃思夫成心疾，一画激怒相思歇

【经典原文】

瑱（刘瑱）妹为齐鄱阳王妃，伉俪甚笃。王为齐明帝所诛，妃追伤遂成痼疾，医所不疗。有陈郡殷蒨善写人面，与真不别。瑱令蒨画王形象，并图王平生所宠姬共照镜状，如欲偶寝。瑱乃密使媪奶示妃，妃视画乃唾之，因骂云："故宜其早死。"于是恩情即歇，病亦徐差。

——唐·李延寿《南史·列传·刘勔》

【古文解读】

刘瑱（尚书吏部郎，义兴太守）的妹妹是齐国鄱阳王的王妃，两人感情笃深。延兴元年（494），西昌侯萧鸾（后来的齐明帝）谋夺帝位，杀害了鄱阳王。王妃因追念夫君而得心病，经久难愈。在陈郡这个地方有一个善画人像的画家叫殷蒨，所画人像栩栩如生，见画如见真人一般。刘瑱便请殷蒨画了一幅关于鄱阳王生活情境的画像，画中的鄱阳王正与另一个宠爱的妃子站在镜前，看起来两人情深意切，缠缠绵绵，正准备入寝的样子。刘瑱偷偷叫一位女佣拿着卷起来的画给王妃看，王妃一见此画便大怒，唾骂道："原来他早就该死！"至此，王妃对夫君的追思之情即刻停歇，心病也就慢慢地好起来。

【述评】

本案例中当事人的心理疾病源于与自己感情深厚的丈夫离开人世的应激事件，悲伤思念过度。中医称之为"郁证"，相当于现代精神障碍分类体系中的应激相关障碍。本病一般以急剧和严重的精神打击为直接原因，患者受刺激后立即发病，精神性运动性抑郁，常见木僵反应，这种应激反应也可能成为迁延难愈的心理疾病。

根据中医心理学理论的解释，本案例中刘瑱所用的治疗方法是"怒胜思"法。愤怒本属于负性情绪，但由于怒具有升发的阳性特性，故可用于治疗因忧思悲哀等属于阴性的负性情绪导致的疾病。对此，名医朱丹溪就很有经验，他认为怒气在许多情况下可以当心药来用，他说："忧伤于肺者，以怒解之""思伤于脾者，以怒胜之""悲伤于心包者，以怒解之"。本案例中的妇女由于丈夫的去世而悲伤思念日久，这种长期的负性情绪必然影响到多方面的生理功能，即有

“悲则气消，思则气结”，因心结而起的心因性障碍一般药物治疗难以彻底解决问题。因此，关键在于用什么方法来诱发出病人的怒气。理论上，医者可以用虚假的挑拨离间或羞辱的言语激怒病人，也可以用不雅的行为进行刺激，但未必能使当事人相信，也远没有视觉的刺激来得全面和猛烈。刘瑱聪明地利用了当地的艺术资源，请当地善画人像的画师虚构了一幅足以激怒当事人的生活情景的绘画，再巧妙地示于当事人，结果，如医者预计，当事人当即被激发出一种具有治疗意义的怒气。显然这种怒气来源于该绘画作品的情境彻底地否定了当事人先前对夫君人格和形象的认知，改变了自己与鄱阳王举案齐眉的看法，愤怒冲淡了由爱而生的哀伤思念之情，可以从爱之深、悲之切的哀思中解脱出来，从而终止了太过的思念之情。

在中国，绘画心理治疗源远流长，通过观画、品画或者绘画活动来进行心理治疗的案例不乏见于古代文献之中。好的绘画作品往往栩栩如生、形象逼真，能使观画人浮想联翩，诱导出某种想象的意境，能对观画者的情绪情感、认知、人格产生一定的影响。本案例中所运用的绘画疗法集认知矫治和情胜疗法于一体，这是单纯的言语认知疗法或情胜疗法所不及的。

当然，本案例涉及一些心理治疗的伦理问题。案例中刘瑱和画师所设计的鄱阳王与宠妃于镜前调笑的情境是人为虚构的，尽管这种事件在达官贵人家发生的可能性很大，但毕竟是未经鄱阳王生前知情同意的。因此，医者虽然治疗的动机是善意的，但虚构故事、抹黑他人的做法却是不可取的。

【知识拓展】

关于郁证的药物治疗。

本案例中当事人以抑郁悲伤消沉情绪为主，可结合一定的药物治疗，如中药逍遥丸或逍遥散、柴胡疏肝散等，有助于疏肝健脾，调和肝脾，理气解郁。另外还可用解郁汤：郁金 15 克，茯苓 10 克，夜交藤 15 克，代赭石 45 克，龙骨、牡蛎各 45 克，珍珠母 30 克，半夏 30 克，石菖蒲 6 克，合欢皮 15 克，香附 10 克，一日一剂。如嗜睡则去半夏，加百合 30 克，不语则加南星 12 克。

在现代临床心理学中，对因丧失亲人而抑郁的患者可以施加心理危机干预，协助当事人举行告别悼念会并设置一个固定日期的悼念仪式是有益的。

隋炀帝贪色致病，冰疗画疗显奇效

【经典原文】

莫君锡，不知何郡人，大业中为太医。炀帝晚年尤迷于色，方士进大丹，帝服之而阳过盛燥，日饮水百杯，而渴不止。君锡奏为置冰于帝前，日夕望之，而渴遂止。

——明·徐春甫《古今医统·上册·卷一·二十二》

【古文解读】

莫君锡，不知道是哪个郡县的人，隋炀帝在位期间，他在皇宫里做太医。隋炀帝晚年沉湎酒色，骄奢淫逸。当时的一些方士献媚奉承，向皇帝大献温热补阳的药物，皇帝服用后阳气过盛，虚火内炎，出现烦渴的症状，一天喝一百多杯水都不能解渴。莫君锡想了一个办法，奏于朝廷。他让人取来许多冰块，放在隋炀帝面前，请隋炀帝从早到晚随时观看。皇帝望着冰块，浑身顿觉凉意，心火则渐渐消退，喝水的欲望和饮水量也一天比一天减少，进而不再烦渴。

【述评】

本案例中隋炀帝因过度沉溺于酒色，过量服用温补剂而导致水液代谢和内分泌失调，主要表现为虚烦失眠、心悸不宁、潮热盗汗、咽干、喜喝冷饮。脏腑辨证应为肾阴虚、胃热和心肾不交之证，亦可能是消渴病的早期表现。消渴病是指以多饮、多尿、多食及消瘦、疲乏为主要特征的综合病证。中医认为本病的基本病机为房事过度，阴津亏耗，进而阴损及阳，燥热偏盛，热灼津亏，致阴阳俱虚，络脉瘀阻，经脉失养，气血逆乱，脏腑器官受损等并发症。

在本案例中，隋炀帝因为过度好色贪杯，本已阴精耗损，而又错误地过量服用壮阳之类的补药，更使阴阳失去平衡而导致疾病加重难愈。在治疗中莫君锡使用了让当事人观看冰块的办法，转移了其对症状的过度焦虑，分散了其对咽干的注意力，远离了酒色之地，并借用冰块的冷气和降温作用使其心烦意燥情绪得到改善。后来莫君锡继续为隋炀帝治病，并为其带去两幅画，一幅题为《梅熟时节满园香》，一幅题为《京都无处不染雪》。一番望闻问切之后，莫君锡对隋炀帝说："陛下龙体之恙，乃是真水不足，龙雷之火上越，非草木金石能治。需宽容十日，待我去求一位仙友，取来天池之水灭得龙雷之火。为免风吹火动，望陛下在这十日内，独居一室。为解寂寞，特呈上两幅画，供您观赏。”隋炀帝遵从吩咐，把两幅画挂在墙上每日仔细观赏，节制欲望。渐渐地，他在观看梅图时口中开始有津，不燥不渴，望雪景图时则感到心中清凉，不再思饮，病情渐渐好转。十天过后，莫君锡进宫见隋炀帝气色好多了，便解释道：“陛下看梅林、思梅果，口中唾液大增，这便是天池之水，可浇灭龙雷之火；陛下观雪景、觉寒凉，口中便不再焦渴思饮。此乃移情妙治法。”

莫君锡巧妙地利用雪景图和望梅止渴的心理效应诱发患者的唾液反射，实为古代中医艺术治疗疾病的先驱。

【知识拓展】

1. 关于作者。

徐春甫字汝元（或作汝源），号思鹤，又号东皋，明代医学家。祁门（今安徽省黄山市）人。家世业儒。因多病，乃从师于名医汪宦。博览医书，通内、妇、儿等科。曾在太医院任职。隆庆初（1568）参与组织成立医学学术团体“一体堂宅仁医会”。编著有《古今医统》《内经要旨》《妇科心镜》《幼幼汇集》《痘疹泄密》等书。对李杲的脾胃学说极为推崇，并主张良医应当兼通针药，认为用药不可泥守古方，临证应会变通加减等，他的医论和著述对后世有一定影响。

2. 关于药物治疗。

如六味地黄丸加减：山药 20 克，山茱萸、生地黄各 15 克，牡丹皮 10 克，茯苓 15 克，泽泻 9 克，枸杞子 12 克，五味子 6 克，天花粉 30 克。水煎服。若阴损及阳，肾阳亦虚者，可加熟附子 10 克，肉桂 5 克，菟丝子、巴戟天各 12 克。气虚者，加黄芪、党参各 20 克。以上各型如出现血瘀之证，可加丹参 20 克，桃仁、红花各 10 克。

3. 关于温补学派的形成背景。

在滋阴学说出现之后，由于学术的新颖而又运用方便，曾轰动一时，但经过一段时间的临床运用之后，滋阴之弊也表现无遗。所谓滋阴之弊，是针对朱丹溪用药而言，由于朱丹溪学术宗于河间寒凉学派，所以用药不免偏于寒凉，而朱丹溪当时最喜欢采用的滋阴药以知母、黄柏、地黄等为主。因此久用寒药之后，一些体质虚寒之病者就会出现副作用，例如肠胃消化机能减弱、食欲不振、性机能衰退等，为了改进这些临床上的反应，演变为桂附地黄丸、右归丸等方剂。温补学派的代表医家主要有张介宾、李中梓等。

张介宾曾经介绍过自己诊治的一个案例：“余尝治一强壮少年，遭酷吏之恐，病似胀非胀，似热非热，绝食而困。众谓痰火，宜清中焦。余诊之曰：此恐惧内伤，少阳气索而病及心肾，大亏证也。遂峻加温补，兼治心脾，一月而愈。愈后虽形健如初，而阳寂不举。余曰根蒂若斯，肾伤已甚，非少壮所宜之兆。速宜培养心肾，庶免他虞。彼不肯信，未及半载，竟复病而殁。可见恐惧之害，其不小者如此。”（见《古今医案按·卷八》）虽然张介宾想表达的是恐惧之害，但笔者认为猛峻的温补之法亦可能造成暂时兴奋的假象，未必适合所有患者。

药王以毒攻蛊惑，用暗示心身兼治

【经典原文】

乌头、甘草、川芎、黄芩、桂心、藜芦、附子（各四两），白蔹、桔梗、半夏、前胡、麦门冬、柏子仁（各六两）。上十三味，咀，以曲十斤，秫米一斛，如酿酒法，药以绢囊盛之，沉于瓮底，酒熟去糟，还取药滓，以青布袋盛，沉着酒底，泥封，秋七日，冬十日，夏五日。空腹服一合，日三，以知为度。因药有毒，故以青布盛之。服勿中止。二十日大有病出，其状如漆。五十日即悉愈。妇人年五十，被病连年，腹中积聚，冷热不调，时时切痛绕脐绞急，上气胸满，二十余年，服药二七日，所下四五升即愈。又有女人病偏枯绝产，服二十日，吐黑物大如刀带，长三尺许，即愈，其年生子。又有女人小得癫病，服十八日，出血二升半愈。有人被杖，崩血内瘀，卧着九年，服药十三日，出黑血二三升愈。有人耳聋十七年，服药三十五日，鼻中出血三升，耳中出黄水五升而愈。有人中蛊毒者，服无不愈。

——唐·孙思邈《备急千金要方·卷二十四·解毒杂治方》

【古文解读】

用乌头、甘草、川芎、黄芩、桂心、藜芦、附子各四两，白蔹、桔梗、半夏、前胡、麦门冬、柏子仁各六两，上十三味药，磨碎，用酒曲十斤、秫米（即糯秫、黄糯、黄米）一斛（或五斗），像酿酒法那样，将药物用绢囊装好，放置在酒瓮的底部，酒熟后除去酒糟，取出药滓，用青布袋装起来，再沉于酒瓮底，用黄泥封瓮口。秋天放置七日，冬天放置十日，夏天放置五日，每次空腹服用一合，每日三次，视情况为度。因药物有毒性，所以用青布包裹起来。服药不要随意中止。二十日左右将祛除蛊毒，排除的蛊毒状如生漆。五十日左右病证将被治愈。有一位五十岁的妇女，已患病多年，腹中积聚，冷热不调，脐周腹部还时时急性发作疼痛，气急胸满，这样已经二十余年，服药十四日左右，腹泻出四五升污浊之物，病即痊愈。又有一个女人半身不遂、无法生育，服本方二十日，吐出来的黑色物质大如刀带，长三尺多，病证即愈，当年还能怀孕生子。又有一个女人从小就患了癫痫病，服药十八日，出血二升半后痊愈。有人被杖打，崩血内瘀，卧床九年，服药十三日，出黑血二三升后也被治愈。有人耳聋十七年，服药三十五日，鼻中出血三升，耳中流出黄水五升后痊愈。中蛊毒的人，服用后没有不痊愈的。

【述评】

孙思邈是中医历史上对蛊毒之疾的诊治方法和方剂进行系统化整理的第一人。他在《备急千金要方》中记录了当时庸医不明蛊毒病因病机，或用痢疾方医，或当水肿病治，不但无效，而且使患者病情日渐加重，直至殒殁的案例。对于蛊毒之疾的认识与治疗，药王孙思邈的贡献主要有三：①详细记载了中蛊毒的各种临床表现和发展病程，“凡中蛊毒，令人心腹绞痛，如有物啮，或吐下血皆如烂肉，若不即治，蚀人五脏尽乃死矣”“凡人患积年，时复大便黑如漆，或坚或薄或微赤者，是蛊也。凡人忽患下血，以断下方治更增极者，此是中蛊者也。凡卒患血痢或赤或黑，无有多少，此皆是蛊毒”。他还观察到患者好卧暗室，不想见光，或心性反常，喜怒变化莫测，或四肢沉重，百节酸痛，症状五花八门，慢性的三年才死，急性的一个月或三个月即死。②系统整理了治疗蛊毒的多种方剂，如治百蛊的“太上五蛊丸”尤其适合心闷烦疼寒战、梦与鬼交狐狸作魅的病证。方中多为雄黄、椒目、巴豆、莽草、芫花、丹砂、鬼臼、矾石、藜芦、附子、獭肝、蜈蚣、斑蝥等毒性较强的中药，服用后会导致腹泻，以排泄各种蛊毒。③除了运用以毒攻毒或下法排毒的药物治疗之外，还明确提出了需要实施心理治疗：“凡人中蛊，有人行蛊毒以病患者，若服药知蛊主姓名，当使呼唤将去。若欲知蛊主姓名者，以败鼓皮烧作末，饮服方寸匕，须臾自呼蛊主姓名者，可语令去则愈。”

【知识拓展】

1. 关于蛊的民俗文化与巫术。

蛊是中国古代特有的术语，先秦人提到的蛊大多是指自然生成的某些毒虫，后指用动物材料特殊制作的有毒物质。李时珍在《本草纲目》里记载了古人制作蛊毒的其中一种方法：“取百虫入瓮中，经年开之，必有一虫尽食诸虫，此即名曰蛊。”所谓百虫是指多种带有剧毒的虫，如蛇蝎、蜥蜴等。蛊原本是一种专门用于治毒疮的药，后来才发展成害人性命的迷信和神秘巫术。据考，战国时代中原地区已有人使用和传授造蛊害人的方法。孔颖达在《十三经注疏》中记载：“以毒药药人，令人不自知者，今律谓之蛊毒。”蛊毒多种多样，根据制作蛊的动物种类和所致的症状特征，古籍常提到的蛊有蛇蛊、犬蛊、癫蛊、情蛊、公鸡蛊、骡蛊、虱子蛊、蝶蛤蛊和蜘蛛蛊等。中蛊是与中国古代少数民族亚文化相关的一类疾病，放蛊被认为是一种可暗中施加给仇人并给其带来各种致死性疾病的神秘莫测的法术，因此古人对中蛊毒感到非常恐惧。中蛊者会出现内脏感觉异常、便血或呕血等各种中毒的生理反应，也可出现多种多样的精神障碍，如同被鬼魅迷惑、神智昏乱。以癫蛊为例，《增广验方新编》中说：“受毒者……则人心昏头眩，笑骂无常，或遇饮酒时药毒辄发，忿怒凶狠不可制者，名曰癫蛊。”这类症状与误服含阿托品类生物碱的植物（如曼陀罗及莨菪类的花叶果实和毒蕈、毒草）的症状相似。

中蛊而病由来已久，甚至还会成为恐怖的流行病，在隋朝巢元方《诸病源候论》和唐代孙思邈《备急千金要方》中都有对中蛊症状的描述和治疗方剂的介绍。宋仁宗于庆历八年（1048）还曾颁行介绍治蛊方法的《庆历善救方》一书，蛊毒流行的福州所辖十二县衙将《庆历善救方》刻在了石碑上，以供民众抄阅，预防蛊毒。

2. 关于蛊毒的现代研究。

有研究者按照古人制作蛊毒的方法将毒蛇、蝎子和蜈蚣放在一个瓷缸里相互撕咬，后再用米泔水浇注，将缸口加以密封，置于潮湿闷热的环境中使其发霉。一个月后提取器皿中的霉菌化验，结果显示这些霉菌里确实含有危害人体神经、心脏、细胞的毒素。还有研究认为，在蛊毒的制作中，可能会加入曼陀罗花等具有致幻作用的有毒植物，因此，中蛊毒者在特定的亚文化和语言的暗示下，可以出现与其所处文化圈俗信一致的各种幻想，或做出一些旁人难以理解的行为，而这些行为往往就会被赋予一些具有灵异意义的解释。事实上，在世界上的许多亚文化圈中，通过服食具有致幻作用的植物进入一种特殊的通灵状态，并进行预言或表现出具有特定意义的某种行为的现象比比皆是。这提示中蛊毒之病实际上是一种与亚文化相关的身心障碍，其中也不排除将一些并没有中毒的疑难杂症、癔症等疾病混淆在一起。

妇人误食生疑虑，暗示疗法疑病除

【经典原文】

唐时京有医者，忘其姓，名元颃。有一妇从夫南中，曾误食一虫，常疑之，由是成疾，频疗不损，请看之。医者知其所患，乃请主人姨奶中谨密者一人，预戒之曰："今以药吐泻，但以盘盂盛之，当吐之时，但言有一小虾蟆走去，然切不得令病者，知是诳绐也。"其奶仆遵之，此疾永除。

——清·陈梦雷《医部全录·医术名流列传·京城医者》

【古文解读】

唐代京城有位医生，忘记他姓什么了，只记得名叫元颃。有一对夫妇来找他看病，那妇女说她曾经误吃了一条虫子，经常怀疑虫子还在腹中作祟，因而成疾，多方求医问药症状都无法减轻，于是来请京城的名医诊治。元颃了解到患者得病的原委后，便请来男主人身边一位言行谨慎的女仆，事先告诉她："我今天要用药物对夫人催吐，你用痰盂接住其呕吐物，当她呕吐时，你就说有一条小蛤蟆被吐出来了，而且千万记住不要让她知道是在哄骗她。"那位女仆遵照元颃的嘱咐做了，因此，那妇人的疑心病也永远被除去了。

【述评】

本案例中的妇女因担心自己曾误食的虫子还停留在腹中而疑心重重，在现代精神医学中可诊断为"疑病症"。这是以担心或相信自己患了某种严重的躯体疾病的持久性优势观念为主的神经症，病人因对患病的疑心和恐惧而反复就医，即使是各种医学检查结果和医生仔细的解释，也不能打消其疑虑和反复的求医行为。即使病人有时的确存在着一定的躯体障碍，但这些较轻的躯体障碍也不能解释所主述的不适的性质和程度，或与病人的痛苦程度明显不符。缺乏根据的牢固的疑病观念，常对自己躯体的正常变化敏感并做出病理性的解释，患者常伴有焦虑或抑郁情绪，正常的社会功能因此受到损害。有些患者对自己身体某部位或某器官总是怀疑有畸形，这类疑虑也属于本症范畴。本障碍男女均可罹患，常为慢性波动性病程。本病通常可由一些偶发的刺激事件引发，伴人格障碍者多见，患者常为家族中的独子或单传，或直系亲属或朋友中常有因病猝死的事例，因此对自己的生命和躯体健康尤为关注。对本病的诊断需要注意与躯体化障碍、焦虑症、惊恐障碍、强迫症相鉴别。

在本案例中，医生没有人云亦云，而是对患者的病情病因做出了正确的分析判断，他认为当事人患的是心病而不是真的虫患，临床经验告诉我们，对于疑病症的患者，医生的耐心解释是毫无用处的，只有采取暗示疗法方可使患者释疑解惑。

所谓暗示疗法就是通过语言、符号、物品、表情、体态语言等对他人的心理或行为发生影响，使之接受暗示者的意见和观点或按所暗示的指示而采取行动的治疗方法。暗示可以分为他人暗示和自我暗示、有意暗示和无意暗示、直接暗示和间接暗示几种。在本案例中，医生采取了有意的、直接的、他人暗示，使患者不知不觉地接受了医生通过女佣讲出来的“虫子的确已经呕出体外”的信念，从而解除了心理上疑惑和压力，达到了治疗目的。

【知识拓展】

1. 关于作者。

陈梦雷，字则震，号省斋，又号天一道人，晚号松鹤老人。福建侯官（今福建省福州市）人。清顺治七年（1650）生。陈梦雷资质聪敏，少有才名。12岁中秀才，19岁中举人，康熙九年（1670）成进士。选庶吉士，散馆后授编修。编撰《周易浅述》《盛京通志》《承德县志》《海城县志》《医部全录》等。

2. 关于其他治疗方法。

对疑病症的治疗可考虑针灸疗法。《黄帝内经·灵枢·本神》中指出：“凡刺之法，先必本于神。”可结合疑病症状用针刺、艾灸方法在人体经络及经外腧穴施以一定的手法，不但可以通调营卫气血，调整经络、脏腑功能，而且便于施加语言或物理性等暗示治疗。针具种类多，手法表现丰富，如有体针、头针、面针、眼针、耳针、足针、温针、火针、三棱针、梅花针等多种针法，灸法有艾条灸、麦粒灸、疤痕灸、隔姜灸、隔蒜灸、药饼灸等，可以灵活运用，暗示性较强。

书生幻听喉有声，以词寻药巧暗示

【经典原文】

洛州有士人，患应声，语即喉中应之。以问良医张文仲，张经夜思之，乃得一法。即取本草令读之，皆应，至其所畏者，即无声。仲乃录取药，合和为丸，服之，应时而止。

——明·江瓘《名医类案·卷十一·诸虫》

【古文解读】

唐朝时河南洛州有位读书人患了一种自称为奇怪的“应答之病”，他每次说话时就会听到自己喉咙中随之出现相应的应答之声，这位读书人便去找名医张文仲诊治。张文仲经过一夜的思考，想出一个治疗的妙法。他拿《本草纲目》一书让患者朗读。边读边询问和观察他，发现该书生在朗读一般药名时，都说喉咙中有应答之声出现，但是一旦读到他害怕的某些药名时就没有了，于是，张文仲就把书生惧怕的那些药名抄录下来，然后用这些药物配制成丸剂让他服用，那书生说应答声立即就消失了。

【述评】

本案例中书生自称为奇怪的“应答之病”其实可诊断为幻听。所谓幻听是指在没有声音的刺激时也听到声音的知觉体验。幻听的内容可以是人声、流水声、鸟叫声等，可以分为言语性和非言语性幻听。临床上言语性幻听比非言语性幻听更为常见。幻听的声音可能比较清晰，也可能比较模糊。言语性幻听根据内容又可分为命令性幻听、评论性幻听、争论性幻听。幻听可见于多种精神疾病或心理紧张等情况。

中医认为，思则气结，恐则气下。在本案例中，这个读书人也许是过于思虑，出现喉咙应声的幻觉，可谓注意力过于集中于自己的咽喉部位，医生借用其害怕的药物引发的恐惧感促使其转移注意力，幻听即刻消失。事实上，幻听常在当事人过于集中感觉于某一声音时出现。例如临床上可见，多数人际关系紧张的人总是集中注意力于别人的言语，也最容易出现针对自己的评论性幻听。

本案例中张文仲运用的暗示疗法为言语暗示加药物治疗。值得称赞的是张文仲通过让患者读《本草纲目》从而找出他所惧怕的药物的方法与瑞士心理学家荣格所发明的语词刺激联想法有异曲同工之妙！荣格通过向患者呈现一定数量的词汇，让病人即刻报告自己的自由联想，凡那些反应时间较长的词汇则可能提示患者围绕这个词汇存在一些情结需要破译。

暗示疗法历史悠久。19 世纪法国关于变态心理学和催眠治疗的效果引起了人们对催眠暗示奥妙的探究。夏科、般含、巴甫洛夫、弗洛伊德等医生对暗示现象都有许多研究和论述。巴甫洛夫说："暗示乃是人类最简单、最典型的条件反射。"美国心理学家威廉·詹姆斯于 20 世纪 30 年代撰写了《暗示心理学》一书，英国心理学家威廉·麦独孤在临床上应用暗示疗法，声誉斐然。在第一次世界大战期间，英国前线战场上流行着一种炸弹爆炸引起的心理恐惧症——恐弹症，严重者四肢瘫痪。此病无药可治，蔓延较快，令英国当局头痛不已。这时，麦独孤参加了当时的战时心理治疗，经观察了解后他认为这是一种心理疾病，于是采用了暗示疗法，他用笔在下肢失去知觉的士兵膝盖以下若干寸处画了一个圈，然后以毋庸置疑的口吻告诉患者，明天这个圈以下的部位一定会恢复正常。第二天，这个士兵该部位的知觉果然恢复了。这样不断提高画圈的位置，直到其肢体知觉全部恢复。

暗示疗法通常结合某些辅助手段提高疗效。常用的方法有：给求治者服一些无副作用的安慰剂，或用 10 毫升 10% 的葡萄糖酸钙静脉注射，或用生理盐水皮下注射，或使用针灸等方法。在本案例中张文仲既借助了药名的暗示作用，又借助了药丸的安慰剂效应，从而取得了良好的治疗效果。

【知识拓展】

1. 关于作者。

江瓘（1503—1565），明代医家，字明莹，南溪南（今安徽省黄山市）人。因得呕血症，学医自治，尽毕生之力搜集历代医家医案，终成名医。嘉靖三十一年（1552）《名医类案》初稿成，未刊行。其子应宿走遍大半个中国，博采名医验方，历时 19 年，五易其稿，使《名医类案》12 卷刊行于世。该书上采扁鹊、仓公、华佗诸家，下讫元、明诸名医验案，分 205 门，包括内、外、妇、儿、五官各科，既忠实于原始资料，又随附评论，是我国第一部总结历代医案的医学名著。

2. 关于医者。

张文仲（620—700），唐代著名医家，洛州洛阳（今河南省洛阳市）人。曾任侍御医、尚药奉御，善疗风疾，精于灸术。张文仲治疗"风疾"的理论和实践在中国医学史上独树一帜，很有创造性。撰有《疗风气诸方》《四时常服及轻重大方诸方》《随身备急方》等。据《新唐书·后纪》记载：678 年，唐高宗突然病重，头眩不能视，张文仲奉命应诊，建议立即针刺头部，使之出血，方可医好。当时权倾朝野的武则天以为张文仲故意戏弄高宗，要处死张文仲。但高宗说道："侍医议疾，何罪之有？更何况我病得如此厉害，还是让他医治吧！"张文仲赶紧实施了针刺治疗，高宗的病证果然缓解，不再头眩，眼睛也能看见东西了。武则天非常高兴，说"天赐我师！"，又赐予张文仲一些珍宝以示奖赏。

三

宋元时期

见物如狮心惶惑，脱敏训练祛心疾

【经典原文】

一人患心疾，见物如狮子。伊川先生教以手直前捕之，见其无物，久久自愈。

——明·江瓘《名医类案·卷八·癫狂心疾》

【古文解读】

有一中年男子，因受到惊吓，经常出现幻觉，总说看到的一些物体像一只张牙舞爪的狮子。他害怕至极，想要躲起来，但是不管躲到哪里，狮子总是如影随形。每当此时，患者就极端恐惧，浑身战栗。不少医生见到这种病证都束手无策。后来伊川先生知道后，告诉患者一个方法，让患者鼓起勇气去捕捉狮子。一开始，患者畏缩不敢，伊川先生就扶住他的手，向前捕捉那只幻视中的狮子。做了好几次捕捉的动作，当然什么都没有捕到。患者的胆子逐渐地大了起来，觉得眼前的狮子也并不可怕。经过多次反复的练习，他不再感觉到眼前有狮子出现了，久而久之，疾病自愈。

【述评】

本案例中的当事人所表现出来的精神症状主要是幻觉。幻觉是指在没有客观刺激作用于相应感官的条件下，而感觉到的一种真实的、生动的知觉。幻觉是知觉障碍的一种，根据感觉器官的不同，可以将幻觉分为幻听、幻视、幻触等，最常见的是幻听、幻视等。所谓幻视是指在没有真正视觉刺激的情况下，患者看到一些本不存在的图像。幻觉多出现在患有精神病的状态下，如精神分裂症、癫痫、酒精中毒性精神病，正常人在情感处于极大波动、紧张、疲劳、高烧、睡眼惺忪、身体疲乏、暗示等情况下也可能出现幻觉。如果出现的幻觉持续较长时间或经常出现，则具有诊断的意义。

在本案例中，应对幻视与错觉进行鉴别诊断。错觉一般是指受到某种外在刺激后，个体的知觉反应是错误的，即错将甲当作乙；而幻觉是没有甲却感觉到甲就在眼前。根据本案例中“见物如狮子”的描述，本案例本应诊断为错觉，错觉可以通过说理、自我检视而纠正，但本案例中的当事人已经无法自我解决困扰，用说理的方法也无法解决，因此，结合上下文语境，本案例中的“心疾”解释为幻觉较为合适，至少处于错觉与幻觉之间的边缘状况。

一般来说，错觉容易通过心理疗法矫治，而幻觉非药物治疗不容易自愈。本案例中，伊川先生帮助当事人克服心理障碍的方法值得称道。他通过教患者用手反复向前做捕捉狮子的动作，让其逐渐明白头脑中之所想与自己的手实际所感并不是一致的，换而言之，所谓的“见物如狮子”只是自己头脑中的感受，而不是真实的可触及之物。正如伊川先生的分析：“汝视狮者，虚象也，幻物也，心气浮则出此幻。宜先正稳本心，视幻若无。再以手捕之，以实破虚，以真破幻。”可见，伊川先生所运用的就是现实脱敏疗法。

在西方历史上，系统脱敏疗法是由南非精神科医生沃尔普基以经典条件反射中的交互抑制的原理为基础所创立的，他结合肌肉松弛技术，通过让患者逐渐接触刺激物的历练过程，而使某种刺激逐渐失去引起焦虑的作用。根据脱敏刺激的差异，可以将系统脱敏疗法分为现实脱敏和想象脱敏两种。沃尔普认为，人的肌肉放松状态与焦虑情绪状态是一种对抗过程，一种状态的出现必然会对另一种状态起抑制作用。例如，在全身肌肉放松状态下的肌体，各种生理生化反应指标，如呼吸、心率、血压、肌电、皮电等都会表现出同焦虑状态下完全相反的变化，这就是“交互抑制作用”。在本案例中，患者反复用手去捕捉所谓的眼前的狮子，每次都没有狮子被他捉到，于是，他的惊恐会因此得到缓解，乃至情绪得到放松，最终这种放松的状况会拮抗之前的焦虑。

应用系统脱敏疗法，一般主要有三个步骤：①设计主观焦虑评定表，即将引起患者主观不适的焦虑刺激和相关情境记录下来，并要求患者根据自己的实际感受评定每一种刺激所引起的焦虑等级，然后按其分数高低将各种刺激情境排列成表，以便安排治疗步骤；②放松训练，即指导患者学习肌肉放松或意象放松的方法；③系统脱敏训练，按所编制的主观焦虑评定表，实施刺激—放松的逐级脱敏训练。

【知识拓展】

关于医者。

伊川先生，宋代理学家程颐的别号。程颐字正叔，宅于河南嵩县（今河南省洛阳市）东北耙耧山下，地处伊川，故称伊川先生。程颐与其胞兄程颢一起，创立了“天理”学说。“二程”兄弟所谓的“理”既是指自然的普遍法则，也是指人类社会的自然法则，它适用于自然、社会和一切具体事物。这就把儒家传统的“天人合一”思想用“天人一理”的形式表达了出来，中国上古哲学中“天”所具有的本体地位现在开始用“理”来代替了，这是“二程”对中国哲学的一大贡献。

程颐提出了“定性”的理论。所谓“定性”实际就是“定心”，即如何使人达到内心的安宁与平静。他认为，要使内心平静，不受外部事物的干扰，虽接触事物，却应该不执着、留恋于任何事物，“内外两忘”，超越自我。这一“定性”的理论，是程颐发挥了孟子的“不动心”思想，也吸取了佛、道二教的心理修养经验后综合而成的。

小麦大枣与甘草，平常之药治奇病

【经典原文】

治妇人藏躁。大枣汤。甘草（三两，炙），小麦（一升），大枣（十个），上三味，以水六升，煮三升，去滓，温分三服，亦补脾气。乡里有一妇人数欠伸，无故悲泣不止，或谓之有祟，祈禳请祷备至，终不应。予忽忆《金匮》有一症云：妇人藏躁悲伤欲哭，象如神灵所作，数欠伸者，甘麦大枣汤。予急令治此药，尽剂而愈。古人识病制方，种种妙绝如此，试而后知。

——宋·许叔微《普济本事方》

【古文解读】

治疗妇人藏躁病用大枣汤。炙甘草45克，小麦250克，大枣10枚，以上三味药，用水六升，煮为三升，除去药渣，分三次温服，此方亦补脾胃之气的不足。同乡有一妇女整日呵欠不断，无缘无故地悲伤哭泣。有人说是鬼附身作怪，祈祷拜神多日，终不见效。我突然想到《金匮要略》中有一个案例说："妇人藏躁悲伤欲哭，犹如神灵所为，呵欠不断，此时可以用甘麦大枣汤治之。"我急忙采用此方给她治疗，结果仅服用了几剂她便痊愈了。古人识病而制定方剂，种种绝妙如此，只有试过后才知晓。

【述评】

藏躁亦称脏躁，是《金匮要略》特指的病名，是以神志忧郁、悲伤欲哭为主要临床表现的一种病证。本病属中医的"郁证"范畴，多发于女性，《黄帝内经·灵枢·贼风》中早就分析过这种"无所遇邪气，又无怵惕之所志，卒然而病""似鬼神"的病证，言其是由"邪留而未发，因而志有所恶，及有所慕，血气内乱，两气相搏"所致，这种病证的病因"其所从来者微，视之不见，听而不闻，故似鬼神"。许叔微用藏躁来解释此病的病机，估计是基于此方验证的一种尝试。如何理解藏躁？历代医家有不同的理解，如清代中后期医家朱光认为是"心之燥"，在《金匮正义》"甘麦大枣汤"条文下曰："此即所谓成有忧惨、悲伤、多嗔也。脏，谓心脏也。积冷结气，郁久不开，变为火化，故脏器为之燥也。"清末名医曹颖甫则认为是"肺之燥"，在《金匮发微》中说："师但言妇人藏躁而不言何脏，然病情方治可知也。肺主悲，亦主哭，悲伤欲哭，病当在肺。

凡人倦则欠伸，精神强固则否。所以数欠伸也，脾阳不振而中气怠也。凡人饮食入胃，由脾气散津，上输于肺，脾精不能运输，则肺脏燥，肺阴虚，则主气之脏窒塞，故悲伤欲哭。方后别出亦补脾气四字，可知病机专属肺脏矣。”但总的来讲，藏躁大多理解为由阴血亏虚，阴阳失衡，藏气不平，生风化热，心营失养而不宁，肝失濡润而急迫导致的神志病变。从治疗本病的组方来看，《本草经解》记载：小麦是心之谷，气微寒，味甘，无毒，主除客热，止烦渴咽燥，利小便，养肝气，缓肝急，和脾气；《神农本草经》记载：甘草，味甘、平，其有主治五脏六腑寒热邪气，大枣和营养血。整首方以甘味居中和之义，滋营阴而调阴阳，益心肝而缓急迫，平淡之中尤见神奇。

中医认为“象如神灵所作”的藏躁与现代精神疾病谱中的癔症情感爆发（即癔症性激情发作）颇为类似，同时，躯体形式障碍等神经症、更年期综合征亦可出现类似本病的症状。

许叔微用甘麦大枣汤治疗本病的经验给今人带来的启示是：一是注意汲取前人临床经验，并用自己的临床实践来检验古人之说；二是情志病也是可以从脏腑辨证施治入手的；三是敢为天下之先，大胆创新用“藏躁”一词解释本病的病机病理。检索《黄帝内经》，“燥”一词的词频为 101 次，可见燥为中医重要的病因概念，原典中已有“燥毒”（《黄帝内经·素问·五常政大论篇》）、“其病燥背瞀胸满”（《黄帝内经·素问·六元正纪大论篇》）、“燥淫于内”“燥淫所胜”（《黄帝内经·素问·至真要大论篇》）等。

【知识拓展】

1. 关于医者。

许叔微（1079—1154），字知可，号白沙，又号近泉，真州白沙（今江苏省仪征市）人，宋代杰出的医学家，研究和活用《伤寒论》之大家，经方派创始人之一，曾任徽州、杭州府学教授、集贤院学士，人称许学士。许叔微心慈近佛，志虑忠纯，遇事敢言，为人豪爽，弃官归医，终享“名医进士”之誉，百姓奉为神医。著有《伤寒百证歌》《伤寒发微论》《伤寒九十论》《普济本事方》《普济本事方后集》传世，另著《活法》《辨类》《仲景脉法三十六图》等书，现已散佚。

2. 关于甘麦大枣汤的研究。

使用甘麦大枣汤治疗情志病，历代中医文献皆有记载，近来关于此方的临床报道也很多。笔者认为本方之所以能治疗各类精神疾病，小麦可能是一个重要因素。但为何即使给精神病患者以面粉加工的食品为主食，也不能治好他们的疾病？小麦变为面粉究竟少了什么呢？是麦麸！文献显示，20 世纪 80 年代湖南省益阳制药厂用麦麸代小麦生产“脑乐静”（甘麦大枣汤），用于治疗神经衰弱、失眠、小儿夜啼等效果更好。女性情绪异常多与其体内激素分泌紊乱相关，近些年国外食品科学研究者证明，麦麸可刺激激素的分泌。国内学者从实验中发现，麦麸可影响雌鼠血清中雌激素分泌水平。中医运用小麦的另一衍生品麦芽治疗哺乳期女性乳汁郁积、乳房胀痛、妇女断乳等病证，临床显示麦芽对女性体内泌乳素水平具有调节作用。麦麸中一半以上的成分是膳食纤维，膳食纤维可改善人体肠道菌群和肠道蠕动。从麦麸中提取的小麦纤维素颗粒现已广泛应用于临床，有些医院的产科给产妇在产前产后均每天服用3.5克小麦纤维素颗粒用于治疗和预防便秘，效果良好。已有众多临床和实验报道膳食纤维可改善人体肠道菌群，促进人体肠道产生益生菌。有人对便秘大鼠行为进行观察，发现便秘可导致大鼠精神心理的改变，并且与其体内的黄体酮密切相关。

研究显示，大枣含有丰富的营养物质且口感较好，现代药理实验证实其有抗疲劳、抗抑郁的作用。近年来，甘草的药用价值也受到世界各国药理研究人员的广泛关注。甘草是常用的中药，有“众药之王”称号，以甘草作为君药的方剂也不少，如甘草汤治疗咽喉疾病，甘草泻心汤治疗口腔溃疡、胃溃疡、皮肤等疾病，可见甘草对皮肤黏膜有非常好的修复作用。动物药理实验显示：甘草总黄酮具有抗大鼠应激模型引起的抑郁行为作用，且无中枢兴奋的不良反应。根据中医“燥者润之”“燥者濡之”的治则来理解，藏躁当以滋润的方剂来加以调理。如果将所谓“滋润”的药理理解为对女性激素的调理，似乎也是合乎情理的推测。

幽忧之疾弹琴医，不知病之在其体

【经典原文】

予尝有幽忧之疾，退而闲居，不能治也。既而学琴于友人孙道滋，受宫声数引，久而乐之，不知疾之在其体也。夫疾，生乎忧者也。夫琴之为技小矣，及其至也，大者为宫，细者为羽。操弦骤作，忽然变之，急者凄然以促，缓者舒然以和。如崩崖裂石，高山出泉，而风雨夜至也；如怨夫寡妇之叹息，雌雄雍雍之相鸣也。其忧深思远，则舜与文王、孔子之遗音也；悲愁感愤，则伯奇孤子、屈原忠臣之所叹也。喜怒哀乐，动人心深。而纯古淡泊，与夫尧舜三代之言语、孔子之文章、《易》之忧患、《诗》之怨刺无以异。其能听之以耳，应之以手，取其和者，道其堙郁，写其忧思，则感人之际亦有至者矣。是不可以不学也。予友杨君，好学有文，累以进士举，不得志。及从荫，调，为尉于剑浦，区区在东南数千里外，是其心固有不平者。且少又多疾，而南方少医药，风俗饮食异宜。以多疾之体，有不平之心，居异宜之俗，其能郁郁以久乎？然欲平其心以养其疾，于琴亦将有得焉。故予作《琴说》以赠其行，且邀道滋酌酒进琴以为别。

——宋·欧阳修《欧阳永叔集·卷四十四·送杨寘序》

【古文解读】

我（欧阳修）曾经有过度忧虑的疾病，即使从工作中退下来赋闲在家，也没能治好。后来向朋友孙道滋学习弹琴，学了五音和几支曲子，久而久之，成为一种爱好，竟然不觉得还有疾病在身了。看来我的疾患是生于忧虑的。弹琴可说是一种比较简单的技艺，但如果造诣达到了很高的地步，表现宏大的是宫声，表现细微的是羽声。操琴弦而迅急弹奏，声调忽然变化，急促时显得凄惨，缓慢时显得舒畅和美。时如山崩石裂，泉水从高山涌出，又仿佛风雨夜袭；琴声如怨夫寡妇的叹息，又好像一对鸳鸯在互相和唱。那忧深思远的气概就像虞舜、文王和孔子的遗音，那悲感愁愤的韵调便像孤子伯奇、忠臣屈原的叹息。无论喜怒哀乐，都深深打动人心，而其纯古淡泊，又与尧舜三代的圣人言语、孔子的文章华彩、《易》的忧患、《诗》的讽刺没有什么区别。如果用耳朵细心倾听，并勤奋练习手指的反应，选取那些平和的乐曲，排遣沉郁的心情，抒发幽深的思想，那么，也是可以感动人心并达到比较深切的程度的。因此，不能不学音乐。我的朋友杨君，勤奋好学而且很有文采，但多次应考进士，却未能如愿。如今由于上代功勋的恩荫，调到剑浦去做县尉。小小的剑浦在东南方数千里之外，他心里自然会深感不平。而且杨君从小就体弱多病，南方缺医少药，风俗和饮食习惯又与中原不同。以多病的身体、不平的心境，去那风俗不同的地方，定然闷闷不乐，怎么能够长久呢？因此，要使他心情平静、疗养疾病，弹琴总是能有所获益吧！所以我特意写了这篇《琴说》给他饯行，并邀孙道滋一起喝酒、赠琴，以当作临别的纪念。

【述评】

本案例中欧阳修所患的“幽忧之疾”究竟是指什么疾病？依据现代医学的诊断标准，似乎与抑郁症类似。以唐代诗人卢照邻（约 637—689）为例，卢照邻自称为幽忧子，他志大位卑，一生坎坷多舛，也是因病而辞职回家。他在《病梨树赋·序》中就说自己患有“幽忧之疾”，他常常“伏枕十旬，闭门三月”，十分痛苦，甚至求助过神医孙思邈，但也没有得到很好的效果。卢照邻在去世前不久还写了一首《释疾文》：“春也万物熙熙焉，感其生而悼死，夏也百草榛榛焉，见其盛而知其阑，秋也严霜降兮，殷忧者为之不乐，冬也阴气积兮，愁颜者为之解欢。圣人知性情之纷纠。”可见他具有明显的抑郁症的思维特点。

抑郁症，是以情绪异常低落为主要临床表现的精神疾患。抑郁发作以心境低落为主，与其处境不相称，可以从闷闷不乐到悲痛欲绝，甚至发生木僵。严重者可出现幻觉、妄想等精神病性症状。

抑郁症的症状标准以心境低落为主，并至少有下列表现的任意 4 项：①兴趣丧失、无愉快感；②精力减退或疲乏感；③精神运动性迟滞或激越；④自我评价过低、自责，或有内疚感；⑤联想困难或自觉思考能力下降；⑥反复出现想死的念头或有自杀、自伤行为；⑦睡眠障碍，如失眠、早醒或睡眠过多；⑧食欲降低或体重明显减轻；⑨性欲减退。

抑郁症的产生有多种影响因素，其中心理因素具有非常明显的影响作用。多数抑郁性神经症的患者在发病以前都有一定的心理刺激，如亲人的分离、人际关系紧张、工作受挫折等。

在本案例中，欧阳修的疾病来源于身体的超负荷工作，以及坎坷的仕途经历，这些都是明显的心理刺激因素。欧阳修后来希望通过放下工作来获得身体的恢复，但是效果不佳。后来通过向友人学习弹琴的方式进行治疗，收到了良好的效果，领悟到用药物治疗不如以琴曲来寄托情怀和排遣忧思，进一步依据自己的切身体验，将这种方法推荐给了杨寘，并以自己的亲身经历告诉他：“欲平其心以养其疾，于琴亦将有得焉。”在此案例中，欧阳修采用了音乐疗法。音乐能养生、治病已被中外许多学者认同。音乐治疗所使用的方法基本如下：

（1）聆听。以聆听为主的治疗形式，包括音乐回忆、歌曲讨论、音乐同步、音乐想象及音乐引导想象。这一治疗的形式主要是通过给患者听音乐，帮助治疗师了解病人的成长经历，改善病人的不良情绪，帮助病人识别不正常的思维和行为，了解自我、认识自我，解除病人深层次的内心矛盾冲突，最终达到自我成长和自我升华。

欧阳修在《赠无为军李道士》提到："无为道士三尺琴，中有万古无穷音。音如石上泻流水，泻之不尽由源深。弹虽在指声在意，听不以耳而以心。心意既得形骸忘，不觉天地愁云阴。"其中"弹虽在指声在意，听不以耳而以心"一句，深得琴中三昧。

（2）即兴演奏。患者可以随心所欲演奏他喜欢的打击乐器或旋律乐器，治疗师对患者进行恰当引领，从而治疗一些心理疾患，并促进个人成长。欧阳修对古琴情有独钟，喜欢操琴，并自编琴曲《醉翁吟》。

（3）参与演奏。患者本人参与乐器演奏或歌唱活动，包括乐器演奏、歌曲演唱、旋律发展练习、节奏练习、音乐游戏等。欧阳修的《三琴记》说："余自少不喜郑卫，独爱琴声，尤爱《小流水》曲，平生患难，南北奔驰，琴曲率皆废忘，独《小流水》一曲梦寝不忘，今老矣，犹时时能作之。"详细介绍自己习琴的经历和心得，清雅有致，有许多心得之语。

欧阳修学琴治病的经验应该是三种方法的混合，通过学琴，将自己的情感灌入琴声之中，一方面宣泄了自己的情感，另一方面也消解了自己的不良情绪。同时，弹琴的行为本身也对身体的病证进行了治疗。欧阳修在《琴枕说》中提到"昨因患两手中指拘挛，医者言唯数运动以导气之滞者，谓唯弹琴为可"。他因为写诗编史，劳累过度，患了手指拘挛之疾，医生告诉他弹琴抚弦的疗法，他试了果然有效。

对比中西的音乐治疗法，两者在治疗原则上存在较大差异。西方的音乐疗法往往注意使用音乐处方疗法。音乐处方就是医生将已有的音乐曲目作为治疗疾病的药物，遵循同质原理，帮助患者达到治疗疾病的目的。同质原理是音乐治疗时遵循的一种原则，心理学认为人的情绪产生障碍时，往往首先需要疏泄，然后再逐渐引导和调整，这种音乐与情绪同步的方法称为"同质原理"。医生根据患者的情况，选择相应节奏和旋律的乐曲，对来访者的疾病进行治疗。而中医的音乐治疗则多使用五行的相生相克原则，以达到阴阳的调和。音乐治疗当属一种"和"法。和法肇端于《黄帝内经》："谨察阴阳所在而调之，以平为期。""必先五脏，疏其血气，令其调达，而致和平。"张介宾云："和方之制，和其不和也。"姚崇《弹琴诫并序》说："琴者乐之和也，君子抚之以和人心。"音乐是一种和合之气，它能和合人体之阴阳，起到"阴平阳秘，精神乃治"的作用。天地阴阳之和与人体阴阳之和是同构相应的，人身小天地，人体的内在和谐可以受到外在和谐的影响。音乐治疗的要诀即在于和脏腑、和意志、和欲求、和认知、和行为、和环境。

【知识拓展】

1. 关于作者。

欧阳修（1007—1072），谥号文忠，世称欧阳欧阳修，吉安永丰（今江西省吉安市）人，自称庐陵人，北宋时期政治家、文学家、史学家和诗人。与韩愈、柳宗元、王安石、苏洵、苏轼、苏辙、曾巩合称“唐宋八大家”。欧阳修一生著述繁富，成绩斐然。在文学创作上的成就以散文为最高。除文学外，经学研究《诗》《易》《春秋》，能不拘守前人之说，有独到见解。宋仁宗天圣八年（1030）中进士，先后在中央和地方任职，历任知制诰、翰林学士、参知政事、刑部尚书、兵部尚书等。但多次被贬，又多次起用。神宗熙宁四年（1071）以太子少师的身份辞职，归于颍州（今安徽省阜阳市）。次年卒，谥文忠。他荐拔和指导了王安石、曾巩、苏洵、苏轼、苏辙等散文家，对他们的散文创作产生过很大影响。

2. 关于琴学。

古琴，为琴棋书画四艺之首，相传为伏羲所造。古琴历史源远流长，文化底蕴博大精深，它是自古文人用来陶冶性情的专有的圣洁之器，文人用它抒发情怀、寄托理想，会友时互通心趣，独处时修身养性，琴远远超越了音乐的意义，成为中国文化和理想人格的象征。“七条弦上五音寒，此艺知音自古难”，它不是大众的表演艺术，不在于娱他，而是以自娱养生之修行为主旨，它的目的更在于养生、修德等。《左传・昭公元年》载：“君子之近琴瑟，以仪节也，非以韬心也。”宋朱长文《琴史》也说“君子之于琴也，非徒取其声音而已，达则于以观政焉，穷则于以守命焉”，认为琴的主要功用是教化和修身。因此，古琴艺术一般不称琴艺，而尊为琴学。

富家子心虚受惊，庞安时烧灰疗疾

【经典原文】

庞安时治一富家子，窃出游娼，邻有斗者，排动屋壁，富人子大惊惧，疾走惶惑，突入市，市方陈刑尸，富人子走仆尸上，因大恐，到家发狂，性理遂错。医巫百方，不能已。庞为剂药，求得绞囚绳，烧为灰以调药，一剂而愈。

——明·江瓘《名医类案·卷八·癫狂心疾》

【古文解读】

宋代有一个富家子弟，偷偷潜出家门，到一娼妓家寻欢作乐。不料，正在取乐中，隔壁房间突然有人争斗，将墙壁碰撞得砰砰作响。他以为事情被人发觉，前来捉奸，于是很惊慌地逃走了。跑到街上，而街上刚刚在陈列行刑之后的罪犯尸体，慌慌张张的富家子一不小心跑到了尸体上，因而感到非常恐怖。回家之后，便钻进自已的房间，把房门紧闭，只要周围有声音就吓得缩到墙角，一有人进来，就以为是来抓他，赶紧跪倒在地，磕头作揖，请求饶命。家里人想尽各种办法，请了各种名医巫师来给他看病，均没有效果。后请庞安时来诊治，庞安时查明病由，知道患者因游娼受惊，生怕被告发所致。庞安时请人寻得一条捆绑囚犯用的绳子，他拿着绳子对患者说："不要害怕，官府不会前来抓你。我已把他们的绳子拿来了，现在就用火烧掉，你把这灰喝到肚子里，病就好了。"患者信以为真，将灰烬调到药中，一剂服下，患者病愈如初。

【述评】

本案例中的当事人因接连受惊吓而出现癫狂，在西医可诊断为"急性应激精神障碍"。通常在当事人遭受急剧、严重的刺激性事件之后 1 小时之内发病。多数患者表现为强烈恐惧体验的精神运动性兴奋，行为有一定的盲目性；少数人表现为情感迟钝的精神运动性抑制，轻度意识模糊，甚至木僵。本病既与外界应激刺激有关，也与当事人人格易感因素有关，严重的可能导致急性应激性精神病。

在本案例中，应当对发病原因进行区分。发病是否有生理基础：如果有生理基础，则应该从生理基础入手解决；如果没有，则应该关注心理方面。正是基于此点，庞安时并没有使用传统的医方来对患者进行治疗，而是在对病由进行详细探查的基础之上，认识到患者对官府惩罚的惧怕才是病因。因此，庞安时认为心病仍需心药医，通过一种象征化的方式，将象征官府惩罚手段的囚绳烧掉，并用权威的语言让患者将囚绳烧掉的灰烬与其病证结合起来，最终达到了治疗癫狂的目的。

从本案例治疗的操作程序和方法上来看，庞安时首先通过语言对患者进行暗示，然后进一步对患者的恐惧进行了一种象征式的处理，其所施行的治疗方法与西方行为主义心理学的暗示疗法相同。

暗示治疗的程序可分为两步：第一，通过语言或动作的刺激，使受暗示的人产生观念；第二，这种观念获得内化，进一步引起受暗示个体认知、情绪和行为的改变。暗示作用的生效必须经过这两个步骤。第一个步骤给予患者一定的刺激，即他人暗示，这是暗示作用发挥的前提条件；而暗示真正发挥作用还是需要患者将外界刺激转变为自我观念，并将这种观念付诸行动，即自我暗示。

在暗示的过程中，患者的意识状态也是暗示疗法效果的一个重要影响因素。一般而言，正常人在意识清醒状态下均可接受暗示，但不是每个人都具有高度的暗示性，接受暗示的能力因人而异。只有易接受暗示的人，暗示疗法才能起到疗效。此外，对处于催眠状态下的个体进行暗示，其效果比处于觉醒状态时更加明显。在催眠时个体意识进入非常狭窄的特殊状态，此时，其可以更容易地跟随暗示者的语言信息，减弱了意识的防御。

在本案例中，虽然庞安时并没有将患者进行催眠，但是患者自身处于癫狂状态之中，其自我意识已经模糊，自我觉察能力下降，这种状态类似于催眠疗法中的催眠状态，大脑皮层处于抑制状态，过去的经验被抑制，失去了对新刺激的鉴别能力。当处于这种状态时，庞安时通过将囚绳烧掉这种外界的动作刺激模仿官府惩罚的消除，并辅以语言的暗示，引导患者相信通过外界语言动作刺激可以治愈。于是患者毫不犹豫地接受了暗示，症状也就因此消失了。

【知识拓展】

关于医者。

庞安时（约 1042—1099），字安常，自号蕲水道人，蕲水（今湖北省浠水县）人，被誉为“北宋医王”。庞安时出身于世医家庭，自幼聪明好学，读书过目不忘。取黄帝、扁鹊脉书研读，不久即通晓其说，并能阐发新义，时年不满20岁，后因病耳聋，进一步钻研《黄帝内经·灵枢》《太素》《针灸甲乙经》等医籍，经传百家与医药有关者，亦无不涉猎，融会贯通。庞安时医术精湛，能急病人之所急，行医不谋私利，常让来诊者在家里住下而亲自照料，直至治愈送走。他晚年参考诸家学说，结合亲身经验，撰成《伤寒总病论》6 卷，对张仲景思想做了补充和发挥。其突出特点是着意阐发温热病，主张把温病和伤寒区分开来，这对外感病学是一大发展。

王晋卿暴得耳疾，东坡一语洒然悟

【经典原文】

东坡云："王晋卿尝暴得耳疾，意不能堪，求方于仆。仆曰：'君是将种，断头穴胸，当无所措，两耳堪作底用，割舍不得？限三日疾去，不去割取我耳。'晋卿洒然而悟，三日病良已。以诗示仆云：'老婆心急频相劝，令严只得三日限，我耳已聪君不割，且喜两家皆平善。'"今定国所藏《挑耳图》，得之晋卿，卿识此耳。

——宋·赵令畤《侯鲭录·卷三》

【古文解读】

苏东坡记载了这样一件轶事："王晋卿突然患了听力不聪的耳疾，好生苦恼，问我有无医治的办法，我对他说：'你是将帅之才，断头穿胸都无所谓，两耳何用，难道舍不得割去？三日内病肯定会好，如果病不痊愈的话那就割我的耳朵吧。'听罢，王晋卿茅塞顿开，三日过去，耳疾真的好了。他写了一首诗告诉我：'老婆心急频相劝，严令只得三日限，我耳已聪君不割，且喜两家皆平善。'"现在王定国所藏的《挑耳图》是从王晋卿那里得到的，所以，晋卿是认识此画的。

【述评】

王晋卿，名诜，太原人，能诗善画，为北宋著名画家，与苏轼、黄庭坚为友。王晋卿是驸马都尉，夫人为魏国大长公主。上述关于王晋卿的逸事是苏轼在《跋南唐挑耳图》中记载的。因为这则逸事亦是一篇很好的杂文，所以被收入东坡本集，并为同时代人、东坡的好友赵令畤收入《侯鲭录》。

王晋卿仰慕苏轼，常与苏轼同游，苏轼熟知王晋卿之病与其家事相关，还为此事写过一首诗赠予王晋卿，诗曰："君之六凿皆为赘，我有一言能决疣。病客巧闻床下蚁，痴人强觑棘端猴。聪明不在根尘里，药饵空为仆婢忧。但试周郎看聋否，曲音小误已回头。"（《次韵王都督蔚偶得耳疾》）此诗与上述逸事叙述的是同一事件。

王晋卿所患究竟何病？为什么一旦顿悟即可痊愈？从现代临床心理学来看，这与突发性耳聋相似。这是潜意识问题的一种躯体转化表现。换而言之，这种耳聋是王晋卿有选择性地对妻子唠叨的一种无意识的抗拒。苏轼洞察王晋卿之性格，认识到“暴得耳疾，意不能堪”与当事人夫妻关系紧张具有某种关联，但他并没有指责患者的老婆，而是通过赞扬患者出身将帅之家，应该具有挑战困难、不怕牺牲的勇敢精神，巧妙迂回地劝王晋卿应该胸襟开阔些，具有男子汉拿得起放得下的风度，不要计较老婆的唠叨，并以非常肯定的口气告诉王晋卿：“你的耳疾肯定会立即痊愈，不然就割我的耳朵。”这不仅给予了当事人以强烈和明确的心理暗示，而且限期三日，以便给患者一个反思的机会和体面的下台缓冲期。

临床心理咨询经验告诉我们，当来访者的心理问题涉及与他人的关系或矛盾时，心理咨询或治疗的关键在于矫正当事人的认知、情绪和反应方式，而不在于指责、讨论矛盾的另一方，即使是另一方有明显的过错或问题也是如此。这是因为事实上与来访者有矛盾的那一方几乎永远不会主动来咨询，换而言之，是来访者自己痛苦或生病，心理医生要让来访者明白一个基本的道理：你别想指望靠对方的改变来减轻自己的痛苦，只有尝试通过自己的先行改变来影响对方、使对方改变。在本案例中，苏东坡给王晋卿的点拨正是符合心理咨询的这一规律的，因此取得了事半功倍的效果。

【知识拓展】

1. 关于王晋卿。

王晋卿（1036—1093，一作1048—1104），北宋词人。即王诜，太原（今山西省太原市）人，徙居开封。出身贵族。娶英宗第二女魏国大长公主，拜左卫将军、驸马都尉，为利州防御使。擅词，能诗，亦工山水，兼写墨竹，工书，真、行、草、隶皆精，广交苏轼、黄庭坚、米芾、秦观、李公麟等众多文人雅士，析奇赏异，酬诗唱和，传世作品有《渔村小雪图》《烟江叠嶂图》等。苏轼与他相交甚好，苏轼常为王晋卿画作题诗。

2. 关于心因性五官疾病的认识。

五官，不仅是感觉器官，而且是内脏及机体整体身心反应的窗口。中医认为，“五官者，五藏之阅”。即认为鼻者，肺之官；目者，肝之官；口唇者，脾之官；舌者，心之官；耳者，肾之官。还认为“心者，五藏六腑之主也；目者，宗脉之所聚也，上液之道也；口鼻者，气之门户也。故悲哀愁忧则心动，心动则五藏之腑皆摇，摇则宗脉感则液道开，液道开故泣涕出焉”。可见中医很早就观察到了耳、鼻、喉、口、眼、舌与心身反应的关系。仅以心因性耳病为例，主要的身心性疾病有：心因性耳鸣、精神性耳聋、美尼尔氏病等。①心因性耳鸣：是指病人自觉耳内或脑内有声音，但环境中的确并无相应声源的一种症状。耳鸣既可由听觉系统中任何一个方面产生的异常信号引起，亦可由动脉硬化、贫血、虚弱等全身疾病所引起。临床观察表明，耳鸣不仅随恐惧、焦虑加重，且耳鸣程度也因人而异。耳鸣以性格内向、神经富能症倾向者居多。②精神性（癔症性）

耳聋：多为较强的精神刺激因素或焦虑引发，表现为重度耳聋或全聋、不伴有耳鸣和眩晕，但伴有手足麻木、四肢震颤、缄默寡言等癔症症状，前庭功能检查正常，此病在战争中的前线士兵中多见。此外还有一种伪聋，即装聋，是一种可有某种真正创伤，但主要因社会纠纷和情感因素引起的有意识的心身反应。多表现为单耳性的，偶尔为双侧性，客观检查均正常，但涉及主观感觉时均被否认。③美尼尔氏病：本病的临床表现特点为发作性眩晕、波动性耳聋、耳鸣及耳闷胀感。其病机可能为精神因素刺激，严重焦虑引起的支配前庭的交感神经机能的失调，迷路动脉痉挛，内淋巴产生减少，继而中间代谢物淤积，膜迷路内渗透压增高，外淋巴与血管内液体渗入膜迷路，进而积水。另外，精神紧张可引起垂体后叶抗利尿激素的分泌，使肾小管及迷路水钠潴留加重。研究表明，在美尼尔氏病人中，其发病前有明显精神因素诱因的人数百分比远远高于耳硬化症中有精神因素诱因的人数，支持本病属心身性疾病的说法。心理测验结果提示，本症病人常有潜隐的心理冲突，癔症性格多见。

对于心因性五官疾病，在针对躯体因素进行治疗的同时，还要针对诱发的精神因素进行心理疏导或暗示治疗；或作精神分析，找出潜意识中的心理冲突，并加以解决；或协助其摆脱家庭和现实的社会困境。

欧公语医者意也，似儿戏实为暗示

【经典原文】

欧阳欧阳修尝言：“有患疾者，医问其得疾之由，曰：‘乘船遇风，惊而得之。’医取多年柁牙，为柁工手汗所渍处，刮末，杂丹砂、茯神之流，饮之而愈。”今《本草注·别药性论》云：止汗用麻黄根节，及故竹扇为末服之。文忠因言：“医以意用药，多此比。初似儿戏，然或有验，殆未易致诘也。”予因谓公：“以笔墨烧灰饮学者，当治昏惰耶？推此而广之，则饮伯夷之盥水，可以疗贫；食比干之馂余，可以已佞；舐樊哙之盾，可以治怯；嗅西子之珥，可以疗恶疾矣。”公遂大笑。元祐三年闰八月十七日，舟行入颍州界，坐念二十年前见欧阳修于此，偶记一时谈笑之语，聊复识之。

——宋·苏轼《东坡志林》

【古文解读】

欧阳修曾说过：“有一个患病的人，医生询问其病由时，患者回答：‘是因为乘船时遇大风，受到惊吓所致。’于是医生在船上木浆柁工手汗所渍之处，刮了一些木屑，加上丹砂、茯神等药配成汤药让患者饮下，疾病即被治愈。”《本草注·别药性论》上说：止汗用麻黄根节，并用旧竹扇研末共服之。欧阳修因此说道：“医者辨证施治，诸如此类。初期人们都以为这是儿戏，但的确有疗效，看来还不容易质疑这一方法。”因此我对欧阳修说：“将笔墨烧成灰给学者喝，是否可以治疗昏庸懒惰呢？照此推而广之，喝伯夷的洗手水，可以治疗贫穷；吃商朝比干的剩饭，可以医治奸诈谗佞；舔樊哙的盾牌，可以医治怯弱；闻西施之耳环，可以治疗恶疾。”听我如此说罢，欧阳修大笑不已。元祐三年（1088）闰八月十七日，舟行入颍州界，回想起二十年前我与欧阳修在此相见的情景，于是记下当时的谈笑之语，聊以回味而已。

【述评】

中医辨证施治，用药因人、因证、因时、因地而异，具有高度的灵活性和创新性。中药和方剂的发明除了神农尝百草、庖厨伊尹的经验之外，还有一种“以意用药”的创新方式。一般而言，意疗药方是医生对患者病因、病理和生活情境进行具体分析，就地取材而设计的，所取当药的物品五花八门，形式多种多样，不拘一格。例如针对男子的单相思，今人称为钟情妄想者，中医有采用女人之内裤烧成灰作药引而施治的。有人以为这荒诞无稽，其实不然，在古代社会这是一种非常有疗效的心理暗示疗法。跨文化比较可知，这种类似的疗法普遍见之于原始部落文化之中。例如，有的原始部落，针对一些疯癫的女子，让其嗅闻男人的烟斗、穿上男人的外套即可使其症状缓解。估计病因应该是女子的钟情妄想之类。

【知识拓展】

关于作者。

苏轼（1037—1101），眉州（今四川省眉山市）人。字子瞻，又字和仲，号东坡居士，世人称其为苏东坡。北宋著名文学家、书画家、诗人、词人，豪放派词人代表。嘉祐元年（1056），苏轼首次出川赴京，参加朝廷的科举考试。翌年，他参加了礼部的考试，以一篇《刑赏忠厚之至论》获得主考官欧阳修的赏识，后与欧阳修交往甚多，情谊甚深。

在苏轼集补遗中记有苏轼与欧阳修论琴诗之逸事："昵昵儿女语，恩怨相尔汝。划然变轩昂，勇士赴敌场。"此退之《听颖师琴》诗也。欧阳欧阳修尝问仆："琴诗何者最佳?"余以此答之。公言此诗固奇丽，然自是听琵琶诗，非琴诗。余退而作《听杭僧惟贤琴》诗云："大弦春温和且平，小弦廉折亮以清。平生未识宫与角，但闻牛鸣盎中雉登木。门前剥啄谁扣门，山僧未闲君勿嗔。归家且觅千斛水，净洗从前筝笛耳。"诗成欲寄公，而公薨，至今以为恨。

卫夫人惊吓成疾，习以平惊以为常

【经典原文】

卫德新之妻，旅中宿于楼上，夜值盗劫人烧舍，惊堕床下。自后每闻有响，则惊倒不知人。家人辈蹑足而行，莫敢冒触有声，岁余不痊。诸医作心病治之，人参珍珠及定志丸，皆无效。戴人见而断之曰："惊者为阳，从外入也；恐者为阴，从内出也。惊者，为自不知故也；恐者，自知也。足少阳胆经属肝木，胆者，敢也，惊怕则胆伤矣。"乃命二侍女执其两手，按高椅之上，当面前下置一小几。戴人曰："娘子当视此。"一木猛击之，其妇大惊。戴人曰："我以木击几，何以惊乎?"伺少定击之，惊也缓。又斯须，连击三、五次。又以杖击门，又遣人划背后之窗。徐徐惊定而笑曰："是何治法?"戴人曰："《内经》云：'惊者平之，平者常也。'平常见之必无惊。"是夜使人击其门窗，自夕达曙。夫惊者，神上越也。从下击几，使之下视，所以收神也。一、二日，虽闻雷亦不惊。德新素不喜戴人，至是终身厌服，如有言戴人不知医者，执戈以逐之。

——金·张子和《儒门事亲·卷七·内形伤》

【古文解读】

宋元之际，有个叫卫德新的人。有一次他的妻子在旅途中夜宿于某客栈的楼上，夜里正遇强盗来旅馆打劫放火，卫夫人当时惊吓不已，跌落床下。自此以后，卫夫人每当听到有异常响动时，便会惊吓晕倒而不知人事，以致家人走路都要蹑手蹑脚，生怕弄出一点声响吓坏她。患病一年多来，多方求医，屡医无效。一般医家都是按心病来论治的，施与人参、珍珠及定志丸等，但病始终都不见有起色。于是，家人便请名医张子和来诊治。张子和一番望闻问切之后说："这是惊症，不同于恐。惊者为阳，是由外界刺激引起的，而恐属阴，病源在内；惊者，患者自己并无意识；而恐者则自知其因。中医认为，足少阳胆经属肝木，胆主司人的勇怯胆量，受惊吓将导致胆气受损。"基于上述病机分析，张子和为卫夫人设计了一种心疗方案。他先让两名侍女抓住病妇的两只手臂并按坐在高椅上，再在她的面前放一张小茶几，张子和指着茶几对那妇人说道："请夫人看这里!"话音未落，"砰"的一声，他猛地将棍子击打在茶几上。病妇大惊。张子和说："我用木棍击打茶几，你为什么害怕呢?"待病妇心神稍定，张子和又击打小茶几，这回她不那么胆战心惊了。张子和又一连击打了好几遍，还击打门框，叫人划破病妇背后的窗户纸。这时病妇只有一点点心有余悸了，她转惊为笑问道："这是什么治法呀?"张子和解释道："《黄帝内经》说'惊者平之'。平，即平常、往常、经常的意思，对于经常遇到的事情，必然就不会再惊怕了。"当晚，张子和又派人敲打病妇的门窗，从傍晚直到次日天亮。张子和认为，因为被惊吓的人神气向上飞扬，所以往下击打木几，可促使其朝下看，所以可以帮助她收敛其神气。如此过了一二日，卫夫人即使听见响雷也不再惊怕了。卫德新本来一直是不太喜欢张子和的，自此事件后他改变了态度，终身对其佩服不已。要是有人说张子和不懂医道的话，他就会提戈相向，驱赶这些人了。

【述评】

正确的治疗必须基于准确的病因分析。本案例中的妇人受到惊吓的事件十分清楚，受惊吓后对周围声音的刺激反应也十分典型，但如何辨证却有两种不同的观点。其一是众医生偏重脏腑辨证"作心病治之"的观点。因为中医认为，"心主神明""心者，神之舍也"（《黄帝内经·灵枢·营卫生会》）病妇既然容易晕厥，不省人事，理当是心神之病。其二是张子和偏重六经辨证的"从胆论治"的观点。中医认为，胆为奇恒之府，胆气与人的精神情志活动有关，主决断，胆气虚则惊恐、失眠、多梦。事实上，这两种辨证的差异只是由中医辨证理论的分野所造成的，从今天的心理学看来，这种差异可能已经不具有什么实际的意义了。

张子和与众医生在病因分析上的重要差别在于他对惊与恐所作的心理学区分。他认为"惊者为阳，从外入也；恐者为阴，从内出也。惊者，为自不知故也；恐者，自知也"。在本案例中，张子和认为当事人的病是因外界刺激而起，既与当事人的自我意识与认知无关，也非机体内脏气血紊乱或由心理困扰所致，因此，施与人参、珍珠及定志丸等药物治疗当不见效。用今天医学心理学的术语来说，惊吓属于由外界刺激所引起的应激反应或急性应激障碍，通常在遭受急剧、严重的创伤性事件的打击之后1小时内发病。多数表现为强烈恐惧体验的精神运动性兴奋，行为有一定的盲目性；少数人表现为情感迟钝的精神运动性抑制，轻度意识模糊，甚至木僵，可伴有心跳过速、出汗、脸面潮红、呼吸急促等自主神经功能失调症状。病程多短暂，通常历时数小时至1周后缓解，预后良好。严重的甚至导致急性应激性精神病，表现为短暂的妄想和严重的情感障碍、定向力障碍、注意力狭窄、难以进行语言交流、动作杂乱而无目的性，症状内容与应激事件密切相关，较易被人理解，急性或亚急性起病，治疗康复后预后良好。相比而言，恐惧属于慢性发病过程的神经性焦虑反应，如恐惧症是指个体对于某种特定的客观事物或情境产生的强烈的紧张与恐惧情绪，患者极力回避，并伴有明显的焦虑和自主神经功能紊乱症状的一类神经症。患者明知那些事物并无真正的危险，恐惧反应是过多的、不合理的、不应该的，但患者的理智却无法阻止恐惧的发生，在相同场合下会反复出现，难以自控。显然，本案例中的病妇所患疾病属于前者，即症状是由外界刺激所引发的应激性反应，而且在类似刺激下极易在脑海里诱发出令人胆战心惊的回闪画面，以及短暂的木僵和晕厥反应。这种反应不由自主，无法自控，当属于一种因条件刺激形成的条件反射。

张子和吸收了其他医生内服药物疗效不佳的经验，根据《黄帝内经·素问·至真要大论》中提出的“惊者平之”的治则，确立了适合惊症的行为疗法。张子和认为“惟习可以治惊，夫惊以其忽然而遇之也，使习见习闻则不惊矣。”从操作程序和方法上来看，张子和在患者的家人协助下制约了患者的手臂，并未经患者本人知情同意，突然施加强烈的敲击声进行刺激，激发其恐惧反应，所施行的治疗方法与西方行为主义心理学的满灌疗法（或冲击疗法）基本相同。张子和通过用木棍相继击打茶几、木门，模仿盗贼划破窗户等人为地制造的应激刺激，让患者直接暴露在使其惊吓的声响刺激之中，而患者因被两个侍女制约双手而无法动弹和回避焦虑刺激，其反应也从“大惊”逐渐减弱为“少定”“惊也缓”，最后取得“闻雷亦不惊”的治疗效果。

所谓满灌疗法，又称冲击疗法或暴露疗法，是让求助者持续一段时间暴露在现实的或想象的能唤起强烈焦虑的情境中，并且对这种强烈而痛苦的情绪不给予任何强化，最后迫使情绪反应自行减轻或消失。满灌疗法尤其适合治疗过度恐惧、创伤后应激障碍，以及与焦虑有关的障碍。西方首次应用满灌疗法成功治愈恐惧症的报道出现于1938年。冲击因子可以分为想象冲击和现实冲击两类。在本案例治疗中张子和使用的是模拟现实冲击疗法，常常具有立竿见影的效果。

不过，由于历史和文化的差异，中西医对惊恐症病因病理以及满灌治疗原理的解释是不同的，如《黄帝内经·素问·举痛论》中说：“惊则心无所倚，神无所归，虑无所定，故气乱矣。”西方行为主义对满灌治疗的解释是基于经典条件反射原理的，即认为患者的惊恐反应来源于过去某种经历的习得，如果我们让患者再次暴露于感到恐怖的事物面前或情境之中，而事实上却没有发生任何威胁患者的事情，那么，患者惊恐的反应便会最终消退。满灌治疗技术与系统脱敏疗法有所区别：满灌疗法呈现的刺激是从患者最害怕的刺激开始的，且刺激呈现的方式是持续的，而系统脱敏疗法则是从等级最低的害怕刺激开始，刺激是间隔呈现的；在进行满灌治疗时，患者的焦虑水平一下子剧增到顶，再转而减弱直至消失，而在进行系统脱敏治疗时，患者的焦虑水平是逐渐降低的。在本案例中，张子和所施加的满灌疗法是分白天和晚上两个阶段进行的，可见，满灌疗法其实就是系统脱敏疗法的简缩版。

【知识拓展】

1. 关于医者。

张子和（约1156—1228），名从正，字子和，号戴人，睢州考城（今河南省兰考县）人。金元时期河南籍著名医家，曾当过太医。家族世业医，张子和先在浑源（今山西省浑源县）刘从益门下学医，后来师从刘完素，在学术思想上深受其影响，用药多主寒凉，治病善用汗、吐、下三法，后世称攻下派，其先攻后补之治法一反当时滥用温补之时弊。张子和还是中医心理疗法的一代大师，善用心理疗法治疗精神疾患。他与麻知儿结为知己，他的临床经验由麻知儿整理，辑成《儒门事亲》15卷。

2. 关于药物治疗。

治疗本病的经典方药为五磨饮子（见汪昂《医方集解》）加减：沉香10克，乌药12克，木香6克，枳实12克，石菖蒲10克，槟榔12克，藿香12克，甘草6克。水煎服。肝阳偏亢者，可加入钩藤12克、石决明30克以平肝潜阳；若苏醒后食欲不振，可加茯苓、白术健脾利湿；若醒后悲伤欲哭，或哭笑无常、睡眠不宁者，可加茯苓、远志、酸枣仁、生牡蛎等药以安神定志，或加用甘麦大枣汤；若两胁涨满，喜叹息，加郁金、香附疏肝理气，白芍养血柔肝；若痰声辘辘，痰多气壅者，可加胆星、贝母、橘红、竹沥等药以涤痰清热。精神刺激等常可导致本证反复发作，平素可服逍遥散、柴胡疏肝散等以调和肝脾，理气解郁，防止复发。

3. 关于冲击疗法。

冲击疗法，又称为满灌疗法，依据经典条件反射原理中的超限制抑制现象而设计，即如果条件刺激重复多次而无强化，条件反应便会逐渐减弱并消失，如刺激足够强烈，反应则会钝化或因自行耗尽而降低。冲击疗法的实施程序一般为：①向患者认真地介绍冲击疗法的原理和过程，尤其要如实地告诉患者在治疗中必须付出的痛苦代价。病人和其家属同意后签订协议，进行必要的体格检查和详细的精神状态检查，排除心血管疾病、内分泌疾病及癫痫等重大躯体疾患；排除重性精神病。②选择刺激物，确定想象或者是现实刺激物，根据刺激物的性质再决定治疗的场地，房门应由治疗师把持，求助者无法随意夺路而逃。③实施冲击治疗，心理治疗师突然向患者呈现刺激，患者一般会出现明显的惊叫、气促、心悸、出汗等自主神经反应和情绪反应，治疗师要鼓励患者坚持不逃避，当反应逐渐减轻后，可视情况再呈现一次刺激，如此循环，直到患者对刺激视而不见，漠然置之。一般一次治疗时间为30～60分钟左右。一天一次，治疗约2～4次即可。冲击疗法主要用于治疗恐惧症，也可用于某些强迫症。

发汗驱除悲思切，惊怖气散病乃愈

【经典原文】

州监军病悲思，其子迎赫允治之，允告其子曰："法当甚悸即愈。"时通守李宋卿御史严甚，监军内所畏也。允与其子请于宋卿。一造问，责其过失，监军惶怖汗出，疾乃愈。盖思则气结，惊怖则气浮，浮则气不结矣。

——宋·郝允《医说·奇疾》

【古文解读】

州监军因悲思而生病，他的儿子去找医生郝允求治，郝允跟他说："治疗你父亲的方法是让他受到一定的惊吓，病就会自然痊愈的。"当时通守李宋卿治军甚严，监军一向惧怕他。于是，郝允就和监军的儿子一起来请李宋卿出面帮忙。李宋卿应允，于是约见监军，并对其公务一一过问，责其过失。监军十分紧张害怕，出了一身汗，疾病竟然就痊愈了。实际上，监军生病的原因是过度思虑而导致气结，给予一定程度的惊吓刺激，所结之气就被驱散了。

【述评】

本案例中的监军不知何故悲思而生病，但悲哀抑郁的情绪和悲观的认知特征还是可以断定的，如果这种情绪持续的时间较长则会成为一种消极的心境。《黄帝内经·素问·举痛论》中指出："百病生于气也。怒则气上，喜则气缓，悲则气消，恐则气下，惊则气乱，思则气结。"中医理论认为，思伤脾，思则气结；忧伤肺，过度忧伤悲哀，会耗伤肺气；思伤脾，思则会使脾失健运，气机郁结。所以，在抑郁情绪中，人常不思饮食，情绪低落，悲观自怜，声音低微，不愿活动。

现代精神医学认为，情绪和认知、生理之间存在着复杂的交互作用，错误的认知会导致消极的情绪，而消极的情绪不但会降低认知活动效率，使人丧失信心和希望，而且人经常处于抑郁焦虑等消极情绪中，会有损身体健康。心境具有弥漫性，它不是关于某一事物的特定体验，而是以同样的态度体验对待一切事物。

关于消极情绪的治疗，在现代临床心理学中，一般或是通过矫正错误的认知来改善情绪状况，或通过服药改变生理来影响情绪变化，相比而言，中医心理治疗的特点在于：用一种情绪来制约或矫治另一种情绪。在本案例中，郝允的聪明之处在于针对监军气结的具体情况，就地取材，邀请了监军惧怕的上级来责问之，使监军受到一定程度的惊吓刺激，以引导郁结的气机畅达起来，进而促使长期弥漫的消极心境体验自然消退。

本案例在病因解释上采用了中医心理学的七情致病之说，但在治疗上并未机械地援用情志相胜疗法，所谓情志相胜疗法是指依据不同情志之间相生相克、相互制约的关系，以引发的一种情绪来制约或矫治另一种消极情绪的方法。如《黄帝内经·素问·阴阳应象大论》中说："怒伤肝，悲胜怒""喜伤心，恐胜喜""思伤脾，怒胜思""忧伤肺，喜胜忧""恐伤肾，思胜恐"。显然，郝允并没有使用"怒胜思"和"喜胜忧"的传统治疗思路，而是对患者实施了"恐胜悲思"的方法，即是通过恐惧的刺激引导患者出汗，通过出汗而使郁结的气发散，达到疏肝解郁的治疗目的。

【知识拓展】

1. 关于作者。

邵伯温，字子文，洛阳（今河南省洛阳市）人，邵雍之子。生于宋仁宗至和二年（1055），卒于高宗绍兴四年（1134），年七十八岁。元祐中（1090 左右），因荐特授大名府助教；调潞州长子县尉。绍圣初（1094），章敦为相。敦曾师雍，欲引用伯温。伯温百计避免。徽宗即位，因日食求言，他上书言事，语极恳至。因此更为小人所忌，出监华州西岳庙。后主管耀州三白渠公事，闻童贯为宣抚，出他州避之。除知果州，擢提点成都路刑狱。卒于利路转运副使。伯温所著书，有《易辨惑》《河南集》《闻见录》。《皇极系述》《皇极经世序》《观物内外篇解》近百卷，《宋史本传》并传于世。

2. 关于抑郁症自助要点。

抑郁症是一种常见的精神疾病，也是自杀率最高的疾病。因为发病率较高，甚至被称为"流行性精神感冒"。该病主要表现为情绪低落，兴趣减低，悲观，思维迟缓，缺乏主动性，自怨自艾，饮食、睡眠差，担心自己患有各种疾病，感到全身多处不适，严重者可出现自杀念头和行为。

下面是给抑郁症患者的一些自助建议：

①不要自责，应该积极寻求帮助。抑郁症是一种疾病，病因至今不清，发病与许多因素有关，无须自责"我为什么得了这种病"。既然患病了，就应该及时寻求心理医生的帮助，并告知自己的至亲。

②认真遵循规范的治疗方案非常必要。治疗抑郁症的药物都是医院开出的处方用药，因此，必须到医院找精神科或心理科医生诊治，不要自己到一般药店去购买各种名目的药物或保健品。定期复诊非常必要，有助于医生监测药物疗效和副作用，并适时调整治疗方案和药方。

③树立康复的信心，自我激励，积极暗示。抑郁症康复需要较长的时间，因

此，不要气馁，要经常勉励自己，这种病是可以治愈的，只是需要多一些时间而已，不用着急，对自己说："我一定会好起来的!"

④简化生活，患病期间避免做出人生重大决定。人在情绪抑郁或焦虑时做出重大决定的能力会受影响。因此，患抑郁症期间要尽量避免对婚姻、工作岗位调动等人生重大事件做出决定。不要期望像以前一样什么活动都要去参加或竞争，如果感觉力不从心，就索性放弃或干脆置之不理。

⑤养成良好的生活习惯，适当参加文体活动。抑郁症患者常常嗜睡不起，不愿意出门，长此以往将更加自闭而脱离社会，因此，应坚持规律作息，适当参加一些擅长的、能增强信心或成就感的文体活动，只要有一点点进步，抑郁症状有了一点点改善，就应感到满足。

⑥防患于未然，定期复诊，防止复发。抑郁症常有复发的可能，因此，曾经患过抑郁症的人和家属要对其病患的复发信号保持警觉，一旦出现早期症状就应及时就医。

惊悸多魇夜无寐，新解病由一身轻

【经典原文】

绍兴癸丑，予待次四明。有董生者，患神气不宁，每卧则魂飞扬，觉身在床而神魂离体，惊悸多魇，通夕无寐，更数医而不效。予为诊视，询之曰："医作何病治？"董曰："众皆以为心病。"予曰："以脉言之，肝经受邪，非心病也。肝经因虚，邪气袭之，肝藏魂者也，游魂为变。平人肝不受邪，故卧则魂归于肝，神静而得寐。今肝有邪，魂不得归，是以卧则魂扬若离体也。肝主怒，故小怒则剧。"董欣然曰："前此未之闻，虽未服药，已觉沉疴去体矣，愿求药法。"

——宋·许叔微《普济本事方》

【古文解读】

绍兴癸丑年，我（许叔微）在四明山等待候补官位。有一位董姓书生，患病表现为精气不宁，常常自觉睡觉时灵魂出壳，身在床而魂已飞散，心悸且噩梦多，通宵不能熟睡，数次求医问药而不见效。他请我予以诊治，我问："以前给你看过病的医生将这当作什么病来医治呢？"他答道："大家都认为我得的是心病。"我说："从脉象看，你是肝经受邪气侵扰，而非心病。因为肝经气虚，又遭邪气侵袭，肝主藏魂，魂不宁则生变异。正常情况下肝未受邪气侵扰，所以睡觉时魂归肝经，神明安宁睡眠好。你现在肝经受邪气侵扰，魂不得归藏，所以睡眠中魂不守舍，睡觉时就觉得魂魄飞散离开身体一般。肝主情志怒，怒则伤肝，所以稍稍发怒病情就会加剧。"董生听我这样一解释，便高兴地说："您的见解我闻所未闻，虽然现在我还没有服药，但已经觉得我的重病被驱走了，我很想再向您求药治疗。"

【述评】

在本案例中，许叔微有两个高明之处可圈点：其一是对患者症状病机的解释与众不同。许叔微在说出自己的辨证之前先了解其他大夫的看法，这非常必要，这既可以汲取其他医生治疗效果不佳的经验教训，也可避免落入与他人解释雷同的窘境。其他大夫既然从心神不安入手进行治疗效果不佳，许叔微只能另辟蹊径，赋予症状一种全新的释义。中医认为"心藏神，肺藏魄，肝藏魂，脾藏意，肾藏志"（《黄帝内经·素问·宣明五气》）。人的精神意识活动必须以五脏精气为物质基础，因此，脏腑功能的失调会导致精神状态的异常。肝气疏泄条达而情志正常，叫作藏魂。因肝病而多噩梦，神志不安，就是“魂不藏”。中医“肝藏魂”命题之中的“魂”，广义上是指伴随意向性而变化的一切精神活动，如《黄帝内经·灵枢·本神》所说“随神往来者谓之魂”；狭义上是指梦幻一类的精神活动，如《类经·脏象类》所说“魂之为言，如梦寐恍惚，变幻游行之境，皆是也”。在睡眠中，或入睡前，或即将苏醒时，人常常会有许多难以陈述的身心现象，如梦魇，俗称“鬼压床”，就是一种令人困惑的现象，这是指在睡眠期间，因梦中某些可怕的场景而惊醒，虽然自觉已经苏醒，但四肢却不能自主指挥动弹，或想张口呼叫，却发不出声音的现象。类似地，睡眠中自觉自己灵魂出窍，而四肢躯体却仍安睡不动，仿佛身心解体分离一般，这种现象在鬼神志异小说或影视作品中常有描述。由于受到传统俗信文化的影响，经历梦魇的人在醒后通常会感到情绪紧张、心悸、冒冷汗，甚至因相续的非理性推理而恐惧不安，或表现为多种多样的躯体形式障碍。研究表明，梦魇可能是由于睡眠中脑部一过性脑缺血引起的心理现象，与短暂的“人格解体障碍”近似，即“灵魂出窍的体验”可以理解为自我分裂成一个观察的“主我”，一个被观察的“客我”。梦魇一般在焦虑、心理压力大、过度疲累、作息时间不正常、失眠等情况下容易诱发，这种心理现象与鬼怪无关，也不会带来什么严重的后果，通常也无须特殊治疗。但临床上可见这类来访者前来求医，通常都是处于迷信梦魇具有特殊意义的亚文化圈中的群众，常因受到梦魇隐喻意义的暗示而惊恐不安。因此，医者对梦魇的来源与意义进行解释对于梦魇者具有特别重要的心理治疗作用。为什么当患者听到许叔微有关梦魇的新解释之后即刻感到心情舒畅，表示愿意接受进一步的医治呢？这是医者使用了释义技术的结果。所谓释义技术是指医者应用新的理论或从新的角度为患者的认知、情绪和行为赋予一种新的意义的解释，能帮助患者从一种新的角度来看待自己原先的问题。其二是许叔微所开出的方剂不仅具有镇静安神的作用，还起到一定的心理暗示治疗作用。他在医案中解释道：方中以珍珠母为君，龙齿佐之。一般医生都将龙齿虎睛常规作为镇心之药，殊不知龙齿可以安魂，因为根据中医五行学说，东方配苍龙木，属肝而藏魂，龙能变化，故魂游而不定，治魂飞扬者，宜以龙齿。显而易见，许叔微活学活用了传统中医学取类比象的理论和方药来处理本医案。

【知识拓展】

关于人的自我意识。

人与动物都有意识，人类有自我意识，但动物只有环境意识。所谓自我意识是指个体对自己的认识和评价。现代心理学认为自我意识包括五个方面：一是存在意识，即对自己的存在有一个现实的、真实确切的体验；二是同一性意识，即在不同的时间内意识到自己都是同一个“自我”；三是统一意识，即在不同的时间和场所意识到自己都是单一和独立的个体；四是界限意识，即意识到自己和其他人或事物之间存在着一定的界限；五是能动意识，即意识到自己的精神活动是受本人支配和控制的。

在临床上，个体的意识障碍包括环境意识和自我意识障碍两方面。环境意识障碍常见的有：嗜睡、意识混浊、昏睡、朦胧状况、梦游症、神游症、谵妄和梦样状况等；自我意识障碍常见的有：人格解体、交替人格、双重人格、人格转换等类型。在本案例中的董生"每卧则魂飞扬，觉身在床而神魂离体"，这是指在睡前常有精神与身体分离的体验，这种病态的体验既有意识范围缩小、清晰度水平降低的环境意识障碍，又有存在意识和统一意识障碍，即对自我和周围现实的不真实感，这是人格解体的基本特征。意识障碍一般见于各种躯体性疾病、感染、中毒、颅脑损伤、颅脑肿瘤、癫痫发作前等多种全身性疾病，也可见于癔症、躁狂症、反应性精神病、精神分裂症等。意识障碍一般多为短暂的精神障碍，持续时间可从几秒钟到数天、数周不等。

思虑过甚久不寐，子和一激睡眠香

【经典原文】

一富家妇人，伤思虑过甚，二年不寐，无药可疗。其夫求戴人治之，戴人曰："两手脉俱缓，此脾受之也，脾主思故也。"乃与其夫以怒而激之，多取其财，饮酒数日，不处一法而去。其人大怒汗出，是夜困眠，如此者八、九日不寤，自是而食进，脉得其平。

——金·张子和《儒门事亲·卷七·内形伤》

【古文解读】

一位富家妇人，因思虑过度而失眠两年之久，用药皆无效。她的丈夫请张子和为其妻诊病，张子和诊过脉后说："病人两手脉象均为缓脉，这是脾主思，思虑太过则伤脾而导致的证候。"于是与其丈夫商议采用激怒疗法。他故意向病家索要很多诊金，并在她家中饮酒多日，不开一方一药就走了。见此，这位妇人大怒不已，并出了一身汗，当天晚上就困倦入睡了，这样一连八、九天没睡醒，从此饮食正常，脉象平和，疾病痊愈。

【述评】

失眠，古代文献中亦称为"不寐""目不瞑""不得卧"等。按照中医学理论，正常的睡眠依赖于人体的阴平阳秘，脏腑调和，气血充足，心神安定，心血得静，卫阳能入于阴。如《黄帝内经·素问·阴阳应象大论》曰："阴在内，阳之守也；阳在外，阴之使也。"如果由外感或内伤因素破坏了阴阳消长和相互转化的规律，就会导致失眠。失眠轻者入寐困难，寐而易醒，或醒后不能再寐，亦有时寐时醒等，严重者则整夜不能入睡。失眠的发病率较高，临床可见很多心身疾病患者都以失眠为主诉，或伴有失眠症状。中医认为，失眠的病因病机有心神失养、情志所伤、心虚胆怯、痰热内扰、心肾不交、心脾两虚、瘀血内停、胃气不和等多种情况。

在本案例中，张子和通过诊脉，认为该妇女是因思虑过度伤及心脾，心伤则神不守舍，脾伤则生化之源不足，故血虚不能上奉于心，心失所养，出现不寐。对于这样一个并不复杂的脉象，张子和之前为她诊治过的医生辨证应当也不会错，却为何"用药皆无效"？这可能是因为之前的医生只关注病人的躯体症状，多用健脾安神的药物，而忽略了患者起病的主因——思虑过度。至此，深谙“心病终须心药医”之理的张子和，基于前面医生用药治疗效果不明显的情况，另辟蹊径，未用针药，而是采用了情志相胜疗法中“怒胜思”的心理治疗方法。

情志相胜疗法是指医生有意识地运用一种人为引发的情绪刺激，制约或消除患者另一种过度的情绪，从而达到治疗某些心身疾病的目的。情志相胜疗法的理论出自《黄帝内经》，根据五行之间的生克关系，中医认为，脾属土，在志为思，而怒可以制约思虑过度。然而，究竟如何引发患者的愤怒，并没有一个固定的模式，需要医家根据患者的社会地位、生活境遇、家庭情况、年龄、性别、个性差异等实际情况随机设计，张子和的聪慧在于他能够根据富贵人家对金钱的价值观，迅速设计一个适宜的治疗方案，并注意事先和患者的家属沟通协调，得到了患者家人的知情同意与配合。他通过故意做些“多取其财，饮酒数日，不处一法而去”的无良医生的不道德行为，引发病妇的愤怒情绪。根据中医理论，怒为肝志，肝属木，脾属土，在志为思。木克土，故怒胜思，怒则气得升发，被引发出来的怒气有助于打开郁结的气机，促进脾的运化功能，气血得生，心神得养，失眠自愈。

中医情志相胜疗法，是经由历代医家在临床实践中的不断发展和完善，形成的一套极具中医特色的心理治疗方法。事实上，情绪并无好坏，只有过与不及之分，任何情绪发而中节为健康，过则为疾；各种情绪之间是相互关联和相互制约的，即使是怒、悲、恐这些被西方心理学认为是消极情绪的东西，中医亦可以拿来当作制约另一种过度的情绪的治疗工具。心理学家亨利通过实验研究，结合神经内分泌等指标，从生理学的角度揭示了不同情绪与身体健康的复杂联系。他所列举的五种基本的消极和积极情绪与中医的五志之说有某种对应关系（如下表所示）。从表中可看出，中医五志所属的边缘系统都在杏仁核或海马区域，不同的情绪状况下，个体的生理反应和行为倾向将有所差异，为情志相胜治疗提供了可能性。

中医五志	怒	恐	悲	思	喜
情绪表现	愤怒	害怕	抑郁	平静	得意
神经中枢	杏仁核中心神经元	杏仁核基底神经元	海马中隔	杏仁核	海马
行为倾向	坚持	逃跑	控制感的丧失；服从	调整思考	控制感

（续上表）

神经内分泌模式	血压上升；脉搏加快；去甲肾上腺素上升；肾上腺素缓慢上升；肾素上升；睾酮上升；皮质醇无明显差异	血压缓慢上升；脉搏缓慢加快；去甲肾上腺素缓慢上升；肾上腺素皮质醇缓慢上升	血压无显著差异；脉搏缓慢下降；儿茶酚胺无显著差异；皮质醇上升；内啡肽上升；睾酮下降；促肾上腺皮质激素上升	血压下降；脉搏缓慢下降；去甲肾上腺素下降；肾上腺素下降	促肾上腺皮质激素下降；皮质醇下降；睾酮上升；内啡肽下降

中医情志相胜疗法疗程简短、疗效显著，实施方法因人而异、灵活多变、不拘一格。据文献所载，古代医家在运用情志相胜心理疗法时所采用的具体方式可谓形式多样，诡诈谲怪，善意欺骗、予以假心的痛责、当众侮辱等方式均被大胆应用过，但从今天的观点来看，这些做法可能有悖于现代临床心理学从业人员的伦理守则，有时甚至会在医患之间产生极大的误会、矛盾和法律纠纷等危险，如文挚就因用“怒胜思”的方法治疗齐湣王的疾病而最后导致丢性命。因此，在现代临床中如何继承和创新中医的情志疗法是一个值得探索的课题。

【知识拓展】

1. 关于失眠症的心理治疗。

①神安则寐，神不安则不寐（汉・张仲景）。心神安静则入睡，心神不安则失眠。②能息心，自眠目（唐・孙思邈）。能让自己的心平静下来，睡眠将会如期而至。③不期寐而自寐矣（清・陆以湉）。不要过分期待马上就要入睡，睡神将会自然而然地到来。

2. 关于失眠症的方药治疗。

主方为安神汤加减。组成有：生地 10 克，酸枣仁 10 克，钩藤 20 克，夜交藤 15 克，白芍 10 克，龙骨 10 克，茯苓 20 克，杜仲 10 克，丹参 10 克，黄连 10 克，肉桂 2 克。加减：阴虚证见心烦不寐、口干少津者加麦冬 10 克、石斛 20 克；阳虚证见神疲乏力，面色不华，舌淡苔薄，脉细弱者加仙灵脾 10 克、仙茅 10 克；烦躁易怒者加焦栀子 10 克、胆草 6 克；心悸怔忡，头晕目眩加磁石 20 克、珍珠母 20 克；肝郁胁痛加香附 10 克、郁金 10 克。服法：水煎服，每日 1 剂，分 3 次饮服。

3. 关于失眠症的针灸治疗。

以神门、三阴交为主穴，用平补平泻手法留针 20 分钟。心肾不交型：加用肾俞、心俞，施以补法；心脾不足型：加用心俞、足三里，施以补法；心胆气虚型：加用心俞、丘墟，施以补法；肝胆火旺型：加用肝俞、太冲，施以泻法；痰热扰心型：加用丰隆、太冲，施以泻法；胃气不和型：加用足三里、胃俞、气海、中脘，施以泻法。

欠税被杖患惊气，祛热痰一吐为快

【经典原文】

新寨马叟，年五十九，因秋欠税，官杖六十，得惊气，成风搐，已三年矣。病大发，则手足颤掉，不能持物，食则令人代哺，口目张睒，唇舌嚼烂，抖擞之状，如线引傀儡，每发市人皆聚观，夜卧发热，衣被尽去，遍身燥痒，中热而反外寒。久欲自尽，手不能绳，倾产求医，至破其家，而病益坚。叟之子，邑中旧小吏也，以父母病讯戴人。戴人曰："此病易治，若隆暑时，不过一涌，再涌夺则愈矣，今已秋寒可三之，如未，更刺腧穴必愈。"先以通圣散汗之，继服涌剂，则痰一二升，至晚又下五、七行，其疾小愈。待五日，再一涌，出痰三四升，如鸡黄成块，状如汤热，叟以手颤不能自探，妻与代探，咽嗌肿伤，昏愦如醉，约一二时许，稍稍省，又下数行，立觉足轻，颤减，热亦不作，足亦能步，手能巾栉，自持匙箸。未至三涌，病去如濯，病后但觉极寒。戴人曰："当以食补之，久则自退。盖大疾之去，卫气未复，故宜以散风导气之药，切不可以热剂温之，恐反成他病也。"

——金·张子和《儒门事亲·卷六·风形》

【古文解读】

新寨有位姓马的老者，五十九岁，因为收成不足而欠下税款，被官府打了六十杖，因而令气机惊乱，成为风搐，已经三年了。疾病发作的时候，手和脚颤抖，无法拿住物品，吃东西还要让人喂，口眼张开，用唇舌两颚磨碎食物，哆嗦的样子就像被线牵引的木偶，每次发作时周围的人都围观他。晚上躺卧时会发热，衣服和被子全部都除去，全身干燥发痒，身体里有热反而体表外呈现寒象。久而久之，老者想要自杀，但手却无法结绳，竭尽家产寻医问药，导致家庭差不多破产，但疾病甚至越来越严重。老者的儿子，是县城里以前的一个小官员，因为父亲的疾病而去请教子和。张子和说："这个病容易治疗，如果是在盛暑的时候，不过一次呕吐就行，再次呕吐就可以治愈，现在已经是秋寒的时候了，需要呕吐三次方可。如果还没有痊愈，则改为针刺腧穴，必定会治愈的。"先用通圣散使他发汗，继而服用催吐剂，就吐出痰一二升。当晚上又呕吐了五次、七次，老者的病稍有好转。过了五天，再呕吐一次，吐出痰三四升，就像鸡蛋黄结成块状，如同热汤一般。老者因为手颤抖无法自己掏，妻子替他掏，咽喉肿痛，头脑昏乱好像酒醉一般，大约过一两个时辰，稍微清醒了些，又呕吐了几次，患者立刻感到脚步变轻，颤抖减少，发热停止，可以走路，亦可以拧手巾，也能拿稳勺子和筷子。还没有到第三次呕吐，疾病就祛除得干干净净，只是患者过后自觉很寒。张子和说：“应当用食物来补养，时间一久寒则自退。大概是因为大病刚除，卫气还没有恢复，因此适合用散风导气的药物，切不可用热剂治疗，那样反而会导致其他疾病。”

【述评】

本医案有几个要点值得讨论：其一是本医案中姓马的老者究竟患的是什么病。原文中介绍老者所患的疾病为“惊气”和“风搐”。在中医学中所谓的“惊气”是指惊吓招致的心理疾病。如元代刘君锡在《来生债》中写道：“若告将下来，我那里受的这苦楚，小生得了这一口惊气，遂忧而成疾。”所谓“风搐”是指以手足抽动为主要表现的疾病。根据症状描述，从现代精神病学来看，本医案中的马姓老者所患疾病是因欠税款被官府打六十杖的创伤性事件刺激之后，出现的癔症性精神障碍，临床可以表现出躯体运动不能、抽搐发作、意识蒙眬等多样化的症状。由于本医案病程已经超过三年，且具有发作性，因此可排除应激相关障碍。其二是张子和独特的治疗思想与吐法。本医案是张子和继承与发扬河间学派刘完素“六气皆从火化”的理论与攻邪治病法之一“吐法”的临证经验。他认为“邪去而元气自复”，因此，凡风痰、宿食、酒积等在胸膈以上的大实大满证、伤寒或杂病中的头痛、痰饮所造成的胸胁刺痛、失语、牙关紧闭、神志不清、眩晕恶心等，由于病邪在上，最为便捷的治疗策略就是因势利导，使之从上而出的吐法，即“高者越之”之义。人们大多喜欢补法而畏惧逆而上之的吐法，不过张子和所称的吐法，不仅仅指涌吐，也包括“引涎漉涎，嚏气追泪，凡上行者皆吐法也。”至于为何吐法能治疗癔症性精神障碍，其机理仍值得探究，可能与呕吐刺激所带来的神经机能的平衡调整与心理暗示有关。

【知识拓展】

1. 关于中医攻下派。

张子和师从刘完素（约 1110—1200），刘完素据《黄帝内经·素问》病机 19 条，认为“六气过甚皆能化火”，形成了在治法上多用寒凉药攻邪的治疗模式，形成了金元时期一个重要学术流派“河间学派”。

2. 中医关于呕吐的病因病机与治疗原则。

呕吐的病名最早见于《黄帝内经》：“寒气客于肠胃，厥逆上出，故痛而呕也。”（《黄帝内经·素问·举痛论》）“诸呕吐酸……皆属于热。”（《黄帝内经·素问·至真要大论》）《金匮要略》则认识到呕吐的利弊两面性，如“夫呕家有痈脓，不可治呕，脓尽自愈”。河间学派刘完素在《素问玄机原病式》中论断：“凡呕吐者，火性上炎也，无问表里，通宜凉膈散。”

丧父心悲疼不已，子和以谑散气结

【经典原文】

息城司侯，闻父死于贼，乃大悲哭之，罢，便觉心痛，日增不已，月余成块状，若覆杯，大痛不住，药皆无功，议用燔针炷艾，病人恶之，乃求于戴人。戴人至，适巫者在其傍，乃学巫者，杂以狂言，以谑病者，至是大笑不忍，回面向壁，一二日，心下结块皆散。戴人曰："《内经》言忧则气结，喜则百脉舒和。又云喜胜悲。《内经》自有此法治之，不知何用针灸哉！适足增其痛耳。"

——金·张子和《儒门事亲·卷七·内形伤》

【古文解读】

息城（今河南省息县）有一位司侯，听到父亲命丧贼人之手的消息后，悲伤痛哭，哭罢，便觉得心口疼痛，日增不止，几个月后，心口处好像有一块状物，如倒扣的杯子，疼痛持续而剧烈，用过许多药都无效，商议用针刺艾灸，而病人又不愿意，于是请张子和来诊治。张子和到了病人家中，正好有巫师在做法事，于是故意模仿巫师，手舞足蹈，并用一些话来戏谑病人，病人果然忍不住大笑起来。接着面壁而坐一两天后，心下的块状物和疼痛都消失了。张子和解释说："《黄帝内经》中说忧伤过度则气结不行，适度喜乐则脉行通利，还说喜能胜悲。《黄帝内经》中已经记载了这么好的治疗方法，不知为何还要用针灸呢，那只会增加病人的痛苦而已。"

【述评】

中医认为，气是构成人体和维持人体生命活动的最基本物质，如《黄帝内经·素问·宝命全形论》中说"天地合气，命之曰人""人以天地之气生，四时之法成"。气的运动变化是生理和病理变化的基本机制。气机循常有序，则人体呈现平人常态；气机紊乱失常，则呈现疾病状态，故《黄帝内经·素问·举痛论》说："百病生于气也。"导致人体气机紊乱的原因有很多，而情绪对气机的影响最为迅速和显著，情绪过极是气机失常的常见病因。在此案例中，司侯因丧父之痛悲伤过度，《黄帝内经·灵枢·本神》说"忧愁者气闭塞而不行"，故导致气结于心下，而"不通则痛"，故心口处疼痛难忍。从现代心身医学的角度来分析，本案例的症状为情绪问题的躯体化所导致，即自主神经功能失调导致胸口处至剑突下平滑肌群的异常抽搐紧张，故有“成块状，若覆杯，大痛不住”的临床症状，如医生对此进行触诊检查，可见局部肌肉呈板状紧张样，但实际上并没有实质性肿块或其他占位性病变。实际上，从最后心理治疗的良好效果来看，这种如杯倒扣的块状物实为局部肌肉异常紧张所导致的功能失调现象。

在治疗方案的制订上，张子和依据《黄帝内经》中的“喜胜悲”理论，因地制宜，就地取材，利用了当时有巫师在做法事的现场情景，借题发挥，戏谑病人，使病人笑而忘忧，气机因而疏通。从现代心理学和心身医学的治疗技术来看，张子和的治疗方法中既有行为角色扮演，也有幽默治疗和放松疗法的成分。笑，不但是一种愉快轻松情绪的体验，而且是一种通过笑肌群的放松（副交感神经活动）来拮抗胸口肌肉紧张（交感神经活动过度）的行为治疗。

在本案例中，张子和的诊治思路和方法给我们的启示是：一是注意吸收前面诊治过的医生用药皆无功的教训，不再在更新方剂的思路上费神，而是大胆地另寻新的治疗途径和治疗方法；二是基于了解发病原因的基础上，排除了心下疼痛结块为血证或实证的误诊，确定为情志疾病；三是虽然其他医生“议用燔针炷艾”的治疗方法，但“病人恶之”，而中医认为，“凡刺之法，先必本于神”（《黄帝内经·灵枢·本神》），“病不许治，病必不治”（《黄帝内经·素问·五脏别论》）这也就意味着针灸之法并不适合那些害怕或讨厌或不相信针灸的病人。正是在这样的特殊情况下，张子和遵循《黄帝内经》中“喜胜悲”的治则，并具有创意地具体发挥了这一方法。从今天临床心理学治疗技术的角度来评价，在本案例中张子和的最大创意就在于他因地制宜地运用幽默方法诱发了患者的大笑。

【知识拓展】

1. 关于幽默疗法。

幽默是人类的一种智慧。从古至今，它是传递情感和激发快乐的最简洁的方法。美国幽默治疗协会成立于 1987 年，目前有会员近 600 名，该会积极倡导尽可能把幽默应用到医疗保健之中。1999 年 1 月间，丹麦、挪威、瑞典、冰岛四国五十多位医师在哥本哈根举行会议，讨论幽默对医疗保健的意义。经过临床观察和实验，现在普遍认为幽默有如下促进健康的功能：①激活免疫系统：研究结果显示，幽默引发的大笑能够提高免疫系统的功能，包括：激活 T 淋巴细胞，增强人体的免疫功能和抗癌能力；增加抗体 IgA，保护上呼吸道免受感染；增加抗病毒的糖蛋白——干扰素，而干扰素可通过调节 K 细胞和 NK 细胞的活性来调节和提高人体的免疫功能，对肿瘤细胞有明显的抑制作用。②减少压力荷尔蒙，缓解疼痛：大笑可以刺激大脑分泌一种让人开心的激素——内啡肽，抵消肾上腺素及多巴胺等压力荷尔蒙产生的不良反应，其止痛作用远远强于吗啡，可以缓解各种疼痛。③促进肌肉放松：大笑能促使自主神经功能的平衡调整，使肌肉放松。

④促进有氧深呼吸：大笑能促使更多的空气被吸入肺部，是一种很有效的深呼吸运动，不但提高换气量和血氧饱和度，有助于心脏供氧，而且对哮喘病人也有一定的治疗作用。⑤幽默诱导的笑还有助于慢性萎缩性胃炎患者的康复。有研究结果显示，幽默疗法可以明显改善胃炎患者在躯体化、抑郁、焦虑、精神病性等方面的症状。幽默疗法的综合效率和痊愈率都高于单纯的药物治疗组。

2. 中医关于积聚证候的鉴别。

积聚是指腹内结块、伴有胀痛为主要特征的病证总称，又称癖块、痃癖、痞块。一般积为脏病，属血分，病程长，病情重，且腹块有形，痛有定处；聚为腑病，属气分，病程短，病情轻，腹中结块无形，时聚时散，痛无定处。积聚的成因多由情志不舒，饮食不节，起居失宜，导致肝气郁结，气滞血瘀；或脾失健运，食滞痰阻。如《金匮翼·积聚统论》中说："凡忧思郁怒，久不能解者，多成此疾。"积聚初期以实为主：治以攻邪为主，兼以扶正；后期多为虚中挟实，治当以扶正为主，兼以攻邪。

3. 关于情志失调所致聚证的药物治疗。

可用逍遥散、木香顺气散加减。方以柴胡、当归、白芍、甘草、生姜、薄荷疏肝解郁；香附、青皮、枳壳、郁金、台乌药行气散结。如胀痛甚者，加川楝子、延胡索、木香理气止痛；如兼瘀象者，加延胡索、莪术活血化瘀；如寒湿中阻，腹胀，舌苔白腻者，可加苍术、厚朴、陈皮、砂仁、桂心等温化药物。

洞泄不止苦连连，移精变气病自消

【经典原文】

昔闻山东杨先生，治府主洞泄不止，杨初未对病人，与众人谈日月星辰躔度及风云雷雨之变，自辰至未，而病者听之而忘其圊。杨尝曰：“治洞泄不已之人，先问其所好之事，好棋者与之棋，好乐者与之笙笛，勿辍。”

——金·张子和《儒门事亲·卷三·九气感疾更相为治衍》

【古文解读】

曾经听闻山东的杨先生，为一位府主治疗腹泻不止的疾病，杨先生开始并没有专门面对病人，而是与周围众人一起谈论日月星辰运行的规律和风云雷雨气象变化的奇闻趣事，自辰时开始讲至未时，病人也听得入神而忘记了上厕所这回事。杨先生后来讲：“治疗腹泻不止的病人，应先问他有何闲情兴致，如爱好下棋者就和他对弈，如爱好音乐者就给他笙笛等乐器，叫他演奏而不要停止，腹泻将自然减少。”

【述评】

本案例是张子和在《儒门事亲》中记载的另一位医家的病案，可见子和对此治疗思路和治疗方法的欣赏。洞泄，亦即腹泻，《黄帝内经》中亦称为“骛溏”“飧泄”“注下”等，是以排便次数增多、粪质稀溏或完谷不化，甚至泻出如水样为主症的病证。中医将大便溏薄而势缓者称为泄，大便清稀如水而势急者称为泻，后一般统称之泄泻。中医认为，泄泻的病因主要有感受外邪、饮食所伤、情志不调、禀赋不足及久病脏腑虚弱等。

人们常以为腹泻都是感染性的或外因性的，而事实上，腹泻也有心因性的。《黄帝内经·素问·举痛论》中说“怒则气逆，甚则呕血及飧泄”，《景岳全书·泄泻》中也说：“凡遇怒气便作泄泻者，必先以怒夹食，致伤脾胃。”陈无择在《三因极一病证方论·泄泻叙论》中也认为，“喜则散，怒则激，忧则聚，惊则动，脏气隔绝，精神夺散，以致溏泄”。现代心身医学将情志因素引起的无菌性腹泻称为“精神性多便”，临床上还可常见有精神性多尿、膀胱激惹综合征等类似的心身疾病的案例。

现代心理学认为，人的注意可以分为有意注意和无意注意。心身性疾病的发生发展与注意的变化情况密切相关。当一个人自觉地注意某一点时，叫作有意或主动注意；而不自觉的或被动的注意则叫无意识的或不随意的注意。在精神活动的过程中，随着外界刺激和机体内部状况关系的不断变化，意识阈亦不断变化，因而有意注意和无意注意也处于不断的消长之中。当注意固着在某一器官的功能状况时，其固着点的意识最为明确，而其他事物随远离的程度逐渐淡化；然而，随着注意的时间增加和疲劳，意识状况或明或暗，忽显忽消，随后终于使集中注意的自觉性消失，个体陷入了无念不想的无意识注意。所以，心身性疾病或神经症患者常常不承认也不愿意探讨其症状与心理因素的关系，这显然与他们已经成为一种固着的无意识注意状况有关。日本教授森田认为，在心身疾病的发病过程中有一种精神交互作用的机制，这是指因某种偶尔的身体异常感觉引起了个体对该局部的注意力集中，那么，这种感觉就会变得敏锐起来，而这一感觉的过敏又会吸引注意进一步固着于它。这样一来，感觉与注意彼此促进，交互作用，恶性循环，致使该病态的感觉越来越强大和稳固。这种精神活动过程便被称为精神交互作用。从这种观点来看，临床常见的头晕、心悸、失眠、胃胀、麻痹发作、疼痛发作、注意力分散等感觉其实是谁都可能遇到的偶然体验，如果当事人具有疑病性素质，把这些感觉或体验当作异常的病态现象，进而产生对这种现象的恐惧或预期不安，精神交互作用使这种不安逐步加深，乃至固定成慢性的长期的症状。

从本案例运用的心理疗法能够取效的情况来看，该病人所患腹泻当为情志失调所致的精神性多便。当注意力转移后，症状即可得到改善，说明当事人对肠道内感受性的过分敏感为其“洞泄不止”的主要病理机制。

本案例中杨先生通过与包括患者在内的众人谈论日月星辰、风云雷雨的奇闻趣事的方式转移了患者对自己内脏异常感受的注意力，使患者在不知不觉中延长了排便的间隔时间，减轻了频繁上厕所的烦恼。杨大夫所使用的这种方法可以视为中医移精变气法的灵活应用。“移精变气”一语出自于《黄帝内经·素问·移精变气论》：“古之治病，唯其移精变气。”唐代王冰解释道：“移谓移易，变谓变改，皆使邪不伤正，精神复强而内守也。”明代吴崑撰《素问注》注曰：“移易精神，变化脏气。”可见，“移精变气”是指运用各种方法转移和分散病人精神意念活动的指向，排遣某些过度的情思和注意力，促进紊乱的脏腑功能恢复平衡，以缓解或消除由情志因素所引起的疾病的一种心理疗法。

根据注意力在心身疾病病理过程中的作用，医生可以通过调动患者的有意注意，或利用突然的、意外的刺激使患者产生无意注意，以改变患者原来对躯体或躯体局部的过度注意来达到治疗的目的。“移精变气”的方法适用范围宽广，可用于因过分注意而产生的异常感知觉和病态行为；因患者过分注意躯体某些部位而产生的强化了的病态条件反射；由于过分关注自己的病痛而产生情绪障碍者。“移精变气”的具体实施方法可根据病人的病情不同、心理状况不同和环境条件的不同而进行有针对性的设计。

【知识拓展】

1. 关于《黄帝内经·灵枢·杂病》中“移精变气”的操作方法。

“哕，以草刺鼻，嚏嚏而已；无息，而疾迎引之，立已，大惊之，亦可已”，可用于治疗呃逆不止。

2. 关于辨证施治的案例。

张子和辨证施治，因人而异，在《儒门事亲·卷六·湿形》中还记载了他诊治的一些案例，一则如下：

一讲僧显德明，初闻家遭兵革，心气不足，又为寇贼所惊，得脏腑不调。后入京，不伏水土，又得心气，以至危笃。前后三年，八仙丸、鹿茸丸、烧肝散，皆服之，不效。乃求药于戴人。戴人曰：“此洞泄也。以谋虑久不决而成。肝主谋虑，甚则乘脾，久思则脾湿下流。”乃上涌痰半盆，末后有血数点，肝藏血故也。又以舟车丸、浚川散，下数行，仍使澡浴出汗。自尔日胜一日，常以胃风汤、白术散，调养之，一月而强，食复故矣。（洞泄八十五）

还有一则如下：

太康刘仓使，病大便少而频，日七、八十次，常于两股间悬半枚瓠芦，如此十余年。戴人见之而笑曰：“病既频而少，欲通而不得通也。何不大下之？此通因通用也。此一服药之力。”乃与药，大下三十余行，顿止。（大便少而频八十六）

怒妇病饥不欲食，乐而怒消食欲增

【经典原文】

项关令之妻，病饥不欲食，常好叫呼怒骂，欲杀左右，恶言不辍，众医皆处药，几半载尚尔。其夫命戴人视之。戴人曰：“此难以药治。”乃使二娼各涂丹粉，作伶人状，其妇大笑。次日又令作角觝，又大笑。其旁常以两个能食之妇，夸其美食，其妇亦索其食，而为一尝之。不数日怒减食增，不药而瘥。后得一子。

——金·张子和《儒门事亲·卷七·内形伤》

【古文解读】

项关令的妻子患了病，不饥不食，还常呼叫怒骂，恶言不断，甚至扬言要杀掉周围的人。多位医生为她诊病开药，但几近半年的时间，她的病情还是没有得到缓解。于是，项关令请张子和大夫为其妻诊治。张子和看过后说：“这个病是很难用药治疗的。”于是，他让两名女仆涂脂抹粉，扮作戏子，病妇见状大笑。第二天张子和又让女仆们表演摔跤，病人又开怀大笑。同时，医生还特意在该病妇身旁安排了两名食量大、胃口好的妇人陪伴，进餐时，故意要她们边吃边说饭菜美味可口，病妇见状也开始索要同样的佳肴来品尝。没过几天，病人怒气渐消，胃口渐开，没有服药病就自然好起来。后来还生育了一个孩子。

【述评】

本案例中的病妇表现为“病饥不欲食，常好叫呼怒骂，欲杀左右，恶言不辍”等一系列的精神运动性兴奋躁动和疑似被害妄想的症状，而且病程已超过半年，故估计为精神分裂症。经验表明，对于此类癫狂症一般应使用药物治疗，在张子和之前，众医生已经为该病妇诊治近半年之久，应该已经为康复打下一定的基础。一般来说，即使是抗精神病的化学合成药物，要彻底消除妄想也非几日之功效能成，通常也需要月余到数月，何况见效较为缓慢的中药，所以“几半载尚尔”也不属奇怪。换而言之，在当时的医学水平，中药治疗可以调节脏腑气血偏盛偏衰的问题，但对情绪和行为问题的纠正却无能为力。

基于众医生药物治疗尚不能解决“饥不欲食”和“叫呼怒骂，欲杀左右，恶言不辍”的情绪和行为问题，张子和采用了情志相胜的幽默疗法和行为模仿疗法。所谓情志相胜法，是利用情志之间相互制约的关系来进行情绪矫治的心理疗法，具体治则包括悲胜怒、怒胜思、思胜恐、恐胜喜、喜胜悲。事实上，在临床中不必拘泥于传统的五行制胜的理论，只要采用具有相互制约关系的情志，如怒与恐、悲与喜、惊与思、乐与忧、怒与思、喜与怒、喜与恶等来制约彼此相反的过度的情感情绪，就可以达到促使阴阳协调平和的治疗目的。如怒可胜恐，恐也可胜怒；喜可治悲病，悲也可治喜病。在本案例中，张子和不拘古法，采用了"喜胜怒"的治疗方法，用女仆幽默的打扮和滑稽的摔跤行为引发了患者的大笑，因而制约了当事人呼号叫骂、恶言不断的愤怒。

为了解决病妇不饥不欲食的问题，张子和根据中医"补其不足，泻其有余，调其虚实，以通其道尔去其邪"（《黄帝内经·灵枢·邪客》）的治则，运用了模仿学习的原理，安排了一场关于进食的模仿学习。所谓模仿学习，又叫观察学习，是指个体通过观看他人的行为而习得某种行为的过程。被模仿者称为示范者，研究表明，示范者的性别、年龄特征与模仿者越相似，促进模仿的效果就越好。本案例中张子和选择"两个能食之妇，夸其美食"的人作为示范者，这是与患者的性别和年龄较为吻合的，其示范的内容和扮演的行为也完全是服务于治疗目标的。模仿学习可分为主动模仿学习和被动模仿学习。本案例中的病妇当属被动模仿学习一类。美国心理学家班图拉曾提出模仿学习有三个主要的心理效应，即示范效应、抑制—去抑制效应和诱发效应。本案例中病妇通过观察旁边的示范者能吃、大吃美食的情形，主动提出要尝试进食，可见，此时此景促使她恢复了进食的欲望和行为，尤其是两个妇女对美味佳肴的夸赞，更是一种"代偿性强化"或"替代强化"，进一步诱发了病妇进食的行为。模仿学习的核心在于学习新的行为或恢复原来被抑制的行为，换而言之，是补其不足的治疗方式。

不过要特别说明的是，运用行为疗法矫治精神病性障碍者的不适应行为，并不等于精神病本身被治愈，而只是促使其行为方式更有利于维持其正常生命之所需和日常起居生活之规范而已。事实上，在精神病医院的治疗中，为了使精神病患者增加适应性行为、提高期望行为发生的可能性以及降低过剩行为发生的可能性，常根据模仿学习和操作学习的原理，应用正强化技术、代币管制法、契约法、负强化技术，这些都属于行为主义的心理治疗。在本案例中，我们认为，张子和用幽默引发大笑和行为模仿方法解决了患者不进食和怒骂人的行为，这并不等于彻底治愈了这个疑为精神分裂症的重性精神病患者。

【知识拓展】

1. 关于行为主义心理学的治疗观。

行为主义心理学认为，只要以普通心理学中的学习原理为基础，就可以解释一切正常心理和变态心理的形成，认为变态行为和正常行为之间并没有质的区别，而只是数量上的差异，即过剩和不足。否认行为的遗传和本能的作用，认为环境和教育决定人的一切。因此，学习是行为主义设计和指导心理治疗的核心概念。治疗只需就事论事，不必考虑深层的原因，治疗就是“去其有余，补其不足”。只要当事人的行为发生了改变，其认知和情绪就会改变。行为主义心理学认为学习有三种类型：一是经典的条件学习，一种条件反射的学习建立必须依赖于一种无条件反射的规律；二是操作学习，即自发性行为在先，强化在后；三是观察模仿学习，是个体通过观察他人而习得复杂行为的过程。行为主义应用这三种学习方式设计和指导行为治疗。

2. 关于中国本土的行为主义心理学思想。

模仿学习属于行为主义心理学的基本原理之一。文献考证发现，其实中国古代亦具有丰富的行为主义心理学思想，诸子百家发表了不少关于人性形成的行为主义的观点，如“善不积，不足以成名，恶不积，不足以灭身”（《易经》）；“习以成性”（孔子）；“鸡鸣而起，孜孜为善者，舜之徒也；鸡鸣而起，孜孜为利者，跖之徒也”（孟子）；“性犹湍水也，决诸东方则东流，决诸西方则西流。人性之无分于善不善也，犹水之无分于东西也”（孟子）；“染苍则苍，染黄则黄”（墨子）；“人受谏，则圣。木受绳，则直。金受砺，则利”（荀子）。中医经典《黄帝内经·灵枢·邪客》和《黄帝内经·素问·血气形志》中有“补其不足，泻其有余，调其虚实，以通其道尔去其邪”的基本治则。

孟母三迁的故事众所周知，孟母正是因为懂得环境对儿童成长成才的巨大影响，才如此不怕麻烦地三迁其居。当然，影响个体成长的环境是广义的，不仅包括家庭父母、学校老师和同学，也包括社会环境中打交道的一切人物和重要事件。

落马发狂不识人，冲击治疗定狂颠

【经典原文】

一男子落马发狂，起则目瞪，狂言不识亲疏，弃衣而走，骂言涌出，气力加倍，三五人不能执缚，烧符作醮，问鬼跳巫，殊不知顾，丹砂、牛黄，犀、珠、脑、麝，资财散去，室中潇然。不远二百里，而求戴人一往。戴人以车轮埋之地中，约高二丈许，上安之中等车轮，其辋上鑿一穴，如作盆之状，缚狂病人于其上，使之伏卧，以软裀衬之，又令一人于下，坐机一枚，以棒搅之，转千百遭，病人吐出青黄涎沫一二斗许，绕车轮数匝。其病人曰："我不能任，可解我下。"从其言而解之，索凉水，与之冰水，饮数升，狂方罢矣。

——金·张子和《儒门事亲·卷七·外形伤》

【古文解读】

一男子骑马不慎从马上跌落后发狂，怒目圆睁，口吐狂言，六亲不认，脱光衣服到处乱跑，粗言俗语，骂不绝口，气力倍增，三五个人一起都不能制服他。家人烧符设坛祭神，请巫师占卜，都无济于事，用过丹砂、牛黄、犀角、珍珠、樟脑、麝香等贵重药物也无效，家中资财用尽，已近萧条败落。家人不远百里，求张子和前往诊治。张子和了解病情之后，设计了一个独特的治疗方法。他叫人把一个车轮埋于地中，中间直立一根车轴高出地面约两丈，上面再安装一个中等大小的车轮，在车轮外周凿出一个盆状的空穴，将那发狂的病人呈伏卧状用绳绑牢在上，并衬以软垫保护着，又命一人在下面的车轮机关处用木棒搅绕，使上面的车轮旋转，当车轮旋转了上千百遭后，病人吐出一二斗青黄色涎沫，绕车轮好几圈。这时病人开口说道："我受不了，是否可以将我解下来?"家人依从其意将其解下，他向人要凉水喝，家人给他拿来冰水，他一连喝了数升，癫狂之证终于停止。

【述评】

本案例中的男子因为意外落马而致发狂，中医辨证为狂证。两千多年前的中医典籍《黄帝内经》中早就有癫狂病的记载，如《黄帝内经·灵枢·癫狂》中说："癫疾始生，先不乐，头重痛，视举，目赤，其作极，已而烦心，狂始发，少卧，不饥，自高贤也，自辩智也，自尊贵也，善骂言，日夜不休。"《黄帝内经·素问·脉要精微论》说："衣被不敛，言语善恶，不避亲疏者，此神明之乱也。"中医认为本病的发生与应激刺激、精神创伤和心火太盛、痰迷心窍的体质有关，如《黄帝内经·素问·至真要大论》中说："诸躁狂越，皆属于火。"

从现代临床心理学来看，中医所说的癫狂之证大体上包括精神分裂症、躁狂症及应激相关障碍等精神障碍。本案例中的男子因骑马摔落在地，受到惊吓而急性起病，主要表现为怒目圆睁，口吐狂言，六亲不认，脱光衣服到处乱跑，粗言俗语骂不绝口，气力倍增等，因而可诊断为反应性精神障碍中的急性心因性反应。诊断本病的主要依据有：①发病前有一个突然的应激刺激事件作为直接的诱因，症状的发生与应激刺激在时间上有紧密的因果联系；②以意识障碍和精神运动障碍占优势；③症状持续时间不长，从数小时到一周；④一般预后良好，可以排除颅脑损伤后所致的精神障碍或内因性的精神分裂症等精神疾病。急性心因性反应一般要经过冲击期、精神错乱期和重建平衡期三个阶段。按照巴甫洛夫学说的解释，急剧的应激刺激可以引起中枢神经系统的超限制抑制，于是一些中枢神经系统低级部位的一些非条件反射就会释放出来，表现出一些不受意识控制的情绪反应和原始的行为反应。

在本案例中，特别有趣的是张子和就地取材设计的治疗方法。他利用当地常见的车轮装置对患者施以旋转冲击治疗，用旋转的车轮模仿重现患者在马上颠簸受惊的刺激情境，最大限度激发他恐惧、紧张、焦虑等强烈的情绪反应，最终使患者的惊恐反应因钝化或自行耗尽而降低。冲击疗法又称为满灌疗法，依据经典条件反射原理中的超限制抑制现象而设计，即如果条件刺激重复多次而无强化，条件反应便会逐渐减弱并消失，如刺激足够强烈，反应则会钝化或因自行耗尽而降低。其原理正如中医所说的"惊者平之"。冲击疗法一般多用于治疗恐惧症。

在本案例中张子和实施的冲击疗法有三点是可圈可点的：一是治疗设施就地取材，治疗方法因事而异，既然当事人是从行进中的马背上摔下来的，那么，旋转的车轮就是一个合适的恐怖刺激；二是对身处高二丈的旋转中的当事人已经充分考虑到了其安全保障；三是冲击刺激一定要达到当事人能忍受的最大极限方有效，冲击治疗并不令人舒适，所以患者从一开始就会叫嚷要停止治疗，而如果此时停止治疗就会前功尽弃。在本案例中停止旋转治疗的正确指标是病人"吐出青黄涎沫一二斗许"之时，因为此时拮抗交感神经的副交感神经已经充分兴奋，造成紧张恐惧的交感神经兴奋得以中和平衡。

现代临床中使用冲击疗法需要特别注意的是：要让当事人或家属对冲击疗法知情同意，签订治疗协议后，方可采用此法。在冲击疗法实施过程中，如果当事人反复要求退出治疗，或者是家属提出取消治疗，经咨询师劝说无效时，应立即停止治疗，心理治疗师切不可一意孤行。治疗中的患者若出现晕厥或休克等情况时，应停止治疗，并及时对症处理。

【知识拓展】

1. 中医关于癫与狂的鉴别。

癫与狂都属于神志失常的疾病，青壮年多见，症状近似而不易区分。癫病多因情志所伤，或先天遗传，致使痰气郁结，蒙蔽心窍，阴阳失调，为精神失常所引起的以精神抑郁、表情淡漠、沉默痴呆、喃喃自语、出言无序等静而多喜少动为特征的临床常见的神志病。狂病则因五志过极，或先天遗传，致使痰火壅盛，闭塞心窍，为神机错乱所引起的以精神亢奋、狂躁不安、骂人毁物、动而多怒甚至持刀杀人为特征的临床常见神志病。癫病与狂病两者相互联系，相互转化，故常并称癫狂。

2. 关于狂证的药物治疗。

《临证指南医案·癫狂》载："癫之实者，以滚痰丸开痰壅闭，清心丸泻火郁勃；虚者，养阴而通志，归脾、枕中之类。""狂之实者，以承气，白虎直折阳明之火，生铁落饮直制肝胆之邪；虚者，多以壮水以制火，二阴煎之类。"本案例中，患者起病急骤，狂暴无知，怒视骂詈，不避亲疏，渴喜冷饮，应属狂病的痰火扰心之证，可用生铁落饮，方中生铁落重镇降逆；胆南星、贝母、橘红等清涤痰浊；菖蒲、远志、茯神宣窍安神；麦冬、玄参、连翘养阴清热。

3. 关于狂证的吐下疗法。

治疗狂病初起，形神未衰者尚可选用涌吐或攻下法。涌吐，常用瓜蒂、防风、藜芦，捣成粗末，先煎三五剂，取300～500毫升徐徐灌服，以吐为度，不必尽剂；攻下，常用大黄、芒硝、牵牛子、芦荟等，也可用甘遂末1～3克，装于胶囊，清晨空腹吞服。无论涌吐或攻下，皆不宜久服，应中病即止，免伤正气，吐法剧烈，更应慎用。

4. 关于狂证的针刺治疗。

取督脉、手少阴经、手厥阴经穴位及十二井穴为主，如水沟、风府、少商、大陵、曲池、丰隆、隐白等，头痛失眠者加百会、太阳、少冲，狂躁不宁者，加劳宫、涌泉、间使。

思母过虑耗阴血，济贫解郁救病僧

【经典原文】

罗先生治一病僧，黄瘦倦怠，罗公诊其病因，乃蜀人，出家时其母在堂，及游浙右经七年，忽一日念母之心不可遏。欲归无腰缠，徒尔朝夕西望而泣，以是得病。时僧二十五岁，罗令其隔壁泊宿，每日以牛肉、猪肚甘肥等，煮糜烂与之。凡经半月余，且时以慰谕之言劳之，又曰：我与钞十锭作路费，我不望报，但欲救汝之死命尔。察其形稍苏，与桃仁承气，一日三帖下之，皆是血块痰积方止，次日只与熟菜稀粥将息，又半月，其人遂如故。又半月余，与钞十锭遂行。

——元·朱丹溪《格致余论》

【古文解读】

罗知悌曾治疗过一名生病的僧人，该僧人异常虚弱，面黄肌瘦。经过问诊得知，他是四川人，出家时母亲还健在，他出家后在江浙一带游历，已经七年过去了，忽然有一日想念母亲之心顿起而不可遏制。想回家看望母亲，但身上却没有一点盘缠，他没有办法，每天只是向着西南方向的家乡痛哭，于是就病倒了。当时该僧人二十五岁左右吧，罗知悌让该僧暂住在自家隔壁，每天送熬烂的牛肉和猪肚等甘肥之物给他吃，半个多月的调养中，罗知悌还经常好言安慰，并对他说："我送给你十锭银子作为路费，我不求回报，只是想救你性命而已。"看到僧人形气稍有好转，罗知悌又给僧人服用了桃仁承气汤，一日服三帖之后，僧人竟然排出一些血块和郁积黏腻的污浊之物。第二天，罗知悌又用稀粥和煮烂的蔬菜给他调养，半个月后，僧人的身体康复如前。又过半月，僧人拿着罗知悌赠送的十锭银子踏上了回家的路程。

【述评】

本案例中外出云游的僧人由于思念母亲心切而又苦于没有路费回家，忧愁思虑太过，中医可诊断为"郁证"，郁乃滞而不通之义，大体上相当于现代医学所说的抑郁症。

中医认为，思则气结，过思则伤脾。从现代医学来看，这是因为抑郁情绪通过神经内分泌机制进而导致患者消化功能减弱，食欲下降，进而患者因营养不足而面黄肌瘦，因为忧愁而显得神情倦怠，无精打采。中医认为，百病生于气，郁证主要的病机是气机郁结不舒，进而引起五脏功能受损。郁证的躯体转化症状表现多样，或为唉声叹气，或为噎膈，或为痞满，或为腹胀，或为胁痛，女子或为月经不调等。

西医认为，抑郁症是以显著而持久的情绪障碍为主要症状的一种精神障碍，主要表现为情绪低落、思维迟缓和意志活动减退，并伴有各种躯体症状，如失眠、乏力、食欲不振、经期紊乱和各种内感性不适，严重者可出现自杀行为。本病多见于青年或中年。抑郁症的病因有遗传因素，生物因素，社会环境因素，个性、认知等心理因素，躯体疾病以及药物的副作用等诸多因素。

与现代西医主要采取药物和心理治疗相结合的综合治疗相似，在本案例中罗知悌亦采用了食疗补养、药物祛痰、经济扶助、精神支持等多管齐下的治疗方案。中医认为，“郁病虽多，皆因气不周流，法当顺气为先，开提为次。至于降火化痰消积。犹当分多少治之”（清·李用粹《证治汇补》）。罗知悌知道僧人系思母心切，返归无望，情志日笃，化火生瘀，此形消于外，粕燥于中，不攻去瘀痰，病难消解，然病人日前形销骨立，倦怠不堪，徒攻则邪气难去而正气易伤。故先以饮食之法调理脾胃，每日给僧人吃营养丰富的食物以促使体质恢复，经过半个月的食疗补养，气色稍有好转后，罗知悌又以桃仁承气汤攻其痰浊气血之瘀滞。用药物攻瘀后，再以食疗善其后，又让僧人吃了半个月容易消化的熟菜稀粥，罗知悌的治疗充分体现了《黄帝内经·素问·脏气法时论》中所说的“毒药攻邪，五谷为养，五果为助，五畜为益，五菜为充。气味合而服之，以补精益气”的综合治疗思想。当然，难能可贵的是，罗知悌不但能准确地对身体疾患辨证施治，而且还能给予患者以精神支持和适当的经济扶助，为病人顺气调神。中医认为，心动则五脏六腑皆摇，治人病必先调神。本案例中罗知悌不仅为病僧暂时提供了一处调养的住所，还采用了喜胜忧疗法，送钞十锭给他作回家的路费，解决了病人最困扰、最需要解决的实际问题，僧人听了必是喜出望外，精神大振。中医认为，神者，正气也。身体康复，正气方兴，问题破解，治疗自然事半功倍。

本案例生动地体现了中医提供精神支持、解说病由、劝诫引导、药物与食疗并举等综合治疗的思想，以及医者全心救治、不计个人得失的大医境界。

【知识拓展】

1. 关于医者。

罗知悌（约1243—1327），宋末元初医家，字子敬（一说字敬夫），号太无。钱塘（今浙江省杭州市）人。善辞章，工书法，精通天文、地理。曾得名医刘完素门人荆山浮屠之传。南宋末入宫为寺人，以医侍穆陵，颇受宠厚。宋亡，掳至燕京，然辞不入内廷，闭门绝客，专研医术。学宗刘完素，旁通张子和、李东垣之说，将北方刘、张、李诸家学术传至江南。乐于济世，凡求治者皆为诊疗，无倦色；遇贫病无援者，赠以药资。晚年好静僻。求医者至，令徒告以诊视脉状，口授配伍方药。元泰定二年（1325），朱丹溪登门拜师，历三月，见其诚意，始接纳为徒，尽传其术。朱丹溪由此得见刘河间、张子和、李东垣、王海藏诸书，且得罗知悌启迪，遂创丹溪学派。罗知悌治病处方灵活善变，疗效颇佳。推重情志疗法，又注意顾护胃气。著《罗太无先生口授三法》一卷，共载脑卒中至产后诸疾七十六证，各述其证、因、脉、药，简要明晰。

2. 关于郁证的治疗。

中医认为郁证的主要病因为肝失疏泄、脾失健运、心失所养，虽然郁证与肝、脾、心三个脏腑皆有相关，但因人而异，各有侧重。肝气郁结多与气、血、火相关，而食、湿、痰主要关系于脾，虚证则与心神失养、心血不足、心阴亏虚有关；有些郁证亦属于正虚邪实、虚实夹杂的复杂情况。抑郁症初病在气，久病及血，故气滞血瘀的证候在临床上十分常见，抑郁症日久不愈，往往损及脾、肾，造成阳气不振、精神衰退证候。临床治疗抑郁症常用的方剂有柴胡疏肝散、逍遥散、四逆散、小柴胡汤、甘麦大枣汤等。针灸可选百会、印堂、足三里、三阴交等穴位。

3. 关于郁证的食疗。

对于郁证可用下列食疗方辅助治疗：①百合糖水汤：百合 100 克，加清水 500 毫升，用文火煮至熟烂后加糖适量，一日分两次服食。此汤可用于病后余热不净，体虚未复的虚烦失眠，对伴有结核病史或失眠患者疗效尤佳。②甘麦大枣汤加减：用浮小麦 60 克，甘草 20 克，大枣 15 枚（去核）。先将浮小麦、大枣淘洗浸泡，入甘草同煎煮，待浮小麦、大枣熟后去甘草、小麦，一日分两次吃枣喝汤。③丹参冰糖水：丹参 30 克，加水 300 毫升，用文火（小火）煎 20 分钟，去渣，加冰糖适量再稍煮片刻，一日分两次服用。丹参苦微寒，活血安神，对长期失眠者有安神作用，对患有冠心病、慢性肝炎等病患者亦有作用。④茶叶加酸枣仁：每天早晨 8 时以前，取绿茶 15 克用开水冲泡两次，饮服；下午 4 点以后不再饮茶；同时将酸枣仁炒熟后研成粉末，每晚临睡前取 10 克用白开水冲服。

察言观色施意疗，聩聒致狂泄热毒

【经典原文】

耶律敌鲁，字撒不椀。其先本五院之族，始置宫分，隶焉。敌鲁精于医，察形色即知病原。虽不诊候，有十全功。统和初，为大丞相韩德让所荐，官至节度使。初，枢密使耶律斜轸妻有沉疴，易数医不能治。敌鲁视之曰："心有蓄热，非药石所及，当以意疗。因其聩，聒之使狂，用泄其毒则可。"于是令大击钲鼓于前。翌日果狂，叫呼怒骂，力极而止，遂愈。

——元·脱脱等《辽史·卷108·列传第38》

【古文解读】

耶律敌鲁，字撒不椀，是辽代契丹族医生。其祖先本来是五院之族（注：唐代称御史大夫、御史中丞、侍御史、殿中侍御史、监察御史五官之署为五院。后代沿用其称），但是后来沦落为奴隶。耶律敌鲁擅长医术，通过观察病人的形体和面色就可以推知其病因。虽然他并没有切脉问诊，断病却十拿九稳。统和初年（983），由丞相韩德推荐，耶律敌鲁当上了节度使。有一次，枢密使（官名）耶律斜轸的妻子患了重病，看了很多医生都治不好。请耶律敌鲁来诊，他观察了病人后说："她心中郁积了太多的热气，非药物能将其治愈，需要进行心理治疗。可以通过制造非常震耳的令人烦躁的声音，使她发狂，宣泄心中之毒即可。"于是，耶律斜轸安排属下在屋外大击钲和鼓。第二天，他的妻子果然发起狂来，一边大声呼喊，一边怒骂不已，直到她筋疲力尽时才停止，病果然就好了。

【述评】

本案例中的已婚妇女因为体内郁积了过盛的阳气而发病，而且一般的药物治疗并不奏效，基于其他医生治疗失败的经验，加之耶律敌鲁擅长察言观色，所以，他判断该妇女患的是情志之疾，而非躯体之病。从弗洛伊德的精神分析学来看，人体是一个能量系统，该妇女"心有蓄热"或称内热，也即体内精神能量和性能量（力比多）过剩。从总体上看，能量是有限的，如果以某种方式释放的能量多，那么以另一种方式释放的能量就会相对减少。如果释放能量的某一种途径受阻，它就会寻求阻力最小的另一条途径释放。人的能量系统由性本能和攻击本能所驱动，根据本我追求快乐的自发原则，生物机体总是倾向于把紧张减弱到较低的水平。以这样的观点来看，人的所有行为不仅是被决定的，而且多数行为是由潜意识力量所决定的。就本案例来说，文献中虽然没有记录该妇女所患疾病的临床表现，但从治疗效果来看，该妇女所患疾病大致相当于现代医学所说的癔症。所谓癔症，又称歇斯底里症，是指一种以解离症状和转换症状为主要特征的精神障碍。本病具有特定的人格素质和明显的社会心理作为发病的诱因，但这些障碍并没有可证实的器质性病变为基础。癔症有起病急、发展快、表现多样，病程反复迁延，症状做作、夸大、富有情感色彩，与暗示密切相关等特点，常见于青春期和更年期的女性。

癔症患者无法意识到自己患病的原因，一般医生亦多从生理角度来考究病人的病因，并采用药物治疗，而不知应为患者寻找合适的疏导能量、表达潜意识的途径。耶律敌鲁的高明之处，不仅在于他善于察言观色，正确判断了应对病人进行心理治疗（意疗），而且采用了制造噪声的方法来促使患者发狂，使其宣泄心中压抑之潜意识。正是通过“叫呼怒骂，力极而止”的发泄，该妇女体内的阴阳达到平和，疾病不药而愈。所谓“泄其毒”可以理解为宣泄压抑的潜意识。

【知识拓展】

关于癔症。

癔症（hysteria），又称歇斯底里症，是指具有高暗示性易感素质的个体在某些生活事件的刺激下出现的一类神经症，主要临床表现有分离症状和转换症状两类。所谓分离症状是指个体对过去的经历、当下的现实环境或自我身份的认知完全或部分丧失或遗忘；所谓转换症状是指个体突然表现出动作减少或增多等多种运动性障碍，躯体感觉缺失，感觉过敏或特殊感觉障碍，有时还表现出因受暗示而变化多端的精神病症状。本病具有特定的人格素质和明显的社会心理作为发病的诱因，但这些障碍并没有可证实的器质性病变为基础。癔症一般可分为三种临床类型：

（1）癔症性精神障碍：癔症性精神障碍又称为分离型障碍，所谓分离是指不同的意识成分整合出现障碍，使得一些观念和认知过程从意识的主流中分离出去。临床上表现为突发性的意识范围缩小，具有发泄性的情感爆发、选择性的遗忘或自我身份识别障碍。临床上可细分为：癔症性朦胧状况、癔症性神游症、情感爆发、恍惚状况和附体状况、癔症性假性痴呆、癔症性木僵、癔症性遗忘、多重人格、癔症性精神病等。

（2）癔症性躯体障碍：癔症性躯体障碍又称作转换型障碍。所谓转换症状是指由患者自己未察觉到的某种无意识动机或内心冲突促发的象征性表达。主要表现为感觉障碍、运动障碍和躯体化障碍。

（3）癔症的特殊表现形式：①流行性癔症，是指在一起生活或经历相同或具有相似观念的人群的癔症集体发作，往往由一人初始发病，周围目睹耳闻的其他人在自我暗示和相互暗示的作用下，相继出现类似症状，并迅速在该人群中暴发流行。一般历时较短，多见于女性。②赔偿神经症，常见于在工伤、交通事故、医疗纠纷中受害人往往因为经济赔偿争论和诉讼过程漫长而表现出的一些躯体症状。此外，还有因为紧张而导致的书写痉挛等职业神经症。

关于癔症的病因病理众说纷纭，精神分析学派认为，癔症的症状主要是由于患者的性心理发展固着于童年的恋父情结阶段，其性冲动因为受到阻碍和压抑，从而转化为具有象征性意义的躯体化症状。患者在童年期的创伤性经历可能是成年后发生转换性和分离性癔症的重要原因。行为主义学派认为，转换症状是患者对生活挫折的一种应对方式，继而又通过操作性条件反射使症状强化，患者因为具有病人身份而获得免除责任、减轻生活压力、依存需要得到满足等益处。

神经生理学认为，癔症患者意识状况的改变和意识的分离，信息整合能力等认知功能的损害是发病的重要机理；神经类型为弱型的人属于癔症易感者，在外界刺激的诱发下，第一和第二信号系统之间、大脑皮层和皮层下部之间功能的分离或不协调，从而出现超限抑制现象，导致一系列的临床症状。

现代医学对于癔症一般不主张应用药物治疗，只有在情感爆发状态下，可以适当辅以短期的镇静剂或抗焦虑剂，以改变患者失常的情绪状态。本病一般应以心理治疗为主，暗示疗法、催眠疗法疗效明显；也可运用精神分析疗法、系统脱敏疗法、放松疗法、生物反馈疗法加强患者对症状的反省自知力和自控性。

产后舌出不能收，闻声大惊舌自回

【经典原文】

周真治一妇，因产子舌出不能收，公以朱砂敷其舌，仍令作产子状，以两女扶腋，乃于壁外投大瓦盆作声砰訇，闻之舌收矣。

——清·陈梦雷《医部全录·医术名流列传·周真》

【古文解读】

元代周真给一名产妇诊治，该妇女可能因为生孩子时用力过度和喊叫，舌体伸出口外而不能自收。周真来诊治，他用中药朱砂为其敷舌，叫病人仍摆起分娩时的姿势，并另请两位妇女在两旁搀扶。他自己则在屋外将一个大的瓦盆猛地掷在地上，发出“砰訇”一声巨响。病人猛然一惊，原来伸出的舌头在惊吓中便自动缩回去了。

【述评】

本案例中的产妇因分娩用力过度，致使舌头伸出而不能自动回缩，中医称之为“舌出不收”或“舌纵”证，中医认为，本证的发生是由于产后气血俱虚，复感外邪，邪热久恋，燔灼津液，真阴亏枯，乃精律气血不能濡养经脉舌络，故致舌纵。从心理上分析，分娩乃是妇女一生中最为艰辛之事，伴随生理之痛的惊恐之情在所难免，痛苦的喊叫、面部肌肉和嘴唇的扭曲都是很常见的。如《黄帝内经·素问·至真要大论》中所说：“惊骇筋挛。”本证与西医中所说的“伸舌样”癔症相似。癔症是一种没有器质性病变，以精神解离症状和躯体转换症状为特征的精神障碍。“伸舌样”癔症就是一种以痉挛发作为特点的躯体性障碍，在癔症中属于较少见的一种类型。患者往往因情绪激动而舌肌紧张，表现为舌头伸在口腔外面，不能自动回缩，也因而说不出话来。躯体检查及神经系统检查、脑电图及头颅 CT 平扫都未能发现异常情况。该病证与患者的个性特征、刺激因素、所受教育及环境情境等因素有关。

中医常使用惊恐疗法来治疗“舌纵”。这是指医生有意识地诱发病人的某种惊恐反应，利用患者由此产生的强烈的情绪反应和行为反应以达到某种治疗目的的心理治疗方法。常用的方法有激怒法、惊恐法和羞辱法。惊恐多由出乎意料的突发事件或某些紧张恐怖的场景刺激所诱发，它能迅速激活机体的情绪和行为的应激反应，启动机体的应对生理过程。正如《黄帝内经·素问·经脉别论》所说："惊而夺精，汗出于心。"《黄帝内经·素问·举痛论》中说："惊则心无所依，神无所归，虑无所定，故气乱矣。"可见，过度惊恐时机体的应激状态既可能导致心身机能的病理性变化，也可能利用人在应激反应中的自动保护机制达到激发患者某种潜能的目的。本案例中的周真就是利用瓦盆猛地掷于地上发出的巨响来刺激产妇的应激反应而促使舌收病愈。从现代医学心理学的角度看，惊恐刺激疗法就是利用了人的应激反应产生的保护机制。在强烈的刺激下，躯体会产生一系列的应激变化，引起一系列的自主神经系统、生化和心理方面的全身性适应性反应。如果这种应激状态过长则会成为许多疾病的致病因素。现代医学对应激反应的生理学研究始于20世纪30年代。然而，中医早就在临床上利用了人的应激保护机制来治疗某些疾病，并积累了不少治疗的经验。

惊恐刺激法既适用于类似神经官能症、癔症等心因性疾病的治疗，也可作为辅助疗法用于治疗某些较为棘手的躯体性疾病。其获效的证治范例，在历代名医的验案中屡见不鲜。如《杭州府志》中记述了宋代儿科名家李立之曾治一忽患瘖证（失音不语症）的小儿，医生"以裘裹儿身体，作势欲于高处投之于地，小儿大惊而能作声言语"。还有中医"惊以止哕"之法，几乎成为人们日常生活中治疗膈肌痉挛的常识了。实施本疗法时，医生对病人接受刺激的心理承受能力要有一个充分的估计，以免过度刺激而产生不应出现的副作用，对患有器质性疾病、精神分裂症、病态人格等患者，一般不宜运用本疗法。

在本案例中周真还为产妇"朱砂敷舌"，朱砂为硫化汞矿石，甘，微寒、入心经，具有镇静安神、解毒、催眠的功效，常用于心火盛的心烦失眠，心悸、惊风、癫狂症的治疗。舌头上不仅味蕾丰富，而且血管密布，现代医学亦认为舌下给药是急救时最快捷和最方便的给药方式。在药物作用下，产妇的焦虑将会减轻，阻抗反应减弱，更容易在无意识状况下接受惊恐刺激及其心理暗示治疗。巴甫洛夫认为暗示是人类最简单、最典型的条件反射。临床常用暗示方法有：言语暗示、药物暗示、手术暗示、情境暗示等。本案例中周真实施治疗时既采用了药物暗示，也采用了情境暗示。该产妇在分娩中情绪激动，身心憔悴，也许潜意识中认为生产的过程尚未完成，痛苦尚未过去，故医生"令作产子状"，通过创伤记忆场景的再现，将其再次置身于当时的情境之中，同时，用瓦盆猛掷在地上发出的巨响诱发其应激反应，从而达到了"惊则气收"的效果。

【知识拓展】

1. 中医关于"舌纵"的药物治疗。

明代王肯堂撰写的《证治准绳·杂病》中认为："舌出不收，心经热甚及伤寒热毒攻心及伤寒后不能调摄往往有之。宜用珍珠末、冰片等分敷之即收。"心火炽盛所致者，内治宜清热泻火，用黄连温胆汤等加减。伤寒热病伤阴者，治宜养阴清热，方用养阴清肺汤加减。由其他原因所致者，均应审证求因，辨证用药。

“收舌散”收录在清代陈士铎编著的《石室秘录》卷四中，其药物组成为黄连3钱，人参3钱，菖蒲1钱，白芍3钱。主治阳火盛强，舌吐出不肯收进，用法用量为先以冰片少许，点之即收，后用本方水煎服，2剂即可。

2. 中医关于“舌纵”的针灸治疗。

内关通过手厥阴心包经起于胸中，与阴维相通，公孙穴通过足太阴脾经入腹会于关元，与冲脉相通，足太阴脾经的经脉“连舌体，散舌下”，故舌体的灵活伸缩与经络是密切相关的。“舌纵”皆因受寒、情绪不畅等而致气机不畅，气机逆乱，可取内关、公孙强刺激，能使气机调畅，舌体伸缩自如，可达到立竿见影的效果。

3. 西医关于“伸舌样”癔症的治疗。

“伸舌样”癔症的发生受环境情境的因素影响较大，故治疗上应首先帮助患者脱离不良暗示的环境，同时给予地西泮等镇静、催眠和抗焦虑的药物，必要时可给予低剂量的抗精神病药物。

喜乐之极而致病，佯作无治惧胜喜

【经典原文】

闻庄先生者，治以喜乐之极而病者，庄切其脉，为之失声，佯曰：“吾取药去。”数日更不来，病者悲泣，辞其亲友曰：“吾不久矣。”庄知其将愈，慰之。诘其故，庄引《素问》曰：“惧胜喜。”

——金·张子和《儒门事亲》

【古文解读】

听说庄先生曾经医治一名因狂喜而生病的患者。庄先生为其把脉后不觉失声叫道：“不好!”然后他佯装要回家取药而离去。那病人眼巴巴等了好几天也不见医生再来，他自个儿寻思，医生都不愿来了，看来我的病真的已无药可医，想到这里他悲痛地哭泣起来，还去向亲友辞别，说：“我将不久于人世了。”庄先生听说了这个情况后，预测他的病就快好了，便过来安慰他。果不出所料，不久这个病人真的康复了。病人问这是什么原因，庄先生引用《黄帝内经·素问》中的话作答：“这就是恐胜喜。”

【述评】

本案例中的当事人由于大喜过度而患病，中医称之为“大喜之证”（或简称“喜证”）。喜乐本为积极的情绪，有利于身体健康，如《黄帝内经·素问·举痛论》说：“喜则气和志达，营卫通利。”但是，喜乐过度，则又可使心神受伤，如《黄帝内经·灵枢·本神》说：“喜乐者，神惮散而不藏。”《黄帝内经·素问·阴阳应象大论》中也说：“人有五藏，化五气，以生喜怒悲忧恐。故喜怒伤气，寒暑伤形。暴怒伤阴，暴喜伤阳。”“喜怒不节寒暑过度生乃不固。”可见过喜或暴喜将导致神不守舍，心气涣散，注意力不集中，心神恍惚，甚则嬉笑不休，举止癫狂。中医之“喜证”相当于现代精神医学中所说的精神分裂症、癔症、躁狂症、反应性精神病、老年性痴呆等精神障碍。

目前对此类疾病的治疗主要是以药物控制其兴奋躁动的症状，也可辅以电抽搐疗法。中医对于“喜证”多采用非药物疗法，即“恐胜喜”的情志相胜疗法。这种治疗方法是根据五行相克的理论，利用诱发出来的一种情绪去制约另一种不良情绪的心理疗法。所谓“恐胜喜”就是诱发恐惧情绪来制约过喜的情绪。如张子和说“恐则不喜，是其征也”。所以他在《儒门事亲》中提倡采取“以恐惧死亡之言怖之”的刺激方法来诱发患者的恐惧情绪，以克制过喜等“神散”的病证。本案例中庄先生采取“切脉失声”与“取药数日不来”的方式营造出一种患者病入膏肓、无药可救的假象，刺激其产生恐惧情绪，使病人以为自己身患重病，因为借助对死亡的恐惧从狂喜的病态中解脱出来。

“恐胜喜”疗法适用于癔症、欣快症、情感性精神障碍、表演型人格障碍等“喜证”患者。尤其是有些人由于突如其来的高兴事而激动兴奋不已，不能自制，甚至因此影响工作、学习和正常生活时，可适当采用恐胜喜法，往往能立即奏效。如《儒林外史》中的范进中举后，因过喜而癫，后请平时他最惧怕的岳父胡屠夫打了他一记嘴巴而治愈，就是一个经典的故事。

实施“恐胜喜疗法”的难点在于对情志刺激的选择以及强度的控制。一般应该注意三点：一是要因人而异选择合适的诱发刺激。如本案例中庄先生并没有直接用恐怖之言惊吓病人，而是遵照平常的看病程序，进行问闻望切之后，通过假装的失声和回家取药故意数日不回的方式，让病人自行揣摩医生言行背后的寓意，结果患者以为自己患有不治之症而惧怕起来，既达到了诱发恐惧情绪的目的，又不至于使情绪变化过快，还为医生后面的解释留有余地。二是要根据病人对刺激的敏感程度，使给予的刺激超过或压倒致病的情志，或采用突然施加的强大刺激，或采用持续不断强化刺激，过小的刺激则达不到以情胜情的治疗目的。三是实施治疗性刺激之后，还要适时适当给予解释安慰，以免又因恐致病。本案例中的医生佯称取药离去之后，其实一直在密切关注患者的病情发展，一旦病人的情绪由过喜转变为恐惧悲哀之时，他便立即赶到患者家中对其进行劝慰解释，以消除其恐惧和悲哀的心情，促进情绪平复。

【知识拓展】

1. 关于中医“恐胜喜”的理论探究。

有学者尝试从现代生理学的角度对中医“恐胜喜”的理论做出解释。认为在喜悦状态时，机体血液循环速度加快，血压升高，心脏负担增加；而当人感到恐惧时，下丘脑就会快速启动，肾上腺素等荷尔蒙激素分泌增加，而去甲肾上腺素主要激动 α 受体，对 β 受体的激动作用很弱，具有很强的血管收缩作用，从而使全身小动脉与小静脉都收缩，血管外周阻力增高，所以说“恐能胜喜”。

2. 关于“喜证”的其他疗法。

“喜证”除了采用情志疗法之外，还可以采用针灸疗法和药物治疗。针灸治疗是指根据疾病所在脏腑经络的不同，取心经、心包经、肾经合膀胱经、心经合小肠经、脾经等进行治疗。药物治疗则是根据对具体病因病机的分析，结合脏腑辨证，采用具有清心泻火、清热豁痰、疏肝清热、益气活血、交通心肾等作用的药物。

失神之狂非阳狂，巧辨证温而去之

【经典原文】

宝丰阿磨堆侯君辅之县丞为亲军时，饮食积寒，所伤久矣。一日病，其脉极沉细易辨，即阴证先疑。内寒外热，故肩背胸胁斑出十数点，语言狂乱。家人惊曰："发斑谵语，莫非热乎？"余曰："非也。阳为阴逼，上入于肺，传之皮毛，故斑微出；神不守舍，故错言如狂，非谵语也；肌表虽热，以手按执，须臾冷透如冰。"余与姜、附等药，前后数日，约二十余两后，中大汗而愈。及见庭中物色儿童鸡犬，指之曰："此正我二三日间梦中境物也。"然则神不守舍信矣。愈后起行，其狂又发，张目而言曰："今我受省札为御马群大使，如何不与我庆？"及诊之，脉又沉退，三四日不大便，余与理中丸，三日内约半斤，其疾全愈。侯公之狂，非阳狂之狂，乃失神之狂，即阴也。但脉阴为验，学者当审，独取诸脉，不凭外怔可也。

——元·王好古《阴证略例·海藏治验录》

【古文解读】

宝丰阿磨堆的侯君为当地县丞当侍卫的时候，因为饮食过于寒凉，久而久之伤了身体。有一天他生病了，诊其脉象非常沉细易辨认，所以首先考虑是阴证无疑。内寒外热，所以肩背胸胁处出现了斑疹十多点，胡言乱语。其家人十分惊讶地说："发斑且胡言乱语，莫非是热？"我说："不是。是阳气被过盛的阴气所迫，上入肺，再传之皮毛，所以可见少量的斑疹。神志不能保持安宁，所以才会乱说话，但这不是妄语。肌表虽然摸起来觉得热，但是用手握住，过一会就冷得像冰一样。"我为其配伍了生姜、附子等药，服用了几天，大概吃了二十多两之后，病人出了一身大汗，疾病就痊愈了。等病人到庭院中，看到庭院的景物，有孩子和鸡犬，就指着这些景物说："这不正是我这两三天在梦里见到的景物吗？"可见"神不守舍"的说法可信。病人愈后就开始活动，不久又像之前一样狂言了。病人睁大眼睛说："当今圣上授予我为御马群大使，你们为什么不祝贺我？"我为病人诊脉时发现脉象又是沉退，病人已经三四天没大便了。我为病人开了理中丸，他三天内大概服用了半斤左右，病就痊愈了。侯君之所以发狂，不是因为阳盛而发狂，而是因为失神之狂，即阴盛而已，阴盛的脉象就是证据，各位学医的人在辨证的时候要知道，单凭借脉象而不凭借外表的惶恐不安，也是可以断证的。

【述评】

本医案中有三点值得分析：一是如何辨别阴证与阳证的问题。中医按阴阳属性，将疾病证候分为阴证与阳证两类。本医案虽然表现为发斑谵语的证候，但医者能明察秋毫，根据患者长期饮食积寒，脉又极沉细、内寒外热的线索，做出了关于阴证的正确诊断，并且不为别人的质疑所动摇。《难经》在第六十一难中说："望而知之谓之神，闻而知之谓之圣，问而知之谓之工，切脉而知之谓之巧。何谓也？然：望而知之者，望见其五色，以知其病。闻而知之者，闻其五音，以别其病。问而知之者，问其所欲五味，以知其病所起所在也。切脉而知之者，诊其寸口，视其虚实，以知其病，病在何脏腑也。经言，以外知之曰圣，以内知之曰神，此之谓也。"在本医案中，王好古去伪存真，透过外热现象看到了内寒之本，达到了以内知之辨证施治的境界。二是如何区分错言与谵语，中医认为错言或错语是指病人神志清楚，虽然语言时有错乱，但言后自知言错的症状，错语之证可分有虚实，而以心气虚弱、神气不足所致的虚证多见。而谵语是指神志不清，语无伦次，声高有力的实证。从现代精神病学的知识来看，错语时患者具有自知力，与酒醉时类似；而谵语时自知力不全。医者认为，本医案的狂言属于错语，而不是谵语，因此可以推断这只是一种较为轻性短期的精神问题，而不是夸大妄想。三是如何理解"神不守舍"这一中医理论命题？《黄帝内经·灵枢·邪客》中说："心者，五脏六腑之大主也，精神之所舍也。"所谓"神不守舍"是指病人心神不定、思维散漫、思维中断、思维贫乏或思维奔逸，注意力不集中，与精神医学中所说的思维形式障碍类似；而妄想属于思维内容障碍。医者认为本医案中患者两次表现出的胡言乱语都属于"神不守舍"的表现，而不是实证的妄想。从最后的治疗效果来看，也许医者的推断是有道理的，但由于缺乏鉴别诊断的晤谈资料，我们也无法确认这种理论分析的正确与否。

【知识拓展】

1. 关于各种语言错乱症状的区别。

谵语、独语、狂语、错语，虽然描述的都是神明失常的症状，但中医学对此作了仔细的区分。一般认为，谵语是指神志不清、意识模糊时的胡言乱语，并常兼热象，属实证，每见于疾病极期；独言是指自言自语、呢喃而语，虽有妄错之语，但若有人问对则言语有次，多属阴证，常见于癫病、郁病；狂语是指神昏而无所觉时的喊叫之语，具有骂詈不避亲疏，且有弃衣登高狂越的异常行为；错语是指神志恍惚、语言前后颠倒错乱，或言后又自知讲错、不能自主的一种症状，多见于因心气不足、神失所养的虚证。

2. 关于寒证的治疗原则。

华佗在《中藏经》中说："虚则补之，实则泻之，寒则温之，热则凉之，不虚不实，以经调之，此乃良医之大法也。"本医案基于寒证的辨证，使用温中驱寒的中药方剂进行治疗，符合中医治则。如生姜辛散而温，益脾胃，除湿消痞，止咳祛痰，以降逆止呕为长。附子在中药中是“回阳救逆第一品”，主治回阳救逆、补火助阳，散寒止痛。治阴盛格阳，大汗亡阳，吐痢厥逆，心腹冷痛，脾泄冷痢，脚气水肿，小儿慢惊，风寒湿痹，踒躄拘挛，阳痿宫冷，阴疽疮漏及一切沉寒痼冷之疾。而出自《伤寒论》的理中丸则有温中散寒和健胃的作用，具有治疗脾胃虚寒、呕吐泄泻、胸满腹痛的功效。

富家女嗜香成癖，置地坑死而后生

【经典原文】

富家女病四肢痿痹，目瞪不能食，众医治不效，乾孙命悉去居中香奁（lián，梳妆用的镜匣）流苏（下垂的五彩羽毛或丝绒的穗子，常用于裙子下摆）之属，掘地坎置女其中，令家人候女手足动有声则告。久之，女果举手足而呼，投药一丸，明日，女自坎中出矣。盖此女平日嗜香，而脾为香气所蚀，故得是证，其疗病不用方药如此。

——清·张廷玉等《明史·葛乾孙传第一百八十七》

【古文解读】

有一位富家女子，患了一种痹症，表现为四肢软弱麻木，不能行走，眼睛直视，不能饮食，众多医生看过后都无计可施。患者家人便请葛乾孙来诊治，葛乾孙见过病人后，便让其家人除去房间里的梳妆器具和香粉脂红等物，并让人掀开地板，在地下掘一土坑，把这个女子放入坑中，关好房门，葛乾孙对病人家属说："等病人手脚能动并发出声音时立即告诉我。"过了很久，女子果然举手抬脚呼叫起来，葛乾孙见状又给她服了一粒药丸。第二天这个女子就能从土坑中走出来了。原来这个富家女子平日嗜好粉饰用的香味成癖，香气入脾，久而久之脾脏受香气侵袭，故得此证，这也是治疗此病可以不用方药的原因了。

【述评】

中医认为，脾主运化，主肌肉、四肢，脾将营养物质通过运化输送到全身肌肉及四肢，而使其机体充实丰满有力，如脾失健运，则肌肉痿软，四肢无力。《黄帝内经·素问·六节脏象论》说："脾气热，则胃干而渴，肌肉不仁，发为肉痿。"李东垣在《脾胃论》中也指出："脾病怠惰嗜卧，四肢不收。"如仅从临床表现来看，本案例中的富家女子只是患了一种痹证，由脏腑辨证知为脾脏受累。但为何其他医生无计可施，原来与其病因奇特有关。葛乾孙不仅能亲临患者居室观察，而且能敏捷地洞察到该女子房间香气袭人的特别情况，再结合询问家人，可知该女子平素爱浓妆艳抹、嗜香成癖，便可推知其长时间为香气所困所蚀。该病因与现代精神医学所称的恋物癖近似。

要治疗这名女子的病证，必须先去其病因。为此，葛乾孙首先令人撤去该女子房间内的所有香物以及化妆用物，消除了这个使人癖病难除的香毒环境。然后挖一地坑，将患者置于地坑中，坑穴避秽是古人习用的一种治疗方法，一可能是借地之凉气帮助患者降温，解除过度吸入的香秽之气；二可能是借睡入地坑的象征性意义，促使患者反思顿悟人生死之意义，从过度的癖好中醒悟过来。虽然痛定思痛需要时间，但经过较长的时间后，该女子还是“举手足而呼”，中医认为，治疗必先治其神，葛乾孙先前的治疗措施可以认为就是针对神志的，当事人既然被调动起来生的欲望，医生便趁势给予药物治疗，清除香毒，促脾运行和身体康复。

查文献可知，葛乾孙所采用的这种治疗方法也曾被其他医生使用过。如明代一名医曾治疗一例因纵欲好色中麝香毒，壮热发狂的富家子弟，他也是将其置卧于泥水之中，疾病果然从此而愈。

【知识拓展】

1. 关于医者。

葛乾孙（1305—1353），元代医学家，字可久，苏州（今江苏省苏州市）人，世代业医，祖葛从豫、父葛应雷均为名医。应试不第，遂继承祖业习医，悉心研究家藏历代医书，精通医理，治疾多奇验，名重南北，尤精治劳损吐血诸症，为我国医学史上第一位善治结核病的专家，著有《医学启蒙》《经络十二论》《十药神书》。

2. 关于芳香物对人体的保健作用。

中药中的芳香开窍药具辛香走窜之性，有醒神开窍的作用，用于闭证、神志昏迷等。比如麝香有醒神开窍的功效，主要用于脑卒中神昏、热病痰厥等病证；冰片醒神开窍、清热止痛，用于治疗热病神昏、痰热内闭等症。日常生活中芳香物的应用也很广泛，若希望室内芳香四溢，使人心情轻松愉快，可置迷迭香、互叶白千层、香叶天竺葵、柑橘等；工作比较疲惫时，在睡觉前可以用薰衣草干花香气来改善睡眠质量。现代科学研究证明，香气可改善个人的工作表现、记忆力、情绪、心智等。散发在空气中的芳香分子，可由鼻腔、口腔进人体。人的嗅觉属于化学嗅觉，有辨别各种气味的感觉能力。鼻腔内的嗅觉感应器官及离子通道，会使芳香分子所产生的香气信息传达到大脑边缘系统，相邻的脑垂体通过掌控荷尔蒙的分泌，也会引起身体及心理的反应。

治病必求其根本，丰衣足食唾血止

【经典原文】

丹溪治陈状元弟，因忧病咬唾血，面黧色，药之十日不效。谓其兄曰："此病得之失志伤肾，必用喜解乃可愈。即求一足衣食之地处之，于是大喜，即时色退，不药而愈。"由是而言，治病必求其本，虽药中其病，苟不察其得病之因，亦不能愈也。

——清·俞震《古今医案按·七情》

【古文解读】

曾有一位陈状元的弟弟因忧郁之情而咯血，面呈黑里带黄的病色，用药治疗十几日都不见好，请朱丹溪前来诊治。朱丹溪看过后告知其兄："此病源于某种不得志而伤肾所致，必须用喜乐之情来解，方可治愈，具体来说就是将他安置在一个丰衣足食的地方生活。不久他的情绪便畅达，气血调和，其病不药而愈。"由此可见，治病必须求本，重视审因论治，如果不能察明病因，即使采用方药针对其病证，也是不能治愈其病的。

【述评】

本案例中的男子所患忧病属于中医学"郁证"的范畴。郁证，是指因情感拂郁，气机郁结不舒而逐渐引起五脏气机阻滞的一类病证，其名出自《黄帝内经》。郁证可以由情志、外邪、饮食等因素所诱发，但因七情所伤而致的气机郁滞之证多见。郁证症状多种多样，如《景岳全书·郁证》所言："忧郁伤脾而吞酸呕恶""若忧郁伤脾肺而困倦、怔忡、倦怠食少""若忧思伤心脾，以致气血日消，饮食日减"。再如《赤水玄珠·郁证门》所云："心郁者，神气昏昧，心胸微闷，主事健忘""肝郁者，两胁微膨，嗳气连连有声""脾郁者，中脘微满，生涎少食，四肢无力""肺郁者，皮毛燥而不润，欲嗽而无痰""肾郁者，小腹微硬，精髓乏少，或浊或淋，不能久立"。

中医所说的"郁证"与现代精神医学中所说的抑郁症相似，主要表现为情绪低落，兴趣减低，悲观，饮食、睡眠差，担心自己患有各种疾病，感到全身多处不适，应该尚未到抑郁症之严重程度。本案例中的青年男子面黑咯血，郁郁寡欢，虽然用了不少药却未见疗效，基于前面药物治疗不奏效的情况，朱丹溪进一步了解了病人的生活史，原来该青年的疾病因“失志”而患，应属于基本生理心理需求未能满足一类的心病，而非一般的脏腑之疾。中医认为，人的健康与其生活质量相关，《黄帝内经·素问·宝命全形论》中说：“天覆地载，万物悉备，莫贵于人，人以天地之气生，四时之法成，君王众庶民，尽欲全形，形之疾病，莫知其情，留淫日深，著于骨髓，心私虑之。”儒家经典《礼记·礼运》也说：“饮食男女，人之大欲存焉。死亡贫苦，人之大恶存焉。故欲、恶者，心之大端也。”《吕氏春秋·适音》中也说：“人之情，欲寿而恶夭，欲安而恶危，欲荣而恶辱，欲逸而恶劳。四欲得，四恶除，则心适矣。”上述中国古代关于生理和心理需求的学说与美国心理学家马斯洛的需求层次学说内涵十分相似，都强调顺应人之天性自然，满足人的基本生理和心理需求对于健康的必要性。

人的需求包括基本需求（又称缺失性需求）和心理需求（成长性需求）两大类，健康的生活应该是依道而行，尽其人性。《礼记·中庸》中说：“天命之谓性，率性之谓道，修道之谓教。道也者，不可须臾离也，可离非道也。”“能尽人性，则能尽物之性；尽物之性，则可以赞天地之化育；可以赞天地之化育，则可以与天地参矣”。《黄帝内经·灵枢·师传》中亦认为，“顺者，非独阴阳脉论气之逆顺之也，百姓人民皆欲顺其志也”。中医认为，理想的生存状况“是志闲而少欲，心安而不惧，形劳而不倦，气从以顺，各从其欲，皆得所愿。故美其食，任其服，乐其俗，高下不相慕，其民故曰朴”（《黄帝内经·素问·上古天真论》）。由此可见中医所表现的鲜明的人本主义精神。在本案例中朱丹溪建议其兄帮助患者求一足衣食之地，是用满足其生理和心理需求所带来的喜悦来解抑郁之情结，这一方法应理解为中医心理治疗的“顺志从欲法”。这一治疗的思想源出《黄帝内经·灵枢·师传》，文中说：“未有逆而能治之也，夫惟顺而已矣。百姓人民，皆欲顺其志也。”所谓顺志疗法，就是通过满足人的生理需求和心理需求来达到调整心理、促进生理稳态的治疗方法。例如“食色，性也”，如果一个人的温饱等生理需求得不到满足，就很难有平和的心境；而性欲与爱等心理需求得不到满足时，就可能出现头痛、烦躁不安等情绪不稳和躯体化症状。因此，饥而欲食，寒而欲衣，男大当婚，女大当嫁，乐生恶死都是人类的正常生理和心理需要。张介宾等古代医家就有这样的临证经验：“以情病者，非情不解。其在女子，必得愿遂而后可释。”“若思虑不解而致病者，非得情舒愿遂，多难取效。”清代赵濂在《医门补要·人忽反常》中说：“凡七情之喜惧爱憎，迨乎居室衣服，饮食玩好，皆与平昔迥乎相反者，殆非祸兆，即是病机。他人只可迎其意而委婉劝解，勿可拂其性而使更据也。”

那么，医生如何才能使当事人顺志从欲呢？明代学者李渔认为，医无定格，救得命活，即是良医；医得病愈，便是良药。所以一物与一事均可以意为医。其一，凡人一生，必有偏嗜好一物。癖之所在，性命与通，剧病得此，皆称良药，故本性酷好之物，可以为药。其二，人无贵贱穷通，皆有激切所需之物。如穷人所需者财等，其人急需之物，可以当药。其三，人心私爱，必有所钟。一心钟爱之人，可以当药。如凡有少年子女，情窦已开，未经婚嫁而至疾，疾而不能遂愈者，惟此一物可以药之。其四，欲得未得之物，是人皆有。如文士之于异书，武人之于宝剑等，一生未见之物，可以当药。其五，凡人有生平向往，未经谋面者。如其惠然肯来，以此当药，其为效也更捷。故平时契慕之人，可以当药。其六，平素常乐为之事，可以当药。如李渔一生无他癖，惟好著书，“忧籍以消，怒籍以释，牢骚不平之气籍以铲除”，他无疾不试，无试不验。其七，人有偏好，即有偏恶。偏好者致之，既可已疾，所以生平痛恶之物与切齿之人，勿而去之，亦可当药。

当然，现实生活中顺志从欲当然是有条件限制的。一要看需求是否合情合理，是否符合人的正常需要；二要看是否现实可行；三要看是否适度适量，对于那些胡思乱想，放纵无稽，痴心妄想的欲念应予以合适的劝说和引导。

【知识拓展】

1. 关于医者。

朱丹溪（1281—1358），字彦修，名震亨，是金元时期的著名医家，他的家乡义乌赤岸镇（今浙江省义乌市）有水名丹溪，所以被称为“丹溪翁”。由于他医术高明，治病往往一帖药就见效，故人们又称他为“朱一帖”“朱半仙”。在他 30 多岁时，因母亲有疾，诸医束手无策，亦促使其有志于医，师从罗知悌，后集众家所长，提出了著名的“阳有余而阴不足”和“相火论”的学说，一生著述甚多，如有《局方发挥》《证因脉治》《格致余论》《丹溪心法》等，在对痰病的论治方面亦有独特见解。朱丹溪倡导滋阴学说，创立“丹溪学派”，对祖国医学贡献卓著，后人将他和刘完素、张子和、李杲一起誉为“金元四大医家”。

2. 关于抑郁症。

抑郁症在西方被称为“蓝色隐忧”，世界卫生组织最新调查统计显示，全球抑郁症的发生率约为 53. 1%，而在发达国家接近 60%，2002 年全球抑郁重症患者已有 8 900 多万人，而全球的抑郁症患者已达 3. 4 亿。抑郁症在中国的发病率约为 24%。

丹溪妙激思夫女，先怒后喜梦成真

【经典原文】

一女子病不食，面北卧者且半载，医告术穷。翁诊之，肝脉弦出寸口。曰：“此思男子不得，气结于脾故耳。”叩之，则许嫁丈夫入广且五年。翁谓其父曰：“是病惟怒可解，盖怒之气击而属木，故能冲其土之结，今宜触之使感怒耳。”父以为不然。翁入而掌其面者三，责以不当有外思。女子号泣大怒，怒已进食。翁复潜谓其父曰：“思气虽解，然必得喜，则庶不再结。”乃诈以其夫有书，旦夕且归。后三月，夫果归，而疾不作。

——元·戴良《九灵山房集·卷十·丹溪翁传》

【古文解读】

元朝时有一女子因病不思饮食，卧床都有半年了，对此许多医生束手无策。家人便请当地名医朱丹溪来诊治，朱丹溪诊过脉后说：“此女子肝脉弦数，为思念男子过度而气结于脾所致。”再细问其家人，原来该女子许配的丈夫外出五年未归。于是，朱丹溪告知该女子的父亲说：“这个病只能靠愤怒之情才能祛除，因为肝木之志为怒，脾土之志为思，愤怒之气上冲可以制约相思之情结。今天最好能设法激发出她的愤怒之情。”女子的父亲很不认同。于是，朱丹溪走进该女子的房内并扇了她三记耳光，并大声指责一个女子不应该思念丈夫以外的男人。该女子一听感到委屈极了，顿时号啕大哭且十分愤怒，但是她发怒之后不久就可以进食了。之后，朱丹溪又悄悄地告知女子的父亲：“虽然她的思念之情暂时被解除了，但还要让她开心起来才能防止气机再次郁结。”于是，家人就谎称其丈夫来信了，很快就会回家了。三个月后，该女子的丈夫真的回家了，从此，该女子的病也就再没有发作过了。

【述评】

本案例有两点值得讨论：其一是诊断问题。按现代精神医学的症状学诊断标准来看，此女子不思饮食，嗜睡半年，当属一种抑郁状态，中医称之为郁证。但为何许多医生都束手无策，疗效不著呢？显然，原因在于许多医生只关注了患者的表面症状来处方用药，而没有仔细了解当事人的病因，也没有对其思念之情进行心疗。朱丹溪作为一代名医，深谙中医身心兼治之精神，熟悉《黄帝内经·素问·移精变气论》中提出的“闭户塞牖，系之病者，数问其情，以从其意，得神者昌，失神者亡”的要求，诊脉后还了解该女子丈夫外出五年未归的特殊情况，其所患疾病的性质与生活事件的关联就一目了然了。

对于郁证病机病理的解释，中医早有独特的理论，《黄帝内经·素问·阴阳应象大论》中说：“人有五脏，化五气，以生喜怒悲忧恐。”“怒伤肝，喜伤心，思伤脾，忧伤肺，恐伤肾。”《黄帝内经·素问·举痛论》中又说：“百病生于气也，怒则气上，喜则气缓，悲则气消，恐则气下，惊则气乱，劳则气耗，思则气结。”“思则心有所存，神有所归，正气留而不行，故气结矣。”换而言之，按现代精神医学的观点来看，过度的思念之情会导致人的生理气机不畅，抑制消化功能，表现出不言不语、不思饮食等精神运动性抑制等症状，这与中医所言“气结”语义相同。

其二是治疗技术问题。丹溪先生对本案例治疗的理论依据源出《黄帝内经》中所提出的情志相胜疗法，即“木得金而伐，火得水而灭，土得木而达，金得火而缺，水得土而绝，万物尽然，不可胜竭”（《黄帝内经·素问·宝命全形论》）。就情志关系而言就是：怒伤肝，悲胜怒；思伤脾，怒胜思；恐伤肾，思胜恐；喜伤心，恐胜喜；悲伤肺，喜胜悲。郁证在古代也很多见，《黄帝内经·素问·六元正纪大论》中对郁证专有论述：“木郁达之，火郁发之，土郁夺之，金郁泄之，水郁折之。”具体治则已经确立，但如何实现这一治则就需要医者因人而异进行巧妙的设计了，而这也正是医生的治疗经验所在。朱丹溪明知该女子因思念丈夫过度而气结于脾，但如照实劝说则可能只有精神安抚的作用，而不能达到引发怒火的治疗目的，因此，朱丹溪故意装作不知详情，不仅扇了她三记耳光，还责其有“外思”，不贞之嫌，在当时传统文化背景下，医生这样的话语和扇耳光的做法当然会被该女子视为奇耻大辱，果然，诱发出患者的“号泣大怒”，怒则气上，终于打开了郁闷的思念之情结。当然，从现代临床心理的伦理原则来看，朱丹溪扇耳光的做法肯定是不允许的。

戴良所撰写的《九灵山房集·卷十·丹溪翁传》中对朱丹溪的成功之道有这样的评语：“翁不自满足，益以三家之说推展之，谓刘、张之学，其论脏腑气化有六，而于湿热相火三气致病为最多。遂以推陈致新，泻火之法疗之，此固高出前代矣。”从现代临床心理学的角度来看，朱丹溪对男女相关生活事件及其产生的“相火”对疾病影响的重视，是其诊治的一条重要经验。如在同一传记中还记载了朱丹溪类似的治疗经验：“一妇人病不知，稍苏，即号叫数四而复昏。翁诊之，肝脉弦数而且滑，曰：‘此怒心所为，盖得之怒而强酒也。’诘之，则不得于夫，每遇夜，引满自酌解其怀。翁治以流痰降火之剂，而加香附以散肝分之郁，立愈。”

【知识拓展】

关于作者。

戴良（1317—1383），字叔能，元末明初诗人、学者，因家世居九灵山下，自号九灵山人，浦江（今浙江省金华市）人。博通经史，旁及诸子百家，曾学医于朱丹溪，诗文传记散文尤负盛名，诗神姿疏秀，多为慷慨激昂和悲凉感慨之音。著有《春秋经传考》32 卷、《和陶诗》1 卷和《九灵山房集》30 卷，其中曾为当时浙江四个名医撰写了传记。后因忤逆朱元璋当朝为仕之意而入狱，67 岁时卒于狱中。

清热祛痰治虚妄，寻常中药有奇效

【经典原文】

宪幕之子傅兄，年十七八，时暑月，因大劳而渴，恣饮梅浆，又连得大惊三四次，妄言妄见，病似邪鬼。诊其脉，两手皆虚弦而带沉数。予曰："数为有热，虚弦是大惊，又梅酸之浆，郁于中脘，补虚清热，导去痰滞，病乃可安。"遂与人参、白术、陈皮、茯苓、芩、连等浓煎汤，入竹沥、姜汁。与旬日，未效，众皆尤药之不审。余脉之，知其虚之未完，与痰之未导也。仍与前方，入荆沥。又旬日而安。

——元·朱丹溪《格致余论·虚病痰病有似邪祟论》

【古文解读】

傅宪幕的儿子正是十七八岁的年纪，当时正值大暑的月份，因为活动量大而感到口渴，肆意喝了很多的酸梅汤，后又受到三四次大的惊吓，于是开始出现胡言乱语和妄想，病得好像鬼邪上身。切诊他的脉象，两只手都显示出虚弦而带沉数的脉象。我认为："数脉是因为有热，虚弦是因为受到大的惊吓，又喝了酸梅汤，郁积在胃脘，只要补虚清热，导出积滞的痰，疾病可愈。"于是用人参、白术、陈皮、茯苓、黄芩、黄连等药煎成浓汤，加入竹沥、姜汁。给病人服用了十天，但没有明显效果，大家都在担心我用药不周密。我再为病人把脉，知道其因惊吓所致之虚尚未结束，以及还有痰未能导清，于是继续使用前方，并加了荆芥、竹沥，继续给他服用了十日，疾病才算痊愈。

【述评】

在本案例的治疗中，朱丹溪从痰论治精神障碍是他的独特之处。他在《丹溪心法·癫狂》中说："癫属阴，狂属阳，癫多喜而狂多怒，脉虚者可治，实则死。大多因痰结于心胸间，治当镇心神，开痰结。"正如俗语所说"痰迷心窍"，这是朱丹溪从导除痰滞途径入手治疗精神障碍的理论依据。

痰证在中医泛指痰涎停留于体内的病证。痰的生成与气血津液失调密切相关。气血津液一旦有阻塞，即积痰成郁致病，所谓"气行则血行，气滞则血瘀，气结则痰生，气畅则痰消"。朱丹溪则进一步提出"百病皆生于气"，认为机体内部的阴阳升降，血脉流畅，营卫运行，五脏六腑相生相养，皆禀于冲和不息之气的流通，“一有怫郁，诸病生焉”，所以痰饮的成因也与情志抑郁有关。

从发病过程与症状诊断的角度来看，本案例为急性发作的青春型精神分裂症。对于这类严重的精神障碍，中医早有相关症状的记载，如：“衣被不敛，言语善恶，不避亲疏者，此神明之乱也。”（《黄帝内经·素问·脉要》）“狂言、惊、善笑、为歌乐，妄行不休者，得之大恐。狂，目妄见，耳妄闻。善呼者，少气之所生也。狂者多食，善见鬼神，善笑而不发于外者，得之有所大喜。”（《黄帝内经·灵枢·癫狂》）中医还有有关精神障碍的病机病理的推测：“五邪所乱，邪入于阳则狂。”（《黄帝内经·素问·宣明五气》）“喜乐无极则伤魄，魄伤则狂，狂者意不存人。”（《黄帝内经·灵枢·本神》）

在本案例中，朱丹溪从患者遭遇天气大暑、恣意大量饮下酸梅汤、受到惊吓多种内外因推断，患者既有痰热灼扰于心，淆乱神明，又有内留之痰浊郁积于胃脘，导致气机停滞，故而使用人参、白术补气益气，陈皮理气化痰，茯苓健脾宁心，竹沥清肺降火、滑痰利窍，姜汁去冷除痰，可谓构思周全。

【知识拓展】

1. 关于青春型精神分裂症。

青春型精神分裂症，又称紊乱性或解体型精神分裂症，是指发生在青春期的精神分裂症，为精神分裂症的亚型之一，发病可急可缓且一般较早，病程发展较快，以妄想、言语行为和情感的紊乱为主要临床表现，常迅速发展至情感平淡或意志缺乏、行为驱动力丧失等阴性症状为主的慢性期，预后一般不佳。目前主要采用抗精神药物氯氮平、奥氮平等药物治疗。

2. 关于本案例中使用的中药方剂研究。

竹沥通常用于治疗肺热痰壅、咳逆胸闷、惊险癫狂等痰热蒙蔽清窍等病证。有现代研究发现，竹沥中的愈创木酚及氨基酸类成分是发挥祛痰止咳作用的主要有效成分。目前有鲜竹沥胶囊、竹沥颗粒和复方竹沥液等中药制剂。有研究曾用竹沥颗粒和鲜竹沥液治疗痰热咳嗽病证并取得良效，这表明鲜竹沥液和竹沥胶囊具有止咳化痰、使痰液稀释易于咳出的功效。荆沥有清热化痰定惊的功效。另配伍陈皮、茯苓化痰健脾；黄芩、黄连清热，清心泻火。有临床报道，使用芩连温胆汤加味治疗青春型精神分裂症有效。另现代研究发现，人参中的主要成分为人参皂苷，不但具有抑制中枢神经、催眠，安神、解热的功效，而且对电休克、药物和脑缺血等造成的动物学习记忆受损有明显的保护作用，人参皂苷对精神分裂症动物模型大鼠记忆保持能力受损能起到保护作用。

层层解裙巧设计，羞辱刺激治强迫

【经典原文】

一孕妇仰而探物，遂不能俯，迪令之衣以裙数十层，掖之众中，以渐而解；每解一裙，辄掷妇前，解至中襦，其妇不觉用手力护，因得俯。

——清·陈梦雷《医部全录·医术名流列传·徐迪》

【古文解读】

元末明初时江苏武进名医徐迪的这一故事记载在《武进县志》，有一孕妇只能仰身取物，头不能低，逐渐出现身不能俯的状况，徐迪让其穿上数十层的衣裙，将其带到人群之中，再让其依次卸解衣裙；当每脱掉一件衣裙时，便将其扔在妇人的前面，当解开到贴身的襦裙时，妇人自觉难堪便不由自主地用手极力护住，头身便因此可以低俯了。

【述评】

一般情况下，孕妇为了平衡身体，上身会自然而然地往后仰，随着怀孕月份的增加，程度也会加大，但不至于身体完全不能前俯。在本案例中，孕妇也许太看重怀孕，太担心肚子里的孩子受到伤害，害怕弯腰会导致流产，因此出现了头不能低、身不能俯，仰身取物的强迫性行为。从现代心理学来看，本案例疑似为癔症、强迫症或恐惧症，虽有差异，但都属于神经症之类。

医家徐迪正确分析判断了该孕妇的症状属于心因性或神经症性问题，而非躯体性疾病或怀孕异常。因此，因人而异采用了一种只适合女性的行为疗法。在本案例的治疗中，徐迪事先让该孕妇穿上多层裙衣，相当于设置一个类似于害怕刺激的层次，通过当众层层解裙，并“每解一裙，辄掷妇前”，逐渐增强对该孕妇的羞辱刺激，使其害怕。最后，当脱至贴身的内衣时，在焦虑（羞愧之心）达到极致时，出于本能的反应，该孕妇“不觉用手力护”隐私，所以无意识地使头下俯，原来“仰而探物，遂不能俯”的强迫行为模式得以突破。根据临床经验，强迫仪式化行为一旦被首次突破，随后就可以行为自如了。

从现代心理学来看，本案例治疗的方法类似于现代满灌疗法，即冲击疗法，它与系统脱敏疗法不同的是，将患者直接暴露于原先害怕担心的刺激情境下，让患者在经历痛苦的焦虑恐惧后，逐渐恢复平静，直到不再感到恐惧或焦虑为止。

在西方心理治疗的历史上，首次使用满灌疗法成功治愈了一例坐车恐惧症的报道出现于1938年。满灌疗法的原理是：如果病人害怕的反应或某种行为是过去习得的，那么，将病人置于其感到恐惧的事物面前或情境之中，若没有真正的威胁发生，该恐惧反应就会自动消退。在本案例实施满灌治疗中，治疗者并没有一开始就采用孕妇感到最恐惧的情境作为冲击物，而是设置了一个循序渐进的脱衣过程，但随着衣服的减少，孕妇的焦虑水平开始上升，直到最后接近内衣层时，孕妇的恐惧达到极致而不能忍受，于是诱发出用手力护的下意识动作，以致达到矫治头和身不得低俯的治疗目的。治疗设计之巧不能不令人钦佩。

【知识拓展】

关于满灌疗法的现代应用。

××，女，22岁，害怕花圈，严重到一听到“花圈”两字就心惊胆战的程度，因此前来求治。经医患协商达成实施满灌疗法的协议。准备一间空间较为狭小的治疗室，四壁贴上花圈图案，室内放满若干个大花圈。中间桌子上堆满小纸花。引导当事人进入室内，当事人必然畏缩不前，呼吸加深加快，全身战栗，手足无措，额头上渗出汗珠。突然，哀乐声起，当事人想返身退出，但门窗已经关闭，无路可逃。当事人必尽量躲避花圈，无奈房间狭小，大小花圈近在咫尺。当事人可能会找一个不偏不倚、不碰到花圈的位置站立不动。这时，当事人可能会大汗淋漓，呼吸急促，喘息不止，甚至无法站稳，这时可以提供一把椅子休息。经历半个小时左右，当事人的颤抖将慢慢减弱，呼吸逐渐平稳，一脸疲惫。经两次治疗，一年后的追踪观察表明，当事人已不再对花圈产生恐惧反应。满灌治疗中，应密切观察病人的生理变化。因为满灌疗法会引起病人最强烈的焦虑和恐惧反应，在生理上会有呼吸急促、心悸、出汗、四肢震颤、头晕目眩等生理情况发生。除非出现血压、心律严重反应或晕厥或休克，一般应该坚持进行治疗，否则前功尽弃。

每次治疗的时间应视病人的应激反应情况而定。刺激应该使病人的焦虑、紧张程度超过以往任何一次，力求达到极限；在生理反应方面，应力求引出极限或明显的自主神经系统的变化。所谓极限，以情绪的逆转为标志。如果经过刺激，病人的情绪反应和生理反应先升高后降低的话，就表明已经基本达到本次治疗的要求。基于这种情况，可再现5~10分钟的刺激或情境，病人就会因精疲力竭而对刺激视而不见、听而不闻。这时，就可以停止刺激，让病人休息。

四

明朝时期

巡道喜病不欲食，子京巧治病自痊

【经典原文】

按《湖广通志》：宋子京，黄冈人。学举子业不售，去而习医，久之悟《素问》《灵枢》《六腑内外》《穴穴相应》，又心智洞朗，一望而知人病之所以。巡道无他病，但不能食，郡守以子京进。子京曰："且无往，当先观之。"巡道出，子京从舆（轿子）上一观。乃敝衣冠垢污而进，巡道不悦，出而语人曰："病瘳矣！"次日呼子京入，则美其衣冠。巡道曰："昨日不如此，大致余怒。"子京曰："昨日垢敝，乃医公者也。公生平常得喜病，一怒而喜消病愈，便能食矣。"

——清·陈梦雷《医部全录·医术名流列传》

【古文解读】

根据《湖广通志》记载，宋子京，黄冈人。科举学业不成，转而习医，久而对《黄帝内经·素问》《黄帝内经·灵枢》《六腑内外》《穴穴相应》等经典颇有心得，他的洞察力很强，一望诊则知患者的疾病所在。当时有一位巡道官员，看上去没有什么病，可就是不思饮食。郡守请宋子京来诊治。宋子京说："且不急于前往诊治，等我先观察一下再说。"有一天，巡道乘轿出来巡察，宋子京就跟随着从旁进行观察。宋子京故意穿了一身破旧的衣服，戴着一顶脏兮兮的帽子去见巡道。巡道见为他诊治的大夫如此穿着，顿时恼怒，可是，宋子京出来后却笑着对周围的人说："巡道的病已经好了。"第二天，巡道的身体果然好起来了，食欲大进。于是，他又召宋子京入见。这次，宋子京换上了新的衣帽，穿戴整齐来见。巡道说："你昨天何不如此穿戴整齐，致使我怒而不悦呢？"子京答道："昨天我穿戴得又脏又破烂，是为了给您治病。因为您平素过喜而得病，一怒则喜病可愈，饮食自进。"

【述评】

本案例中巡道既然无他病，为何不思饮食？由于在当时阶层等级森严的时代，无论是下属还是大夫都不便直接询问当事人，宋子京只好观察当事人的行为，也许宋子京看到了巡道喜形于色的表现，于是断定他所患的是喜证，因为"喜乐者，神惮散而不藏"（《黄帝内经·灵枢·本神》）。从现代精神医学的角度来看，本案例与"精神性厌食"相似。案例中，宋子京并未诊脉，而是运用了中医的望诊。望诊是指大夫对病人全身和局部的神、色、形、态等进行有目的的观察，为四诊方法之一。中医认为，人体面部、形体和五脏六腑关系密切，若脏腑功能活动有变化，必然反映于人体外部的神、色、形、态等各方面。五脏六腑和体表由十二经脉贯通在一起，又分别和全身的筋、骨、皮、肉、脉（五体）相配：肺主皮毛，肝主筋，脾主肌肉，心主血脉，肾主骨。五官亦与五脏相关：鼻为肺之窍，目为肝之窍，口为脾之窍，舌为心之窍，耳为肾之窍。因此，观察体表和五官形态功能的变化征象，可推断内脏功能的变化，还可反映精、气、神等全身健康状况的盈亏。精充、气足、神旺，是健康的征象；精亏、气虚、神耗，是疾病的表现。能望而知之的医生当为医术高明的大医。

中医认为，人的情绪与生理密切相关，一方面，情绪基于脏腑生理功能，如《黄帝内经·素问·阴阳应象大论》中说："人有五脏化五气，以生喜怒忧思恐。"具体来说是：心在志为喜、肝在志为怒、脾在志为思、肺在志为忧、肾在志为恐。《黄帝内经·灵枢·九针论》中说："心藏神，肺藏魄，肝藏魂、脾藏意，肾藏精志。"宋代陈无择在《三因方》中指出："七情，人之常性，动之则先自脏腑郁发，外形于机体。"可见，中医认为情志活动是五脏生理功能的反映，这是古代最早的心理生理之说。另一方面，中医认为情绪异常反过来也会影响脏腑生理功能。如《黄帝内经·素问·阴阳应象大论》中说："暴怒伤阴，暴喜伤阳。"具体来说就是：怒伤肝，喜伤心，思伤脾，忧伤肺，恐伤肾。

情志作为人体对外界刺激反应的主观体验，是人之所以为人的正常反应，没有情绪反应是病态，但反应过度亦会导致人的病患。概而言之，情绪太过与不及都是不正常的。正如《医醇賸义》所说："夫喜、怒、忧、思、悲、恐、惊，人人共有之境。若当喜而喜，当怒而怒，当忧而忧，是即喜怒哀乐发而皆中节也。此天下之至和，尚何伤之有?"但在大多数情况下，人的忧患总是缘其内心，而且大为反应过度。喜，一般属于良性反应，适当的喜乐，能使气血运行通畅，营卫通利，面色红润，思维敏捷，神采飞扬，抗病能力提高，有益于心的生理活动。正如《黄帝内经·素问·举痛论》所说："喜则气和志达，营卫通利。"过喜也最易伤心：初起则喜笑不休，夜卧不宁；继则损伤心气心阳，致使自汗不收，心悸不眠，或惊悸不安，或因心气涣散，神不守舍，而时喜时悲，甚则喜极生狂，高声喊叫。若平素心阴素虚，则喜更易伤及心阴，致心火偏亢，出现盗汗、心烦、失眠等症状。正如《黄帝内经·灵枢·本神》所说："喜乐者，神惮散而不藏。"案例中的郡守便是因为心气涣散，神不守舍，心神不能统摄脾胃，导致不思饮食。本案例中的巡道大人主要表现为"不能食"，可能是先因欢喜过极而伤心，过思而伤脾，心火甚而累及脾，可谓母病（火）传子（土），脾伤又侮其心，思则气结而纳差不食。心脾并证为其特点。

所谓"心病还要心药医"，中医认为怒伤肝，悲胜怒；喜伤心，恐胜喜；思伤脾，怒胜思；悲伤肺，喜胜悲；恐伤肾，思胜恐。根据情志之间相互制约的关系，宋子京采用了以怒胜思、以怒侮喜的心理治疗方法。张子和在《儒门事亲校注·九气感疾更相为治衍二十六》就提出了如何具体实施情志相胜法，他说："悲可以治怒，以怆恻苦楚之言感之。喜可以治悲，以谑浪亵狎之言娱之。恐可以治喜，以恐惧死亡之言怖之。怒可以治思，以污辱欺罔之言触之。思可以治恐，以虑彼志此之言夺之。凡此五者，必诡诈谲怪，无所不至，然后可以动人耳目，易人听视。若胸中无材器之人，亦不能用此五法也。"在本案例中，宋子京根据当事人官位高不便接触的实际情况，采取了以反常礼节刺激当事人的方法而奏效，充分体现了中医因人而异而灵活采取特别"意疗"方法的智慧。

【知识拓展】

关于消化系统的心身疾病。

众所周知，人逢喜事胃口大增，常举杯庆祝；而悲哀忧愁多思之时就不思茶饭。可以说，胃肠疾病和食欲变化只是高级神经活动功能在内脏器官局部的表现。消化系统器官的机能与大脑皮层高级神经活动及情绪变化休戚相关，是心身疾病的多发系统。因心理因素而导致的消化系统功能下降或异常的心身疾病种类繁多，目前已认定的属消化系统的心身疾病有：胃、十二指肠消化性溃疡、慢性胃炎、过敏性肠道综合征、溃疡性结肠炎、慢性胰腺炎、神经性厌食或呕吐等。其病理生理机制大致如下：①大脑皮层功能紊乱—前下丘脑—迷走神经核—迷走神经持续性异常兴奋或抑制，使胃酸分泌增加或异常减少，引发胃肠溃疡或胃肠蠕动减弱，出现各种胃肠道症状。②大脑皮层功能紊乱—下丘脑—垂体—肾上腺轴：应激刺激可以引发过多的皮质激素的产生，而且刺激截止强，皮质激素的分泌增加越明显，其持续的时间也越长，进而引发的胃酸、胃蛋白酶等攻击胃黏膜的因子增加，从而促发消化性溃疡或导致胃肠功能障碍。动物试验发现，当猫面对着咆哮的狗时，胃肠道运动就停止了，胃酸分泌也会发生变化。这说明情绪变化对胃肠功能的影响非常大，也说明大脑与胃肠的运动有密切的联系。现代研究发现，大脑中含有二十多种胃肠多肽类物质，通常把胃肠和神经系统双重分布的肽类称为脑肠肽。脑肠肽反映了胃肠系统和神经系统在起源、发生上的内在联系。

贵人忧民医无效，得雨心喜其病瘳

【经典原文】

昔者，贵人有疾，而天方无雨。医来治者以十数，皆莫效。最后一人至，脉已，则以指计甲子曰："某夕天必雨。"竟出，不言治病之方。贵人疑之曰："岂谓吾疾不可为邪？何言雨而不及药也。"已而夕果雨，贵人喜，起而行于庭，达旦，疾若脱去。明日，后至之医来谒。贵人喜，且问曰："先少前日脉疾而言雨，今得雨而果瘳，何也？"医对曰："君侯之疾以忧得之，然私计君侯忠且仁，所忧者民耳，以旱而忧，得雨而瘳，理固然也。何待药而愈邪？"若是医者，可谓得其道矣。方书之所具，成说之所有，夫人皆能用也。求之于言语之外，而得其所不言之意，非奇士其孰能之？

——明·方孝孺《逊志斋集·医原》

【古文解读】

明朝时期，一位贵人患病了，他总是担心天一直不下雨。请来诊治的医生有十几个了，也不见有什么疗效。最后一个医生来诊，他切完脉，就掰着手指算起甲子五运六气来，并说："某晚一定会下雨。"说完就走了，也不讲治病的方法。贵人怀着疑惑的心情说："难道说我的病不能治了吗？为什么只讲下雨的事而不提开方用药呢？"不久，那晚果真下起了雨，贵人很高兴，起来在庭院中兴奋地走来走去，到天亮时，疾病就像一下被甩掉了一样，全好了。次日，那位最后来诊治的医生又来拜见。贵人很高兴，问道："先生前天号完脉后只讲下雨之事，如今下了雨，我的病就好了，这是为何呢？"大夫答道："这是因为您的病是因忧愁而患，我心想您忠君仁义，忧其百姓，因旱而愁，当然得雨而病愈，这是理所当然的。何必需要药物来治愈呢？"只有这样去医治，才可以称得上懂得医道了。方书上所写的、现成的学说，每个医生都可以做到。但如果能探求言语之未尽表达，且能体悟到言外之意的，不是奇才岂能做到？

【述评】

从案例本身来看，贵人是因忧而病。根据原文可以看出，贵人因为"天方无雨"，忧虑民生而成疾，是一种忧国忧民的表现，是一种现实问题，是社会情感问题，并不是医学意义上的忧。案例中，医生通过对病人的诊断，分析了病因，判断出病人不需要通过药物治疗，同时对天气的变化作了正确的预言。待雨降下，病人心喜，忧便随之而解，病也就痊愈了。

天降雨而病愈，病愈是因愿望的满足或现实问题的解决。由此可见，社会心理问题的解决之道在于解决现实问题。因此，在心理咨询过程中，咨询师除了使来访者恢复平和的状态，更重要的是要引导来访者面对现实和解决问题，这才是最根本的途径。

【知识拓展】

关于忧国忧民的诗句。

在中国历史上，无数忧国忧民的贤人给我们留下了许多感人的语句，现摘录如下，其赤子之心可见一斑。如：

身既死兮神以灵，魂魄毅兮为鬼雄。（战国·楚·屈原《九歌·国殇》）

常思奋不顾身，而殉国家之急。（西汉·司马迁《报任少卿书》）

捐躯赴国难，视死忽如归。（三国·魏·曹植《白马篇》）

国耻未雪，何由成名？（唐·李白《独漉篇》）

安得广厦千万间，大庇天下寒士俱欢颜。（唐·杜甫《茅屋为秋风所破歌》）

商女不知亡国恨，隔江犹唱《后庭花》。（唐·杜牧《泊秦淮》）

愿得此身长报国，何须生入玉门关。（唐·戴叔伦《塞上曲二首·其二》）

先天下之忧而忧，后天下之乐而乐。（宋·范仲淹《岳阳楼记》）

一身报国有万死，双鬓向人无再青。（宋·陆游《夜泊水村》）

僵卧孤村不自哀，尚思为国戍轮台。（宋·陆游《十一月四日风雨大作》）

位卑未敢忘忧国。（宋·陆游《病起书怀》）

山河破碎风飘絮，身世浮沉雨打萍。（宋·文天祥《过零丁洋》）

苟利国家生死以，岂因祸福避趋之。（清·林则徐《赴戍登程口占示家人二首·其二》）

以上句句深含着忧国忧民的情感，与生理状况相联系的情绪不同，情感与信念、理想和社会认知相关，一个人的情感问题当然不可能用医学的常规方法来解决。

喜极发狂笑不止，惧之以死疾自愈

【经典原文】

子儒言：明末高邮有袁体庵者，神医也。有举子举于乡，喜极发狂，笑不止，求体庵诊之。惊曰："疾不可为矣，不以旬数矣，子宜急归，迟恐不及也。君道过镇江，必更求何氏诊之。"遂以一书寄何。其人至镇江，而疾已愈。以书致何，何以书示其人曰："某公喜极而狂，喜则心窍开张而不可复合，非药石之所能治也。故动以危苦之心，惧之以死，令其忧愁抑郁，则心窍闭，至镇江而已愈矣。"其人见之，北面再拜而去。吁！亦神矣。

——清・刘献廷《广阳杂记・卷四》

【古文解读】

明末时高邮有一位被人称为神医的袁体庵。有一位书生因为科考中举过于兴奋而发癫狂，嬉笑不止，家人求袁体庵给予诊治。袁体庵诊后故作惊讶地说："此病已无药可医，剩下不过数旬的日子了，赶快回去吧，迟了就恐怕来不及了。当你路过镇江这地方时，必然会去找何大夫诊治的。"于是，袁体庵修书一封托书生给何大夫。不久，这位书生来到镇江，奇怪的是，他的癫狂之病竟然自愈了。他将袁体庵托的书信交给何大夫，何大夫打开书信，看后又交给这位书生看，只见上面写道："这个新举人因为高兴过头而癫狂，喜使心窍开而不闭，这不是用药能解决的。所以我用人的死亡恐惧来警示他，使他有些忧愁抑郁，心窍就因此闭合了，到镇江的时候估计应当已经痊愈了。"这位书生见罢，十分佩服袁体庵的神机妙算，连连向北面叩首后离开。感叹道：了不起！神医！

【述评】

在古代科考中举虽然是件好事，但历经多年寒窗才得此殊荣，也是一件重大的应激性生活事件。无论事件好坏，只要刺激够强大，都可能成为导致精神障碍的诱因。喜极而狂当属一种应激性或反应性精神障碍。根据中医情志理论，喜为心之志，过喜伤心，也就是说过度兴奋和追求刺激可能会导致心神狂躁或癫狂。中医治疗过喜癫狂的原则是恐胜喜。所谓"恐胜喜"可以理解为：恐惧可以克制过于兴奋或得意忘形的情绪。当然，这种作为治疗因素的恐惧刺激既可以由当事人自己想象预设，也可以由施治者设计诱发出来。例如本案例中的恐惧刺激是由袁体庵通过故作惊讶的言语制造出来的，袁体庵在了解病史后，就直接将“死之将至”这样一个沉重的刺激呈现在一个喜极而狂、得意忘形的举人面前：“疾不可为矣，不以旬数矣，子宜急归，迟恐不及也。”可想而知，听到这样的宣判无异于一瓢冷水浇头。从存在主义心理学来看，死亡的意识是人类最独特和最深刻的特征，充分利用当事人对死亡的恐惧和焦虑，将其作为一种推动其觉醒和彻悟的动力，是存在主义心理治疗的一大特点。面临死亡或经历死亡就是一种处于存在和非存在边缘的体验。喜极而狂，其实是一种长期压抑和艰辛奋斗成功之后的爆发，也许只有死亡才能使其冷静，才能使人反思。

制约极乐之情的恐惧情境也可以由当事人自己预设出来。例如，在行为主义的厌恶疗法中，厌恶刺激可以是现实刺激，也可以是想象刺激，后者就是由当事人自己想象出来的。例如一个接受厌恶治疗的酗酒者，可以在贪图一时快乐而过度追求刺激之刻，想象脑卒中等危险后果，通过厌恶刺激与上瘾心理行为的连接，从而达到放弃不良行为的治疗目的。推而广之，对于那些追求一时快乐而寻求刺激的嫖娼者甚至得志猖狂的贪污者，都可以使用这种想象或预设（感染性病或被捕）的“恐胜喜”心理治疗。

中医以情胜情疗法与西方心理学的认知疗法不同，西方理论总认为“理智可以战胜情感”，事实上，理智认识如何转化为一种制胜生理情绪的力量，这只是理智主义的一种假设。也许中医以情制胜的方法更为容易理解和接受。

【知识拓展】

关于存在主义治疗。

存在主义治疗是由弗兰克（1905—1997）、罗洛梅（1909—1994）等一批欧美学者创立的一种治疗学派，它源自存在主义和现象学的哲学思潮。存在主义（Existentialism）是现代西方人本主义的重要哲学思潮，它关注个体的存在处境，强调个体的生存意义。存在主义治疗尤其适合那些正面对发展危机的当事人，如正处于自我认同期的青少年，面对着婚姻、家庭和工作等心理危机的中年人，丧失自我认同感、寻找生命意义或感到自我空虚的人，有重要丧失经历和生活受挫的心理困惑者。

存在主义治疗的理论有：①人的存在先于本质。人，作为人的存在（而不是物的存在）首先依赖于人的自我意识的觉醒。“我思故我在”，即人意识到自己的存在，“它是意识本身找到的绝对真理”，这也是人的一切意识活动的逻辑起点。人只有直接感到自己的存在，即从“我思”中找到自己时，才有可能寻找别的真理。存在主义不同意精神分析理论中将人的行为看成是由潜意识的力量决定的看法，也不赞同行为主义认为人总是受制于环境因素的观点，而是认为“人除了自己认为的那样以外，什么都不是。这是存在主义的第一原则”。人首先是存在——人在谈得上别的一切之前，首先是一个把自己推向未来的东西，并且感觉到自己在这样做。“人只是他企图成为的那样，他只是在实现自己意图上方才存在，所以他除掉自己的行动总和外，什么都不是；除掉他的生命外，什么都不是。”“一个人不多不少就是他的一系列行径；他是构成这些行径的总和、组织和一套关系。”简而言之，人在本质上是自由的，并因此要为自己的选择及行动负责任。我们是生活的创作者、建筑师，而不是环境的受害者。存在主义治疗的目标是激发当事人确认可选择范围的念头，并在其中做出自己要为之负责任的选择。②存在主义对于人的本性有自己独特的看法。存在主义认为，人类存在的意义不是固定不变的，而是经由我们自己的计划不断地再创造着自己。成为一个人的意义是指，我们在不断地发现与明白我们存在的意义。人类处于一种持续转换、凝练、演进的发现意义的状况之中，认为对生活意义或生命意义的探索和追求是人类的基本心理需要，一个人如果找不到生活目标，或因某种挫折失去了生活目标，就会出现存在挫折和存在空虚的心理失衡，其中无聊、厌烦和抑郁就是存在空虚最主要的表现。意义治疗就是协助当事人去发现生命中的意义或创造新的意义；即使是苦难也要将其转变成人类的成就。认为焦虑是生存的一种状态：存在主义将焦虑分为一般性焦虑和神经性焦虑。一般性焦虑是伴随自由选择而来的正常焦虑，它可以刺激人的成长，是寻求改变的动机，治疗的任务只是减少令人丧失能力的神经性焦虑，而鼓励面对和体验正常焦虑，将自我向新生活开放；主张学习觉察死亡与不存在，认为人是一类唯一知道死亡必然性的动物，只有当一个人时刻牢记生命是有时间限定性的，人才会更加重视现在。因此，体察死亡与不存在是促进一个人改变不良习惯、真诚地生活、增加生命创造性的动力。

存在主义治疗的目标是促使当事人接受与学习面对自由选择的焦虑与恐惧，并勇敢地担负起自己的责任。存在主义认为，人是自由的，如果一个人放弃自由将是不真诚的，是逃避选择的责任，治疗就是促使当事人增强对自己长久以来一直逃避的焦虑的察觉，倾听自己内心的声音，唤起潜在的生命力，并采取实际行动改变目前不适应的存在方式，创造一个有价值的生活。

存在主义治疗的过程一般可以分为三个阶段。第一阶段，治疗者协助当事人确认及澄清对世界和人性的看法，检视自己的价值观和人生观等信念的社会适应性和有效性，以及这些信念在造成自己心理问题上的消极影响；第二阶段，鼓励当事人将在治疗过程中所学到的事物化为行动，发现自己的长处，并使刺激融入有目标的生活方式中，重新建构新的价值观和生活态度；第三阶段，鼓励当事人将对自己的了解化为行动，促使其找到发挥长处的具体方式，使其生存更富有意义。存在主义注意引导当事人体验苦难的意义。弗兰克认为：“如果人生真有意义，痛苦自应有其意义。痛苦正如命运和死亡一样，是生命中无可抹杀的一部分。没有痛苦和死亡，人的生命就无法完整。”当一个人遭遇到一种无可避免的或无法改变的灾难或危机时，当事人所能做的只是选择对苦难采取什么态度和用什么态度来承担不能回避的痛苦。此时，心理医生并不可能改变当事人的厄运，所能做的也只是帮助当事人找寻苦难中蕴含的某种意义。弗兰克说，当“痛苦在发现意义的时候，就不成为痛苦了”“人主要关心的并不在于获得快乐或避免痛苦，而是要了解生命中的意义。这就是为什么人在某些情况下宁愿受苦，只要他确定自己的苦难具有意义即可”。因此，人只有勇敢地面对命运的挑战，面对经由痛苦而获得成就的机会，才能从根本意义上超越痛苦。

存在主义主张学会超越人生的短暂性。悲观失望的人总是为生命的短暂性而沮丧。意义治疗并没有忘记人类存在的短暂性本质，而是倡导积极乐观地看待那些“无可奈何花落去”的事情。比如在我们每天撕去日历的时候，一个悲观主义的人只是看到日历越来越薄而恐惧沮丧，而意义治疗者会注意在撕去的每页日历的背后有没有记下一些有意义的事情，然后坦然地按顺序归档。悲观的人恐惧短暂，弗兰克说，“正因如此，短暂性给我们带来了责任感，我们必须在短暂性消失前不断地抉择，做哪些而不做哪些？哪些可为与不可为？事实上，选择并对此承担责任成为人一生中不朽的生命痕迹和里程碑”。弗兰克认为，“没有一样东西可以被毁灭，也没有一样东西可以被废除。存在过了就是一种最确实的存在”“凡存在过的，会永恒地存在，因此它就从短暂性中被解放及被保存起来”。

弗兰克认为，要克服预期焦虑，关键的问题是要发展人类所特有的附属于幽默感的自我超越能力。“幽默是人类性情当中最能使人超越任何情境的一种。”幽默是对灾难和危机的超越，是对自我困境的解脱。如果一个强迫症和恐惧症患者能够停止与他的症状作斗争，并用讽刺和幽默的方法嘲弄自己一番，痛苦就会立即消失，因为他们找到了症状或痛苦蕴含的另一种意义。

争风吃醋妾诈病，景岳巧语释难题

【经典原文】

又予在都中时，一相契金吾公，畜二妾，其一则燕姬也，有母随之。一日二妾相竞，燕妾理屈，其母助恶叫跳撒赖，遂至气厥若死。乃令一婢抱持而坐，自暮及旦，绝无苏意。清晨延予疗之，予初入室，见其肉厚色黑，面青瞑，手撒息微，及诊其脉，则伏渺如脱，亦意其真危也。斯时也，欲施温补，则虚其大怒之后，逆气或有未散；欲加开导，则虚其脉之似绝，虚极有不能胜，踌躇未决，乃请复诊。及入室再见，则不若前次之撒手，而十指交叉，抱腹仰坦于婢者之怀。因疑其前番撒手，今既能叉手，岂他人之所为乎？及著手再诊，则似有相嫌不容之意，而拽之不能动，此更可疑也。因出其不意，卒猛一扯，则顿拖有声，力强且劲。由是前疑始释，谓其将死之人，岂犹力有如是乎？乃思其脉之若此者，或以肉厚气滞，此北人禀赋多有之也，或以两腋夹紧，此奸人狡诈亦有之也。若其面青息微，则怒气使然，自不足怪。识见既定，因笋言其危，使闻灸法，以恐胜之。遂先投一剂，到咽即活。次日会公，因询予曰："日昨之病，固料其势必危矣。然谓其为真邪，则何以药甫其唇，而效之峻速有如此？昨公所用之药，果亦有何玄秘否？是皆不能无疑也。"予曰："予之玄秘，秘在言耳。但使彼惧，敢不速活。"经曰：忧可胜怒，正此谓也。是可见人情之巧，其有最难测者皆如此，使昨非再诊而再察之，则予亦几为所诳矣。是以凡遇此类，不可不加之详审。

——明·张介宾《景岳全书·诈病》

【古文解读】

明朝的时候，京城内有一位官员有两个妾室。二人钩心斗角，素来不和。其中一个为燕京女子，专爱争风吃醋，拨弄是非，更有她母亲相随，出谋划策，使她有恃无恐。一天傍晚，燕女在院子里指桑骂槐，无端寻事，与另一位妾吵起架来。那名妾也不示弱，据理相争，燕女理屈词穷，而她的母亲助女为恶，于是，她又喊又叫，撒野耍赖，到了快气厥昏死的样子，并叫一个奴婢抱着燕女席地而坐，从早上到晚上，好像一直不见苏醒过来。第二天早上，张介宾被传召来为这位燕女诊治。刚入燕女寝室的时候，看到她肉厚色黑，脸色发青，双手下垂放着，气息微弱，诊其脉见脉象潜伏微弱，似乎生命垂危。当时，张介宾想用温补的方法，但又担心燕女怒气大发以后体内的逆气有可能还没有散尽；本想和燕女谈心，加以开导，但又看她的脉象微弱，只好作罢。犹豫不决之际，张介宾要求为燕女复诊。不料再入寝室，却发现她十指交叉，双手抱于腹部平躺在婢女怀里。由此张介宾便起了疑心。初见她时双手下垂，而这阵子却能够十指交叉，这绝不是一个重病的人能够做到的。于是，张介宾想再次为燕女把脉，但燕女的反应却似乎有所执拗，不愿意让张介宾把脉，他拉扯一下她的手，她却一动不动，这就更加令人可疑了。于是，张介宾趁燕女不注意时突然猛扯了一把，燕女出于本能反应大喊了一声，声音强劲有力。张介宾心知肚明了，如果她是病重将死的人，哪能有这么大的力气呢？张介宾再一想，像燕女这样脉象的或者皮肉厚实气滞的人，多为北方人的外貌特征；而她两腋夹紧，正是诈病之人的反应；她面青气息微弱也许是因为生气。如果真是这样，自然就无须吃药了。断定了病情，张介宾故意对周围的人说，燕女生命垂危，必须采用针灸治疗。然后开了一剂药。结果，药刚刚服下，燕女就“苏醒”过来了。第二天，官员用疑惑的口吻问张介宾：“昨天燕女的病情看起来很是危急，但是如果真的是因为病邪入侵，那为什么你用药敷其嘴唇，起效又那么迅速呢？昨天你用的药，真的有什么玄机吗？”介宾说：“我的玄机其实在于语言，就是故意让燕女听到我治疗她的方法，使她感到恐惧害怕，她就不敢不立刻好起来了。”医书说：忧可以治疗愤怒，说得就是这个意思。从这里可以看到人性之间的微妙之处，有许多很难辨认观测的案例都与此类似，如果昨天我没有再次去诊断观察她，那么也几乎被她蒙骗了。因此，以后如果遇到这样的情况，不能不加以详细的观察以诊断。

【述评】

诈病也叫假病。在本案例中，当事人因为与官员的另一名妾争风吃醋而以诈病来得到官员的关心。诈病是指为了逃避外界某些不利于个人的情境，摆脱某种责任或获得某种个人利益，故意夸大躯体疾病或伤残程度的行为。张介宾强调，对于诈病，医生应细心观察，明辨真伪。在总结前人经验的基础上他还提出了对诈病的处理原则，即“借其欺而反欺之”。指出“其治之法，亦惟借其欺而反欺之，则真情自露而假病自瘳矣”。因此在二度观察病人之时，张介宾认真观察燕女的神态动作，并且对其进行了一番试探，与真病相区分，最终得知其为诈病。

在生活中和临床医学上，诈病现象并不少见。在世界卫生组织主编的《国际疾病分类》和中国精神障碍分类与诊断标准中，诈病都被列为一种与心理卫生密切相关的问题。一般认为，诈病是伪装疾病的异常表现，诈病不仅包括无病伪装成有病，还包括各种轻病伪装成重病、有病伪装成无病、重病伪装成轻病等隐匿本身疾病的异常行为。

诈病的基本特点是：①症状与体征不符，如本案例中昏厥的样子与十指交叉不动的行为不一致；或诈病者主诉症状多，而常缺乏相应的客观体征。②症状体征不符合这类疾病的变化规律。例如本案例中如果真的是因为病邪入侵，那为什么医生只是用药敷其嘴唇，效果就那么迅速呢？病人诈病的目的一旦被识破或其目的达到，其症状体征就会突然减轻或迅速消失。③诈病者往往对医师的检查不太配合或拒绝，例如本案例中的燕女不愿意让张介宾把脉。④发病前多有明显的社会、心理因素作为诱因，在本案例中燕女因与另一名妾争风吃醋而起争论，撒野耍赖，未达私利而故意昏厥。

本案例应与癔症（又称歇斯底里症）相鉴别，后者属神经症的一种，可经常发作。癔症的发作具有明显的精神诱因，包括重大生活事件、强烈的内心冲突或情感体验、暗示或自我暗示等，导致的精神障碍主要表现为感觉、运动功能障碍或意识状态改变。症状的出现或持续，往往有利于患者摆脱面临的困境或获得某种精神上的支持与补偿，即所谓“原发性或继发性获益”，患者可有明显夸张症状的倾向。根据其临床表现分属于中医的脏躁、郁证、奔豚气、梅核气、气厥、百合病、失音、暴聋等诊断范畴。

本案例中，医生使用了言语暗示疗法，本来暗示疗法是治疗癔症的经典疗法，特别有助于消除癔症性躯体障碍。理论上讲，暗示疗法对于诈病无效，但在本案例中却显得十分奏效，也可能是因为：其一，燕女害怕医生针灸；其二，接受治疗后谎言被戳穿，会失了颜面；其三，燕女可能已经得到了男主人的关爱，达到目的。

【知识拓展】

1. 关于医者。

张介宾（1563—1640），字会卿，号景岳，别号通一子，明末会稽（今浙江省绍兴市）人。为明代杰出的医学家，为温补学派的代表人物，学术思想对后世影响很大。因为他善用熟地，有人称他为“张熟地”。他自幼聪颖，因祖上以军功起家，世袭绍兴卫指挥使，“食禄千户”，家境富裕。从小喜爱读书，广泛接触诸子百家和医学经典著作。其父张寿峰是定西侯门客，素晓医理。张介宾幼时即从父学医，有机会学习《内经》。13 岁时，随父到北京，从师京畿名医金英。青年时广游于豪门，结交贵族。当时上层社会盛行理学和道家思想，张介宾闲余博览群书，思想多受其影响，通晓易理、天文、道学、音律、兵法之学，对医学领悟尤多。张介宾性格豪放，可能受先祖以军功立世的激励，他壮岁从戎，参军幕府，游历北方，足迹及于榆关、凤城和鸭绿江之南。当时北京异族兴起，辽西局势已不可为。数年戎马生涯无所成就，使张介宾功名壮志“消磨殆尽”，而亲老家贫终使张介宾尽弃功利之心，解甲归隐，潜心于医道，医技大进，名噪一时，被人们奉为仲景东垣再生。五十七岁时返回南方，专心从事于临床诊疗，著书立说。崇祯十三年（1640）去世，终年 78 岁。

2. 关于相关的新闻。

据香港媒体报道，2006 年香港廉政公署前高级职员陈某，因诈病骗取 402 天带薪病假，被判实时入狱 15 个月，成为香港首个因“诈病”而受到刑事处罚的个案。2008 年 9 月福建省漳州市检察院技术部门运用法医文证审查，发现一例罕见的通过服用药物“诈病”骗取保外就医、逃避刑罚的案件。罪犯黄某为了逃避有期徒刑为 6 年的处罚，在看守所里多次假装心脏病发作，先后三次由看守所急转至医院抢救，住院期间通过服用阿托品使身体机能在多次检查中出现类似冠心病的症状。因此，后来以患有严重的冠心病为由，获得了保外就医的特殊待遇，以致黄某长期处于脱管状态。可见，现实生活中的诈病现象仍有发生。

青春热邪神癫狂，景岳巧计胜亵渎

【经典原文】

又余尝治一少年姻妇，以热邪乘胃，根据附鬼神，殴詈惊狂，举家恐怖，欲召巫以治，谋之于余。余曰：“不必，余能治之。”因令人高声先导，首慑其气，余即整容，随而突入。病者亵衣不恭，瞠视相向。余施怒目胜之，面对良久，见其赧生神怯，忽尔潜遁，余益令人索之，惧不敢出。乃进以白虎汤一剂，诸邪悉退。此以威仪胜其亵渎，寒凉胜其邪火也。

——明·张介宾《类经·论治类》

【古文解读】

我（张介宾）曾医治过一名青年女性病人，其病因为热邪犯胃，扰动心神，自言鬼神附体，惊狂嚎叫，打人毁物，全家人都觉得棘手惧怕，想请巫师来治疗，于是找我来拿个主意。我说：“不需要请巫师，我能治好她。”我让人到患者家里，先大声高呼：“大夫张先生到!”先震慑其淫气，然后我整冠敛容，肃然走进其家。这时病人正身着内衣，见一个陌生的男人突然进来，惊恐地望着我，而我怒目相视，两人对峙了一会儿，病人忽然觉得羞愧难当，转身冲进内屋，我令人唤她出来，她则更害怕不敢出来。于是，我就给她开了一帖清胃泄热的药，不久病就痊愈了。这就是所谓的以威严的仪态制胜亵渎、以寒凉制胜其邪火的方法。

【述评】

本案例中的当事人因热邪侵犯而性情突变，伤人毁物，自言鬼神附体的病证实为身心疾病的一种。身心疾病是指人的机体因饮食、工作和传染病等原因导致的身体不适或先天性自然疾病引发的某些心理问题。这些生理变化而导致的心理、行为的变化与当事人社会认识自尊无关，其心理、行为的变化不受自我意识的控制。身心疾病是身体疾病在前，因为身体疾病而引起心理、行为上的改变。一般说来，人生病后，他的生理状态对社会的适应能力有所变化，其心理活动也有所变化。也就是说，身体疾病可能会引起心理疾病。另外，相关的研究显示，心理障碍程度与病程长短关系密切，病程越长，患者的心理障碍越重；而心理负担越重，病程越迁延。绝大多数患者都有程度不等的精神症状、心理障碍而引起疾病的恶性循环。

在本案例中，应该对身心疾病与心身疾病进行鉴别诊断。身心疾病与心身疾病有许多共同点。一方面患身心疾病的人无法摆脱自身生理上的痛苦，对自己的人格产生否定的认识，此时，病人的精神表现同心身疾病的精神表现似乎相同。另一方面心身疾病患者因社会刺激和自我意识问题而导致心理状态不平衡的时候，也会有身心疾病患者病变时出现的生理痛苦。但是两者之间有着严格的区别，后者是由于当事人对于发生在自己生活学习和工作环境中的各类事件的价值观念发生变化，包括恶性事件的不良刺激，自我认识发生了改变，导致心理状态不平衡。心理状态的不平衡最终影响了身体的生理变化，出现了心身疾病。而前者的发展过程正好相反，是因人的机体发生了生理变化而引发了个体心理、行为上的变化。

现代身心疾病诊断方法：①病史采集：除临床各科病史采集相同外，还收集病人心理方面的有关材料，例如心理发展情况、个性或行为特点、社会生活事件以及人际关系、家庭支持等，从中初步寻找与身心疾病发生发展有关的一些因素；②医学检查：明确是否有躯体症状，是否有器质性疾病；③心理学检查：寻找影响躯体与心理的因素及时间关系，并根据患者情况使用心理测量。

在这个故事里，张介宾利用“以严动神”的心理疗法，先以威严胜其亵渎，然后用寒凉的药物清其邪火，从而取得了很好的疗效。《黄帝内经·素问·疏五过论》中讲到“医不能严，不能动神，外为柔弱，乱至失常，病不能移，则医事不行，此治之四过也”。由此可见，对身心疾病的治疗要双管齐下，除了要治疗病人的身体疾病还要兼顾心理疾病的诊断和疗愈，重视心理对身体巨大的影响作用。如何让病人信任医者，对医者心服口服，是一个高深的学问。在施以药物治疗的同时，配合心理疗法。中医强调治疗身心疾病要“先治其心，后治其身”，使患者被压抑的能量释放出来，从而改善内分泌、免疫状态，调整大脑的兴奋与抑制机制，使之恢复到正常状态，在身体健康的同时拥有一个正常的心理。

现代医学论证人类的疾病与人的心理密切相关，身心治疗成为现代医学的新领域。这就是身心疾病一体化治疗。简单的理解就是医学、心理学结为治疗联盟。重要性在于心理因素与病程有着紧密的联系。通过心理治疗能帮助病人增强自我调节的能力，从而进一步增强药物的疗效，缩短治疗时间。对身心疾病则以治疗原发病灶为主，同时给予精神、心理上的疏导。

【知识拓展】

关于本病的药物治疗。

柴胡加龙骨牡蛎汤加减。作用是和解少阳，平衡阴阳，安神定志。

详诊细察童儿心，顺情从欲病自愈

【经典原文】

一儿半岁，忽日惨然不乐，昏睡不乳。予曰："形色无病。将谓外感风寒，则无外感之证。此儿莫非有所思，思则伤脾，乃昏睡不乳也。"其父母语云："有一小厮相伴者，吾使他往，今三日失。"乳母亦云："自小厮去后，便不欣喜、不吃乳。"父急命呼之归，儿见其童嘻笑。父曰："非翁之妙术，不能知也。"

——明·万全《幼科发挥·急惊风类证》

【古文解读】

有一个一岁半的小孩，突然有一天闷闷不乐，只睡不吃奶。家人邀万全前来诊治。万全看过后说："从小孩的外形和脸色来看并没得什么病，如果说是外感风寒的话，又没见有外感风寒之证。难道这小孩有什么挂念的东西？因为思则伤脾，才嗜睡不吃奶。"听大夫这样说，孩子的父母连忙说："的确，有一个一直陪伴小孩的仆人，我让她去别的地方了，至今已经离开有三天了。"奶妈也说："自从仆人走了之后，这孩子就不开心，不愿吃奶了。"父亲一听，急忙叫人把那仆人找回来，小孩一见到仆人顿时嬉笑如常。父亲感激地对万全说："如果不是您医术精湛，我们哪能知道我儿子是因思念仆人而得病呀。"

【述评】

本案例中的小孩突然表现出情绪低落、嗜睡不乳的症状，万全详细观察后发现并没有外感风寒的症状，认为可以排除外感之病。那么，在小孩不会口述病史和症状的情况下，如何诊断儿童的疾病呢？这的确是一个难题。中医之妙就在于可以依据临床之证来进行推断，万全根据中医思伤脾的理论，大胆推论：小孩莫非是因有某种强烈的思念而昏睡不乳？但这须经孩子家长证实。事实的确如此，小孩的确是因为与自已朝夕相伴的仆人走了，思念太过而伤脾，故昏睡不乳。

正确的治疗基于正确的诊断分析，"小儿相思"是婴幼儿常见的一种心理问题。主要指剥夺了婴幼儿熟悉的环境、依恋的抚养者和喜爱的玩具之后，表现出某些行为退化或异常，如不食不乳、表情淡漠、嗜睡不醒、异常哭啼、睡卧不宁等反常现象。当见到所思之人，得到所喜之物，回到熟悉的环境中后，就会立即恢复往常的行为。显然，在本案例中要使小孩情绪好转，关键在于消除小孩的思念，满足其愿望。所以，当熟悉的仆人回来时，小孩就自然不治而愈。

发展心理学和社会心理学的观察研究告诉我们，人类和许多哺乳动物在幼儿期对抚养者都有很强的依恋情结，这样幼年期的动物和儿童可以获得较高的心理安全感。小孩不仅有喜怒之情，而且因为大脑皮层发育尚未成熟，易受到各种刺激惊吓而缺乏安全感。因此，不断更换抚养者和养育环境是不利于儿童心理健康发育成长的。本案例中万全采用了顺情从欲法，不仅通过满足小孩对仆人的思念之情治愈了其心病，而且避免了家长对孩子抚养环境的无意破坏。

顺情从欲疗法的基本思想首载于《黄帝内经·灵枢·师传》："未有逆而能治之也，夫惟顺而已矣。百姓人民，皆欲顺其志也。"所谓顺情从欲疗法，就是通过满足人的意愿、感情和生理需要，祛除心理障碍的方法。例如虞抟在《医学正传》中指出："奶岩，始有核，肿结如鳖棋子大，不痛不痒，五、七年方成疮。初便宜多服疏气行血之药，顺情思如意，则可愈。"可见顺情从欲法对于心身性疾病尤其具有积极的意义。顺情从欲疗法适用于因情思不遂所致的郁证、相思病、饥哭、拗哭、乳岩，以及其他多种心身疾病的心理治疗。清代赵濂在《医门补要·人忽反常》中说："凡七情之喜惧爱憎，迨乎居室衣服，饮食玩好，皆与平昔迥乎相反者，殆非祸兆，即是病机。他人只可迎其意而婉然劝解，勿可拂其性而使更据也。"因此，"意念未遂，所求不得"是身心疾病最常见的病因或诱发因素。如果一个人的基本生活需求都不能得到满足的话，不仅会影响人的正常生理活动，甚至会导致精神情志的病变。对于此类疾病，单凭劝说或认知开导是难以解除患者疾苦的，最实际的方法就是"以从其意"，协助满足其基本需求。正如古俗语所云："心病还须心药医。"顺情从欲可以使患者怡然喜悦，心情舒畅，对于疾病的痊愈有积极作用。

采用顺情从欲法治疗，首先要探究病人真正的意念欲望所在。对于羞于启齿的病人，医生必须向患者承诺尊重病人的隐私权和为其所述的一切保密，这不仅是医生最起码的职业道德，也是促使患者开放自己内心世界的前提。此外，医生还要耐心启发病人，采取其易于接受的方法，得到病人的充分理解和合作，病人才能将隐曲深沉的心里话说出来。对于一些无法很好地用语言沟通的病人，如本案例中的小孩，则需要医生通过察言观色，向其身边人详细询问了解，掌握患者真正的需求。

一旦医生了解了患者的需求，那么，又当如何才能使当事人顺情从欲呢？明代李渔认为，医无定格，救得命活，即是良医；医得病愈，便是良药。所以一物与一事均可以意为医。

当然，顺情从欲疗法也是有一定条件的。一要看需求是否合法合情合理，是否符合人的正常需要；二要看是否现实可行，符合人之常情和社会伦理道德；三要看是否适度适量，对胡思乱想、放荡不羁、痴心妄想的欲念和无理要求应予以劝说、教育和引导，切不可迁就放纵。

【知识拓展】

关于医者。

万全（1488—1579），字事，号密斋，南昌县（今江西省南昌市）人，生于湖北罗田县。自幼聪颖，潜心钻研《黄帝内经·素问》《难经》《脉经》，博采张仲景、刘完素等诸家之说，终成一代名医。临床经验丰富，尤其擅长儿科，曾集其家传小儿科经验，撰成《幼科发挥》。万全对妇科和养生学也有独到的研究，撰有《万氏女科》3 卷、《养生四要》5 卷、《保命歌括》30 卷。万氏医书还流传到日本、朝鲜及东南亚一些国家。

盐贩因失财病急，顺情从欲呕血止

【经典原文】

有荷担盐贩者，家无斗粟，盐为捕所夺，呕血数升，匍匐求治。同文潜以白金半锭杂药中，其人启函得金，以为误也。同文曰："我安得有金？即遗汝，必明告汝矣。"其人得金喜，饮药立愈。

——清·陈梦雷《医部全录·医术名流列传》

【古文解读】

有一个挑担贩盐的人，家中穷得连隔夜粮都没有，不料盐又被巡捕夺走，失去钱财，一时气急，呕血数升，几乎是弓着腰慢慢挪至钱宅求治。明代海盐县的名医钱同文将白银半锭悄然夹于中药纸包中。贩盐者回到家中，打开中药的包装后发现银子，以为是弄错了，便去找钱同文。钱同文对他说："我怎么会有银子？如果是我留给你的，我一定会当面跟你说的。"贩盐者以为意外获得银两而欢喜不已，喝完药后病就好起来了。

【述评】

本案例中的盐贩在遭人夺走养家糊口的生意之本后，一时气急，呕血数升，在现代医学看来，可能为应激性反应的胃出血，甚至可能引发脑出血、心肌梗死。这样的情景在古代小说中常有描述，例如《三国演义》中的诸葛亮三气周瑜以及诸葛亮骂死王朗。辱骂真的能致死吗？王朗的死亡在医学上属于猝死，猝死的原因很多，如溺水、电击、窒息、脑外伤、脑出血、急性心肌梗死等。根据王朗的情况，可推测两种可能：一是急性心肌梗死或严重心律失常所致的心源性休克；二是脑出血。王朗是汉朝大老元臣，后又任魏国司徒，属于"三公"之列，一生高官厚禄，饮食自然也是膏粱厚味，用现代的话来说，就是高动物脂肪、高胆固醇饮食，这恰恰是造成动脉粥样硬化的重要条件，也埋下了猝死的祸根。在严重动脉粥样硬化的基础上，若有强烈的精神刺激，体内会发生一系列变化，导致急性心肌梗死和心室颤动，造成心源性休克而猝死。王朗猝死的第二个原因可能是脑出血。脑出血又叫脑溢血，是高血压的严重并发症。据统计，造成脑出血的原因，85%以上是高血压病。高血压病人往往有动脉硬化，在硬化时血管的韧性减退，脆性增加，容易破裂。同时，长期高血压的血管壁受高压力的影响，内膜和肌层逐渐发生退行性变或坏死，有时形成微动脉瘤。这种动脉瘤的壁很薄，如果遇到血压突然升高的情况，便会破裂出血。可见，较大的精神刺激（如辱骂等）是可以直接导致严重后果的。

中医认为，七情是生命活动的正常现象，一般不会使人发病。七情与脏腑的功能活动有着密切的关系，如果突然、强烈或长期性地经受情志刺激，超过了正常的生理活动范围，脏腑的气血功能就会紊乱，从而发生疾病。这时，七情就成了致病因素，而且是导致内伤疾病的主要因素，中医称之为七情内伤。七情作为致病因素，有别于六淫之邪从口鼻、皮肤或其他部位侵入人体，它是直接影响到相关的脏腑而致病。情志因素不仅可以直接导致多种疾病的发生，而且还对所有疾病的恢复起着重要作用。

在本案例中，钱同文的高明之处在于他对患者的病因病理做出了正确的分析判断，认为当事人的病患是由遭受了财产损失，情志不遂引起的，因此，当务之急在于如何帮助当事人解决生活贫困潦倒的实际困难，也就是说治疗心病才是根本，服药治疗是其次。于是，医生采用了顺情从欲法来处理这个急证。当然，如果医生直接赠送银两给患者，估计患者是不好意思接受的，而且还可能带来更大的心理压力，因此，基于患者的实际情况，医生采取了将白银混入药中的形式来赠送给这个特别困难的急证病人，用这种意外之财的惊喜来满足一个贫穷者急需挣钱养家的渴求，以解除患者的燃眉之急。

【知识拓展】

关于本病的药物治疗。

常有大黄黄连泻心汤（《金匮要略》）等：大黄 10 克，黄连、黄芩各 5 克，以上药三味，以水 800 毫升，煮取 250 毫升，顿服之，泻火解毒，燥湿泄热。

冤枉破财生忧愤，石山巧计喜胜忧

【经典原文】

汪石山治一人。县差拿犯人，以铁索锁犯，行至中途，投河而死。犯家告所差人索骗威逼致死，所差脱罪，未免费财，忧愤成病，如醉如痴，谬言妄语，无复知识。诊之曰："此人费财而忧，必得喜乃愈，药岂能治哉?"令其熔锡作银数锭，置其侧，病者见之果喜，握视不置，后病遂愈。此以喜胜忧也。

——清·魏之琇《续名医类案·颠狂》

【古文解读】

明代医家汪石山曾治疗过一个患者。该患者是县衙公差，奉命前去缉拿犯人，公差用铁索将犯人锁着，不料走到途中，犯人乘其不备投河自尽。犯人家属于是上诉，说肯定是该公差向犯人勒索钱财威逼其致死。虽然后来该公差被宣布无罪，但因此也花了不少冤枉钱，公差忧愤成疾，精神恍惚，如醉似痴，胡言乱语，神智错乱。无奈家人邀汪石山前来诊治，汪石山了解病情后对家人说："他患此病是因为破财忧愤所致，此病要得欢喜才能痊愈，不是单单服药就能治好的。"于是石山让患者的家人把锡熔化，制成数枚假的银锭，悄悄地放在患者的床头边，患者见后果然大喜，紧紧握住"银锭"，目不转睛地盯着它，久久不肯放手，不久，病证随之而愈。这就是以喜胜忧的案例。

【述评】

本案例中的公差因为亲目所见犯人畏罪自杀，已遭受了一种负性的应激刺激，心情尚未平静，又遭犯人家属控告，名声受损暂且不说，为此还平白无故地破费了，他一忧自己家庭经济损失之大，二愤履行公务却成了被告。在这种双重打击下，他出现了精神恍惚、胡言乱语、神智错乱等精神障碍，在中医可诊断为情志障碍，在西医则可诊断为应激性或反应性精神障碍。

《黄帝内经·灵枢·本神》中说："愁忧者，气闭塞而不行。"在本案例中，公差既受犯人自杀的不良刺激，又受冤告，再失钱财，可谓祸不单行，雪上加霜，此为来自外部的打击，但这只是问题的一方面。当事人如何看待这一应激事件以及损失的钱财是问题的另一方面。在本案例中，当事人本可以换个思维角度看问题，例如虽然被人冤告，但终归还是转危为安，虽破财但免除了牢狱之灾。

然而，汪石山洞悉案情曲折、患者家境，情之所系，认为该公差的情志主要系于钱财损失。中医认为，情志受阻不解，气机闭塞不行，津液不能敷布，聚而成痰，痰气郁结于上焦，进而蒙蔽心窍。心窍被蒙，神明失主，故精神恍惚、如醉如痴、胡言乱语，而发“癫痴”。于是汪石山根据“忧伤肺，喜胜忧”之理，因地制宜设计了“熔锡作银数锭”的方法来安抚患者。因为在古代，中药汤剂镇静安神的效果不可能取得速效，在患者如醉如痴、谬言妄语、神志错乱的急性发病情况下，汪石山设计的方法不能不说是让患者得到满足和促使神志安静的一个可行的权宜之计。当然，从本案例当事人的实际情况来看，满足其某种现实的需求才是取得疗效的关键所在。

利用情志相互生克的关系，以人为诱发出来的某一情志来制约另外一个消极的或过度的情志，促进气机的正常运行，是中医心理治疗的一个重要特色。在运用情志相胜疗法治疗情志疾病时应注意两点：一是要把握好诱发情志刺激的强度，这里又有两层意思：首先，治疗所采用的情志刺激强度要超过致病的消极情志，否则就达不到克制消极情绪的治疗目的；其次，用于治疗的情志刺激也不能太过，否则又可能会引起新的疾病。二是要注意诱发刺激的针对性和可操作性。心理医生应根据病证的具体特点、患者的经历和生活背景来设计治疗的靶目标，拟诱发出何种情志、以何种方法诱发特异性情志、如何就地取材和因地制宜制作刺激手段和物品，以及设计具体的实施表现方式等，都需要一定的创新思维。

【知识拓展】

1. 关于作者。

魏之琇（1722—1772），清朝医家。字玉璜，号柳州，浙江杭州（今浙江省杭州市）人。世医出身，幼因贫于质肆帮活，夜则灯下苦读，先后达二十年，精通医术，并以医济世，颇有医名。以明代江瓘之《名医类案》尚有未备，遂予以补充，著《续名医类案》。另有《柳州医话》等书均行于世。

2. 关于现代疗法。

在现代医学中，对精神病的治疗主要采取药物疗法、行为疗法、工作疗法、艺术治疗。西医专长使用安定、氯丙嗪、奥氮平等药物对患者实施中枢神经的控制，有见效快的优点和药物副作用明显的缺点。中西医应取长补短，因地因人灵活运用。

3. 关于食疗。

中医食疗不仅考虑营养，还针对患者的身体情况和情志状况进行调节。以下是一个主治精神分裂症、抑郁症、癫痫诸症的饮食方案：猪心（半个），远志15克，柏子仁15克，合欢皮15克，茯神20克，钩藤15克，石菖蒲12克，莲子芯20粒，郁金10克，天麻6克，天竺黄6克，石决明20克，以武火煮滚，后用文火煲一个半小时。

4. 关于诗疗。

与情绪调节相关的技术还有文学疗法。自助性的文学心理疗法在中国具有悠久的历史。传说，唐代诗人韩愈有一天心情忧闷，还有些头痛，便坐在椅子上合眼小憩。忽有家仆来报：“门外有一少年求见。”韩愈把手一挥说：“吾心情不好，什么人都不见。”家仆说：“我已经说过了您不会客，但他硬要我把这本诗集拿给您。”韩愈随手翻开诗集，开篇是《雁门太守行》一诗，第一句便是“黑云压城城欲摧”。啊！好大的气魄！韩愈高兴地站起，继续念道：“甲光向日金鳞开。”多么优美的诗句，多么壮丽的景色！韩愈边读边走，忧思头痛顿时一扫而光，他即命家仆快请客人进来。这位少年便是当时的诗坛新秀，被后人称为“诗鬼”的李贺。

5. 关于笑疗。

传统中医认为，“喜为心之志”“在声为笑”“喜则气和志达”，适度逗人发笑，可使其喜从心生，心气舒畅、气血和调、荣卫通利。目前，国内外所流行的“笑疗”，其实就是喜乐疗法的一种形式。俗语说：“笑一笑，十年少。”笑疗应用于临床，将有助于疾病的治疗和康复，促进健康长寿和生活质量的提高。

醉饮污水疑虫患，巧施暗示疑病解

【经典原文】

一人在姻家饮酒，醉甚，送宿花轩，夜半酒渴，欲水不得，遂口服石槽中水碗许，天明视之，槽中俱是小红虫，心陡然而惊，郁郁不散。心中如有蛆物，胃脘便觉闭塞，日想月疑，渐成痿膈，遍医不愈。吴球往视之，知其病生于疑也。用结线红色者，分开剪断如蛆状，用巴豆二粒，同饭捣烂，入红线，丸数十丸。令病人暗室内服之，又于宿盆内放水，须臾欲泻，令病人坐盆，泻出前物，荡漾如蛆，然后开窗，令亲视之。其病从此解，调理半月而愈。

——清·俞震《古今医案按·诸虫》

【古文解读】

有一士人去姻亲家会亲饮酒，因为高兴饮酒致醉，被人送至后花园处安歇，到深夜时分，他感到非常口渴，但一时找不到水喝，于是情急之中喝了花园石槽中的一些积水，不料天亮时看到槽中尽是游动的小红虫，心里顿时惊吓不已，忧心忡忡。从此，他每日都觉得肚子里面好像有蛆虫，胃脘胀痛，日思月想，不思茶饭，身体日渐瘦弱，四处求医都不能治愈。吴球应邀前去诊治，知晓此人的疾患起因于疑惑。于是，他先将红丝线剪成数段，就好像小虫子一般，再用两粒巴豆和饭一起捣烂，放入红丝线，和成数十颗丸子。然后嘱病人在黑暗的房间内将药丸服下，又在便盆内先放少许清水，不一会儿，病人就想腹泻，吴球连忙让病人坐在便盆上。当病人泻出之前服下的东西时，漂浮荡漾在上的红丝线就如同条条蛆虫一样，然后打开房间的窗户，让患者自己亲自检视。从此病人心中的疑虑被解开，再调理半月，身体就完全康复了。

【述评】

在本案例中，患者因情急之中饮下不洁净的石槽积水，继而又的确看到“槽中俱是小红虫”，因而开始产生红虫入肚的疑病观念，这是可以理解的，或者说是符合现实情况的。如果当事人的确感染了红虫，那么，医生当用驱虫药治愈。然而，既然经过“遍医不愈”，从诊断性治疗的结果来看，感染红虫的可能性就比较小了。在夜间石槽中的红虫也许静止在水底，而当事人只是喝了一些上层的积水，所以万幸没有感染红虫。但是，患者因疑病观念未除，所以久而久之出现胃脘不适，抑郁寡欢，厌食消瘦，渐成瘘膈的心身体征。这种病患与成语“杯弓蛇影”中所说的故事不尽相同，后者是因为错觉而致惊恐，而本案例中的刺激却是现实的，而非错觉。

吴球基于当事人“遍医不愈”的诊治病史，辨证分析，正确做出了“知其病生于疑”的分析判断。如何使具有疑病观念的病人相信他并没有罹患如他自己所称的疾病是临床心理医生非常头痛的事情，临床经验告诉我们，患者的疑病观念几乎是很难通过医生的说服工作加以根除的。所以，吴球采取了让病人眼见为实的现实治疗方法，使用巴豆、饭和红丝线制成特殊的药丸，通过一系列的情境设置和以假乱真的暗示而获得疗效，其构思巧妙不能不令今人钦佩。现代心身医学认为，积极的心理暗示可以使接受暗示者产生积极的情绪，调动身体潜能，消除相关的躯体症状。本案例中的“驱虫药”和泻出的“红虫”将对病人产生积极的心理暗示，那就是喝进去的“红虫”终于被驱出来了。

中医学中运用暗示疗法非常普遍。例如《黄帝内经·素问·调经论》中说：“按摩勿释，出针视之，曰我将深之，适人必革，精气自伏，邪气自乱。”这就是说，针刺时医生应用手按摩其病处，出针时应拿针给病人看，然后对病人说：“我将刺进去啦。”病人闻之则会身心忻悦，情必改异，忻悦则精气潜伏于内，邪无所据，自被攻散，可见，予以针灸时应该并用语言暗示。

暗示疗法尤为适合因疑心、误解、猜测、幻觉所导致的心理障碍或者是与文化因素相关的精神疾病（如因宗教迷信患病）。运用此疗法之前首先必须搞清楚患者“因什么而病”“最相信什么”；其次，医生应对病人的疑虑充分共情，理解病人的感受与想法，与病人建立充分的信任关系，暗示治法的效果与病人对医生的信任程度成正相关。暗示疗法必建立在病人对医生深信不疑的基础之上；然后根据病人的具体情况设计实施暗示的程序并选择合适的暗示方法。值得注意的是，在暗示治疗中，医生有时需要采取假物相欺、以谎释疑的方式，这与违背职业道德、坑蒙拐骗、忽悠病人的无良医生是截然不同的，两者不可混淆。

【知识拓展】

1. 关于作者。

俞震（1709—1799），字东扶，号惺斋，浙江嘉善（今浙江省嘉兴市）人。清医学家、诗人。俞念祖父，俞霈弟。性敏慧，自幼博览群书，擅长吟咏。后因体弱多病，从金钧习医，得其秘奥，遂为乾隆间著名医学家。与同邑沈尧封善。与兄弟等结同雅社。有《古今医案按》10 卷、《古今经验方按》。见《光绪嘉善县志》卷 26，《嘉善史话简编》，《浙北医学史略》第 2 编，《两浙著述考》医药考。

2. 关于医者。

吴球，明代医家，字茭山，括苍（今浙江省丽水市）人。博学慕古，少时即研究经书，精于医术。尝著《诸证辨疑》或称《诸证辨疑录》。又有《用药玄机》《活人心统》《方脉生意》《食疗便民》，均未见行世。

3. 关于临床上实施暗示疗法的安慰剂。

常用的“安慰剂”主要有两大类，一类是无特殊治疗作用的葡萄糖、乳糖、生理盐水等；另一类是有一定的治疗作用，但与治疗的疾病无关的药物，如维生素类、葡萄糖酸钙、甘草流浸膏、氨水及某些中药煎剂等。虽然安慰剂本身是无特殊治疗作用或与治疗疾病无关的一些药物，但因为心理暗示作用，在应用之后常可以出现意想不到的疗效。虽然安慰剂可用于许多疾病的辅助治疗，但疗效因人而异，应避免滥用。

嗜饮之人日羸瘦，妙法催呕遂恶酒

【经典原文】

一人自幼好酒，片时无酒，叫呼不绝，全不饮食，日渐羸瘦。或执其手缚柱上，将酒与看而不予饮，即吐一物如猪肝，入酒内。其人自此遂恶酒。

——明·江瓘《名医类案（正续编）·癥瘕》

【古文解读】

从前有一个男子，从小爱喝酒，片刻无酒就不停地大叫呼喊，而且整日饮酒不吃饭，身体日渐消瘦。因他听不进家人劝告，家人只好将他的双手绑在房子的柱子上，并且只给他看看酒坛子，虽可以闻到酒香但不给他喝。这时，这个男子焦躁不安，不断挣扎，一时竟从嘴里吐出了一块猪肝样的暗色物体，家人将这个恶心的东西丢进酒坛。见此，这个男子便开始厌恶饮酒，酗酒的恶习竟然被戒除了。

【述评】

本案例中的男子酗酒成性，相当于是现代精神医学中所说的酒精依赖或酒精成瘾。酒精成瘾综合征是由长期酗酒导致的躯体或心理上对酒的强烈渴求与高耐受性的一种精神障碍。其主要特征有：①对喝酒有强烈欲望，酗酒时体验到快感；②对喝酒的开始、结束时间或剂量的自控能力明显下降；③明知酗酒有害，甚至主观上希望减少或停止酗酒，但总是自制无力而失败；④对酒精的耐受性逐渐增加，酗酒量增多，酗酒频率增加；⑤减少或停止酗酒时将出现手、足及四肢震颤，出汗，恶心，呕吐等戒断症状，只有通过饮酒才能消除戒断症状；⑥社会功能受损。本案例中的男子“片时无酒”便表现“叫呼不绝，全不饮食”，可见酒精依赖的戒断症状相当严重。所谓戒断症状是指因缺乏或减少酒精等精神活性物质所导致的综合征，主要表现为意识障碍、注意力不集中、情绪改变、精神运动性兴奋或抑郁、易被激惹等。

本案例中酗酒男子的家人为了帮助他不再终日沉湎于酒，只好将其缚在房柱上，也许是为了让他望梅止渴而已，使其能望到酒坛而不给其饮，结果出人意料的是该男子在躁动挣扎之时竟然吐出了一个在胃内结块的东西，这癥瘕紫红得像猪肝一般，看起来十分恶心。不知是有意还是无意，家人将此恶心之物丢进酒坛之中，正因为家人这个动作，当事人以后每当想酗酒时，脑海中便会不由自主地想到这个恶心的东西，也就是说在酒和令人厌恶的呕吐物之间形成了一种条件反射，从而使他对饮酒产生了一种反感厌恶的情绪，克服了嗜酒的恶习。

本案例中患者家属无意实施的方法与现代行为主义治疗中的厌恶疗法相近。所谓厌恶疗法是依据经典条件反射理论设计的一种行为治疗技术。其做法是将欲戒除的目标行为（或症状）与某种不愉快的或惩罚性的刺激（如呕吐物）连接起来，在两者之间建立起一种条件反射，患者因对原成瘾物质感到厌恶而自动戒除不良行为。用于厌恶治疗的刺激物可以是物理刺激、化学刺激和想象中的厌恶刺激。本能治疗方法多用于治疗酒癖、性行为变态、强迫观念和行为等。厌恶治疗的必要前提是先确定打算戒除的靶行为和选择某种适合当事人的厌恶刺激，实施治疗的程序一般是：先用成瘾物质（如酒）诱发出患者的快感，然后立即施加准备好的厌恶刺激，使当事人即刻产生厌恶的生理和心理反应；经过若干次同样的刺激之后，在成瘾物和厌恶刺激之间建立条件反射。在本案例中，患者的家人“将酒与看而不予饮”的行为正好诱发了酗酒者的成瘾症状，并因地制宜利用了当事人自己的呕吐物作为厌恶刺激，患者也因此而对酒感到厌恶。

在《名医类案（正续篇）·癥瘕》一书中还收录了其他酒精成瘾的案例，如载“镇阳有士人嗜酒，日当数斗，至午夜饮兴一发，则不可遏，一夕大醉，呕出一物如舌，视无痕窍，至欲饮时，眼偏其上，蠢然而起，家人沃之以酒立尽，至常日所饮之数而止，遂投之猛火，急爆裂为数十片。士人由是恶酒”。与前一案例相比，这个案例是醉后呕吐，见此恶心之物，当事人自己教育了自己，而自此不再酗酒。

中国式的厌恶疗法在民间并不陌生，例如，妇女们知道延长哺乳时间有助于避孕，因此，许多地方的儿童一直到 6－7 岁时仍未断奶。但长此以往，容易助长儿童对吸奶的依赖，不利母亲身体健康，要使这时的孩子断奶也并不容易。于是，一些地方的母亲们发明了在乳头上涂抹黄连汁的办法，使儿童因厌恶黄连之苦而自觉不再吸奶。

【知识拓展】

1. 关于历史上著名诗人与酒的奇闻趣事。

提到酒，不能不提到唐朝大诗人李白，李白向来有“诗仙”之称，同时，他又不愧于“酒仙”的称号，他每日必饮，每饮必醉，醉时长吟，妙语横生，正是酒壮诗胆，诗长酒兴。李白的挚友杜甫就曾经说他“天子呼来不上船，自称臣是酒中仙”，他自己也宣称“百年三万六千日，一日须倾三百杯”。余光中在《寻李白》中曾这样评述这位大诗人：“酒入豪肠，七分酿成了月光，剩下的三分啸成剑气，绣口一吐，就半个盛唐。”一句话便将李白的“豪”和“逸”刻画得淋漓尽致。而《寻李白》中的“樽中月影，或许那才是你的故乡，常得你一生痴痴地仰望?”则暗含了民间盛传李白在采石矶长江中捉月而死的传说。相传唐肃宗乾元二年（759），李白受一个案件的牵连，被流放到夜郎，历经千难万险，他来到高耸入云的白帝城。这时，突然传来一道圣旨，说是皇上已大赦这批犯人。李白开始不相信这是真的，看到人们在欢呼雀跃，才醒悟过来。第二天一早，他迎着曙光，乘上一条轻捷的小船，从长江上游漂流而下，沿途的壮丽景观使他目不暇接，两岸猿猴的啼叫声不绝于耳，他禁不住吟出了传诵于世的《早发白帝城》：“朝辞白帝彩云间，千里江陵一日还。两岸猿声啼不住，轻舟已过万重山。”李白虽然活着回来了，但穷愁潦倒，贫病交加。然而，高傲一世的李白并不屈服于命运的摆布，依然保持着洒脱、豪放的性格。当他住在安徽采石矶时，有一天夜里，他兴致勃勃地穿上当年在宫中穿的锦袍绣服，踏着月光来到江边，登上钓鱼小船，倒了两杯酒，邀请天上的明月来对饮。明月似玉盘，沉浸江水中。李白痛饮一杯，神思飞扬，再饮一杯，热血奔涌。他朦胧地看到水中圆月对自己含笑点头，就俯身用手去捉，不料“扑通”一声翻进了江中。后来宋朝时，梅尧臣就此事作诗道：“采石月下闻谪仙，夜披锦袍坐钓船。醉中爱月江底悬，以手弄月身翻然。”虽然文献记载李白是因病而逝，但也许只有这样具有传奇色彩的结局才符合大家对这位放荡不羁的诗人的想象吧。

2. 关于酒精依赖综合征的治疗。

可用金铃子散合失笑散加减：方中川楝子可行气疏肝，延胡索行气活血；五灵脂通利血脉，蒲黄活血祛瘀；脘痞者可加木香、枳实以行胃气。

3. 关于醒酒、戒酒的药物治疗。

①元代无名氏《居家必用事类全集·饮食类》之解酲汤：中酒后服之（明李东垣之方，妙绝。其孙李信之传）。白茯苓（一钱半），白豆蔻仁（半两），木香（半钱），橘红（一钱半），莲花青皮（三分），泽泻（二钱），神曲（一钱，炒黄），缩砂仁（半两），葛花（半两），猪苓（去黑皮，半钱），干生姜（二钱），白术（二钱），人参（一钱）。研为细末，和匀，每服二钱半，白汤调下，但得微汗，酒疾去矣，不可多食。②戒酒方：葛根20克，龙骨40克，牡蛎40克，赤芍20克，白芍20克，黄芪40克，天麻5克，牛膝15克，黄连6克，钩藤5克，羌活15克，玉竹15克，泽泻15克，猪苓15克，茯苓15克，每日一剂，水煎至200毫升，分两次口服。③其他方法：嗜酒如命者，若要让其断酒，恐怕也不容易。古人却也有妙方。如唐代的《外台秘要》中有断酒方十五首。其中如《千金》断酒方：酒七升，著瓶中，熟朱砂半两著酒中，急塞瓶口，安猪圈中，任猪啄动，经七日，取尽饮之，永断。又方：腊月鼠头灰柳花等分，黄昏时酒服一杯。又方：白猪乳汁一升饮之，永不饮酒。又方：刮马汗和酒饮之，终身不饮酒。又方：大虫屎中骨烧灰，和酒与饮。又方：白狗乳汁，酒服之。又方：腊月马脑，酒服之。又方：驴驹衣烧灰，酒服之。这些方法可能是对嗜酒者的一种暗示疗法或厌恶疗法，疗效如何并无验证。

4. 关于戒酒的针灸治疗。

可取穴：胃三针（足三里、内关、中脘），加手三针（曲池、合谷、外关）、足三针（足三里、三阴交、太冲）。四神针（百会穴前、后、左、右各1.5寸）操作：得气后，接电针，连续波，以患者的最大耐受为宜，若患者产生耐受，以后可适当逐渐增加。此外可采用耳针治疗，取穴：神门等。

无论采用何种方法戒酒，治疗对象必须有戒酒的愿望，而且要有毅力坚持下去，才能取得令人满意的疗效。

思母致病药难愈，贿巫假卜怒祛疾

【经典原文】

一女与母相爱。既嫁母丧，女因思成疾，精神短少，倦怠嗜卧，胸膈烦闷，日常恹恹，药不应。予（韩世良）视之曰："此病自思，非药可愈。"彼俗酷信女巫，巫托降神言祸福，谓之卜意。因令其夫假托贿嘱之，托母言："女与我前世有冤，汝故托生与我，一以害我，是以汝之生命克我，我皆汝之故。今在阴司，欲报汝仇，汝病恹恹，实我所为。我生则与尔母子，死则与尔寇仇矣。"夫乃语其妇曰："汝病若此，吾他往，可请巫妇卜之何如?"妻诺之，遂请卜，一如夫所言。女闻大怒诟曰："我因母病，母反害我，我何乐而思之!"遂不思，病果愈。

——清·魏之琇《续名医类案·郁症》

【古文解读】

明末清初时某地有一位女子，自幼倍受母亲疼爱，被视若掌上明珠，母女骨肉情深，朝夕相处，难舍难分。无奈男大当婚，女大当嫁，女子嫁人不久，母亲突然病故。此女悲痛交加，思念不已，日久成疾。她终日不乐，精神萎靡，倦怠嗜卧，不思饮食，夜间似睡非睡，嘴里不停地念叨。诸药无效。家人请来韩世良诊治，他把脉后说："此病由思所致，用药不易治愈。"那时世人酷信巫师，认为神仙是通过巫师来传达福祸的，此女也不例外。韩世良教此女之夫暗地里向一巫师行贿，并嘱咐巫妇假装患者的母亲显灵说："我们前世有冤，你托生为我女来加害于我，你的命与我相克，我因你而早死。如今我在阴间，就想找你报仇，你如今疾病缠身，就是我对你的报复，我生前与你为母子，死后则与你为仇敌。"交代妥当之后，此女的丈夫对妻子说："你如此思念母亲，但不知她在九泉之下是不是也思念你呢？我们何不找巫妇来占卜一下。"此女答应了，于是请巫妇过来，焚香礼拜后，巫师便按照其丈夫之前所交代的那样说了。听闻此言，该女转悲为怒，大骂道："我因思念母亲得病，母亲反而害我，我为什么还要想你!"从此不再思念母亲，疾病果然痊愈了。

【述评】

本案例中的女子嫁人离家不久，对母亲还有很强的依恋之情，母亲的突然去世对其来讲无疑是一个强烈的精神创伤，表现为"精神短少，倦怠嗜卧，胸膈烦闷，日常恹恹”，中医可以诊断为郁证，此与西医创伤后应激障碍相似。此证通常在当事人遭受强烈的或灾难性的精神创伤事件之后数日至半年内发病。多数患者表现为将创伤性事件在意识中反复重现，常触景生情，可出现情感麻木、兴趣减少、行为退缩。可伴有持续性的焦虑和警觉水平增高，如难以入睡、不能安眠、容易受惊、不能专心做事等，引起主观痛苦和社会功能障碍。本病病程较长，多数患者在一年内恢复，少数患者可持续多年不愈；本病既与外部强烈的或灾难性的创伤事件有关，也与当事人的易感人格有关，严重的可能导致持久的人格改变。

根据病因和临床症状，韩世良吸收了前面的医生施加诸药无效的经验，设计了一种情志相胜的治疗方案。《黄帝内经·素问·阴阳应象大论》中说：“思伤脾，怒胜思。”金代名医张子和在《儒门事亲·九气感疾更相为治衍》中进一步对情志相胜疗法进行了操作性改良，他认为：怒可以治思，可以侮辱欺罔之言触之。又依据患者平日酷信巫师之言的实际情况，借巫师之嘴和卜语激怒病人，离间母女关系。变爱为恨，变恩为仇，思虑纠结就被新产生的怒气冲破而得以纠偏。

从本案例治疗方法来看，巫师一席之言竟然改变了患者以往对母亲之爱的看法和情绪，与西方心理学中的合理情绪疗法的原理相似。合理情绪疗法的创立者艾利斯认为，人的情绪不是由某一诱发性事件的本身所引起，而是由经历了该事件的人对此事件的解释和评价所引起的。如果 A 是指诱发性事件；B 是指个体在遇诱发事件之后相应而生的信念，即他对这一事件的看法、解释和评价；C 则是个体的情绪及行为的结果。当 B 发生改变时，C 也会随之发生变化，这就成了“情绪 ABC”的理论模式。在本案例中，A 是母亲突然离世；B 是指患者认为从小备受母亲疼爱，而自己却未能在母亲膝下恪尽孝道，以报母亲恩德；C 则是在上述观念下出现的郁郁寡欢、周身倦怠、不眠。韩世良正是借“巫妇”之口改变了患者对母亲的看法，让患者深信自己的母亲如今仇恨并要加害于她，进而导致不再伤心忧郁，达到了治疗的目的。此过程可图示如下：

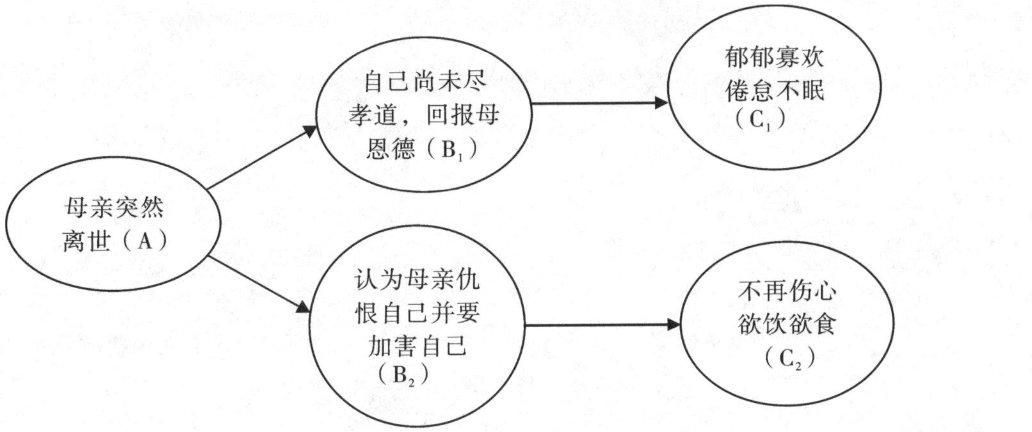

但本案例治疗方法与合理情绪疗法最大的区别是，合理情绪疗法是用合理信念代替绝对化、过分概括化等不合理的信念，而本案例中则是通过非常的手段用巫术信念取代了原本正常的人间母女亲情，这在当时也属无奈之举，在今天并不可取。

【知识拓展】

1. 关于本病的药物治疗。

归脾汤加减：党参、白术、甘草、黄芪、当归、龙眼肉、枣仁、远志、茯苓、木香。若心胸郁闷，神智不舒，加郁金、佛手理气开郁；头痛可加川穹、白芷活血祛风止痛。

2. 关于本病的针灸治疗。

可取督脉、手厥阴、手少阴和足厥阴经穴。

主穴：水沟、内关、神门、太冲。

配穴：肝气郁结者，加曲泉、膻中、期门；气郁化火者，加行间、侠溪、外关；痰气郁结者，加丰隆、阴陵泉、天突、廉泉；心神惑乱者，加通里、心俞、三阴交、太溪；心脾两虚者，加心俞、脾俞、足三里、三阴交；肝肾亏虚者，加太溪、三阴交、肝俞、肾俞。

小儿跌落眼倒视，颠倒训练赛药石

【经典原文】

小儿坐高处悬跌于地，瞳仁倒视，见房舍皆翻复，恺令有力者，将小儿颠倒数次，其视则顺。凡疾非药石可疗者，恺不执方脉，以意治之，无不立愈。

——清·陈梦雷《医部全录·医术名流列传》

【古文解读】

有一个幼儿坐在高台上玩耍，一不小心跌落到地上，因为受到惊吓，视觉一时颠倒，所见房屋之景全部倒转。请张恺来治疗，张恺便请一个力气大的人将此幼儿的身体反复颠倒数次，竟然使其视觉恢复正常。凡是不能用药物治疗的疾病，张恺并不拘泥方脉，而是靠自己的心悟来灵活施治，没有患者不被他治愈的。

【述评】

要正确理解本案例中幼儿为何从高处摔落之后出现的视觉颠倒现象，必须先了解人类视觉形成的基本知识。人的眼睛就像一面透镜，人周围的景象通过角膜、晶体这些透镜的折射投射到眼底的视网膜，就像照相机的小孔成像原理一样，外界景象在视网膜上形成倒置的小图像，这种倒置的小图像通过视神经以电信号的方式传导到大脑皮层的视觉中枢，视觉中枢对图像信号进行分析综合，并结合生活经验将倒置的图像解读为成正立的图像意象。换而言之，虽然物理图像是倒置的，但心理意象却是正立的，前者是物理影像的，后者却是人心理适应环境生活的经验。有学者曾做过如下“倒视实验”：实验中被试者被要求戴上一种特殊的倒视眼镜，这样他们看到的世界全是上下颠倒、左右反转的。开始被试者走路、吃饭、开门这些简单的事都难以完成，而且还引起严重的头痛和头晕。但是几天后，他们居然也掌握了许多日常的活动，在后续的实验中，一些人甚至戴着倒视眼镜也能够开汽车或驾驶飞机，被试者眼中颠倒的世界不仅显得正常，而且他们也能适应这种倒视的世界。

一般情况下，儿童在两三岁阶段，大脑皮层的发育尚未成熟，视觉中枢神经分析信号的能力以及结合生活经验综合信息的能力尚不完善，所以，这时的孩童常出现倒着拿玩具，倒着看连环画的现象，因为这样倒视，在视网膜上所成的图像才是正立的，其实这是一种正常的倒视生理现象，并非病理性的。随着孩子大脑发育的日趋成熟和生活视觉经验的增长，这种倒视的现象会逐渐自动消失。当然由于个体的差异，每个幼儿倒视持续的时间不尽相同，通常情况下，这种生理发育性的倒视需要持续几个月时间，有的还会更长一些。经验表明，多让孩子参与游戏，搭建直立的积木建筑，观察植物与爬树，可以使孩子更快地度过倒视生理阶段。

在本案例中，张恺针对幼儿倒视的异常情况，将儿童身体反复颠倒数次，结果倒视症状消失，这有以下几种可能：也许是这次偶然的摔倒事故使大人发现了该孩童的倒视，也许原来就有的倒视正处于恢复阶段，张恺的治疗起效纯属巧合；也许是这种独特的视觉颠倒训练真的促进了其倒视的矫治。根据上述倒视实验的结果：正常人的正视，经过倒视实验的练习，可以习惯倒视观察世界，因此，在本案例中应该有如下结果：不正常出现的倒视，经过身体的倒转，即相当于戴上正视镜，因此，可以促使其学习正视的经验，矫治其倒视的视觉障碍。

张恺诊治的可贵之处就在于，他能够根据患者的实际情况灵活地设计新的治疗方法，不墨守成规。所谓“凡疾非药石可疗者，恺不执方脉，以意治之”的评语正是对他实践智慧的生动写照。

【知识拓展】

关于倒视的实验。

众所周知，经过照相机的镜头，投影在底片上的景物是倒置着的。因为人眼的构造也像一部相机的透镜，所以视网膜上的图像也是倒着的。在未经社会化过程的婴儿眼中，世界的确就是颠倒的。但随着时间的推移，大脑的加工机制越来越复杂，图像解读融入了行为经验的因素，这种倒置的图像才逐渐被解读为正像。为了证实每个人都曾确实经历过这一视觉适应过程，美国加利福尼亚大学的心理学家斯卓登做了一个有趣的实验。他把一副特制的类似照相机原理的透镜佩戴在自己的右眼上，再用布蒙上左眼。于是，他现在所看到的一切都被倒置过来。他用叉子去叉盘中的食物，不是叉空，就是叉到盘子外面去了；有人在门口叫他，他却径直朝窗户走去；开始他感到手足无措，四处碰壁。然而，随着练习次数的增多，他逐渐能够用叉吃饭、拿杯子喝水了。到第八天早晨，斯卓登突然觉得周围的世界似乎不再是颠倒的了，这就是说，他已经基本适应了这个“颠倒的世界”。当天晚上，斯卓登取下透镜和蒙眼布，谁知他又一次陷入了新的“颠倒的世界”。不过第二天清晨他一觉醒来，发现独立又重新回到了正常人的视觉世界。斯卓登的实验表明，经过训练，个体确实能把眼中的视觉世界颠倒过来，也能够恢复回去，与其说人的视觉世界是物理的，还不如说是心理适应性的。

有趣的是，世界上还真有长期倒视的人。现年 30 多岁的巴西男子里贝罗，看书、看文件都是倒着的；他看人走路，所见是头在正面，脚在上。因为习惯了，所以也并不影响他的生活和工作。

有关实验表明，给被试者戴上可以产生严重变形视觉的眼镜，让其学习去适应新的视觉世界，结果发现自己行走的被试者要比坐在车里或由别人引导着走来走去的被试者更快地适应新的视觉环境，这就说明人通过自主运动与一个新的视觉世界进行互动，对于快速适应是至关重要的。这是因为运动可以将肌肉所发出的指令与感觉反馈联系起来，而坐在车里保持身体固定不动就像是在看一部古怪电影一样，被试者肌肉没有任何运动，也不能控制任何活动，因此知觉学习较难。事实上，在视觉世界中，再小的扭曲都需要通过知觉学习去适应。例如，物体在水下的外观大小、距离、曲直都会发生扭曲。实验证明，职业潜水员通过适应在水下观察事物，可以正确地感知那些被扭曲的事物的原状，一个人是可以通过训练适应一个全新的视觉世界的。

医患互信很重要，坦诚相见病易愈

【经典原文】

顾南野堂年十二时病瘵，父颢欲请张至和治之。恐其难致，使佣人负堂诣其所，且命之伪称西仓傅氏。张氏诊脉问："谁家郎？"佣对如主人旨。曰："此系金带贵人，然其疾非多药不疗。"颢忽其言，不复求治也。经半载病剧，乃迎张到家，蔽堂帐中。张一按指，即云："异哉！与傅家儿脉无二，何耶？"颢惊，以实告。张曰："尔不应欺我。"遂索金百两为谢，颢请损止三十。张喻以饮药百帖，如言而疾已。后堂举弘治乙丑进士，官终按察使。

——明·胥屏《说听》

【古文解读】

顾南野十二岁时患结核病，其父亲顾颢本打算请张至和来诊治，但又担心难以请到，便让佣人背着顾南野到厅堂就诊，且命佣人伪称是西仓的傅氏。张至和诊脉时问那佣人："这是谁家的儿郎？"佣人便按照主人的旨意作了回答。张至和交代道："此儿郎是金带贵人，然而他的病要服很多药才能痊愈。"顾南野的父亲没将张至和的话放在心上，也不再找医生治疗了。又半年过去了，顾南野的病情加剧，他父亲乃迎张至和到家来给儿子诊治，将患儿遮蔽在帷帐之中。张至和伸手一按患儿的脉象，便说："怪哉！这儿郎与傅家儿的脉象无二样，这究竟是怎么一回事？"顾南野的父亲大吃一惊，只好以实告之。张至和说："你不应瞒着我呀。"并向其索要黄金百两作为致谢，顾南野的父亲希望他只收三十两黄金。张至和解释说这是因为要吃上百帖药，后来真如其所言，病好了。后来顾南野参加科举得进士，官至按察使。

【述评】

这个故事说的是医患及其家属之间的信任关系问题，尽管这是临床上一个常见的普通问题，却具有十分重要的意义。在本案例中，患儿的父亲两次"欺骗"了大夫：第一次向张至和谎称患儿是穷人家的孩子，虽然张至和没有直接挑破佣人之谎言，但用医嘱的方式告诉他其实这是一个富家子弟；第二次叫张至和来家里出诊，又将患儿遮蔽在帷帐之中，不让张至和直接看到患儿，而只让其把脉诊病，结果张至和医术高明，仅仅通过诊脉也知与前一名患儿的脉象相同，并故作诧异样将事情挑明。虽然文章对张至和的本领有些神化，但也说明患者或者是患者家属与医生玩捉迷藏的游戏实在没有必要，不仅对自己没任何好处，也迟早会被医生识破的。

事实上，病人及其家属的心理也是临床诊治工作准确性和效果好不的重要影响因素。与其他学科中的认识主体与客体关系不同的是，在人类医学的诊疗关系中，医生和患者的主客体关系是相互作用的，也就是说患者并不是完全被动的生物机体，而是对病情有自己的看法和情绪的，既可能夸大和歪曲病情，也可能有隐瞒和省略。经验表明，患者对病史叙述的内容和方式都可能对医生的诊断和治疗思维方向带来影响，当然反过来也一样，医生的言行也会对患者的心理和行为带来重要影响，既可以治病，也可能会导致医源性疾病。本来，问诊是望闻问切中最重要的基本环节，即使是在现代医学中，问病史也是诊断过程的起点，千万不可忽略或马虎。事实上，个人生活史、家庭成员关系和应激事件对于疾病的发生、发展和转归都非常重要。对于心理疾病来说，当事人对事件的态度和认知、性生活史、婚姻、年龄等因素都非常重要，而这些资料都是必须靠当事人自己叙述，仪器设备是无法检查出来的。因此，在医患关系中，患者如实向医生反映自己的病史和必要的个人资料，是医生正确诊治疾病的必要条件之一。如果患者或患者的家属故意隐瞒一些必要的资料，轻则可能延误诊治的时间，严重的话则甚至可能导致不良的后果。例如一个出现了急腹症的未婚女性，矢口否认自己与异性发生过性关系，结果后来发现是宫外孕，因耽误了抢救的最佳时机，差点丧命。在临床心理门诊中，当事人或家属常常有意或无意隐瞒一些重要的情节或事实，或者在心理咨询结束阶段才来一个“最后暴露”，其原因要么是不信任医生，害怕自己的隐私被别人知道，害怕自己被伤害；要么是以为这些生活资料并不重要，潜意识中不愿意真的改变自己。由此可见，建立信任的和安全的医患关系是人类医学中非常独特的内在要求，是获取客观全面临床资料的前提，也是正确诊治疾病的关键环节。为此，《黄帝内经》早就提出了医生问诊时要特别注意保密的条件，如《黄帝内经·素问·移精变气论》中说：“闭户塞牖，系之病者，数问其情，以从其意。”这就是说医生应该在门窗紧闭的房间内单独会见来访者，患者才会有基本的安全感，才会愿意诉说涉及个人隐私和家庭生活的细节。在这种临床晤谈中，还应该做到所谓“数问其情”，这可以理解为医生所了解的情况应该做到全面系统，而“以从其意”则可以理解为医生对患者任何情绪、态度和行为表示充分的共情。这就是说，在建立医患关系的初期，医生只有真正做到对患者病史叙述的绝对保密、认真倾听、充分接纳、理解和共情，病人才能放心主动地将自己的内心世界完全敞开。当然，医生也应该让病人懂得：医患之间的目标是一致的，患者应该将自己的真实病情告诉医生，任何生活信息与诊治效果都有可能相关，与医生密切配合是取得良好疗效的必要条件。

【知识拓展】

关于顾南野。

顾南野，泾阳先生，史称顾宪成，家境本赤贫，后父亲竭力从商，家境亦富。在十六世纪中叶的中国，社会上展开了以讲学与反讲学为形式的文化斗争。顾宪成在他的故乡无锡建立东林书院，听他讲学的“绅士听者云集”，这些上层社会的开明分子逐渐形成一股与庙堂相拮抗的政治势力，史称东林党人。顾宪成写的《东林会约》，类似于争取自由讲学的宣言书，反映了当时中等阶级的政治愿望和社会利益。

张鹤腾罹患眼疾，闭目静坐病自愈

【经典原文】

戊申自计部以目恙请告，杜门静摄。得毕志于性命黄老诸家，昕夕矻矻，无逸晷暇，即焚香兀坐，间入圜内视，百日不俟目愈。

——明·丹波元胤《中国医籍考》

【古文解读】

明代医家张鹤腾，曾经患有眼疾，用了很多方法都无法治愈，于是，他放弃求医服药，向朝廷申请了告老还乡，并找了一间幽静的小屋独自居住，谢绝客人来访，每日除了饮食睡眠外，就是坐禅、冥想，从不懈怠，而且他在静坐过程中，会不断反思自己过去的行为，进行自我检查。如此经过一段时间后，便发现眼疾完全被治愈，两眼也比以前有神了。

【述评】

在本案例中，当事人通过坐禅、冥想，让人进入自身机体内环境的静谧状态，得到精、气、神的调摄，达到心静神安而却疾的效果。中医认为其治愈眼疾的原理是：眼为五脏之精明，一身之志宝，像天地之日月，有人喻之为骊珠。五脏六腑之精气皆上注于目。通过修养使心神安静平和，气血津液生源充盈，五脏得以调和。五脏柔和了，五脏的精气上承于目，那么眼睛就清洁明亮了。

本案例中当事人通过独自静坐调摄心神以治愈眼疾，实际上是运用了中医心理学的澄心静默疗法。澄心静默又称“坐忘”或“沉思”，是一种通过静坐调息、默念意守来防治疾病的方法。中医认为，精、气、神为人生三宝，而神寓于精与气之中，静则藏神，操则消之，故安和平静有利于蓄精和养气，神亦得其养。古代医案中对于思虑劳神过度所致病变以及一些慢性病等的治疗，常采用参禅、独室静坐之法而使病愈，这就是此疗法的体现。王纶在《明医杂著·医论》中云：“昔人有云，我但卧病，即于胸前不时手写死字，则百般思虑俱息，此心便得安静，胜于服药，此真无上妙方也。”亦是澄心静默的原理。

中医的澄心静默疗法与现代科学中放松疗法的原理和方法基本相同。放松疗法又称松弛疗法、放松训练，它是一种通过训练有意识地控制自身的心理生理活动、降低唤醒水平、改善机体紊乱功能的心理治疗方法。放松疗法具有良好的抗应激效果。在进入放松状态时，交感神经活动功能降低，表现为全身骨骼肌张力下降（即肌肉放松），呼吸频率和心率减慢，血压下降，并有四肢温暖、头脑清醒、心情轻松愉快、全身舒适的感觉。同时加强了副交感神经系统的活动功能，促进合成代谢及有关激素的分泌。经过放松训练，通过神经、内分泌及自主神经系统功能的调节，可影响机体各方面的功能，达到增进心身健康和防病治病的目的。近年来，放松疗法发展了五大类型：一类是渐进性肌肉放松，二类是自然训练，三类是自我催眠，四类是静默或冥想，五类是生物反馈辅助下的放松。从放松疗法的分类来看，澄心静默疗法与放松疗法中的静默基本相同，因此，从这个角度看，澄心静默疗法当属放松疗法中的一个类型。

当然由于历史和文化的差异，中医的澄心静默疗法与放松疗法的操作程序有所不同，澄心静默治疗可以概括为四步：打坐正身，入静收心，意念循行，意守丹田。打坐正身讲究姿势正确，安稳协调，身体端正，两侧对称，四肢自然，目不斜视，耳无外听。入静收心为澄心静默之首要功夫，要静居一处，收心于内，排除杂念。意念循行系人静后使意念沿督脉而上，再循任脉而下，此阴阳两脉有助于调和气机，阴平阳秘，意守集中。意守丹田指依次止念意收上、中、下丹田，凝神安息，心目内注，达到超然。现代的放松疗法中，最常用的是循序渐进紧张放松法。它要求将注意力分别集中于头部、肩部、腹部、腿部，先紧绷各部分肌肉，再逐次放松。在此过程中，要集中精力体会肌肉绷紧时的紧张感以及肌肉在紧及松过程中紧张感是如何流走的，松弛状态一般保持 15 秒钟左右，让一组肌肉绷紧—放松 5 次，然后再选择下一部分肌肉做同样的训练。做完全部动作后，闭目养神数分钟，让身体与呼吸均处在放松状态。数分钟后起身随意走走。放松疗法常与系统脱敏疗法结合使用，同时也可单独使用，可用于治疗各种焦虑性神经症、恐惧症，且对各个系统的身心疾病都有较好的疗效。

【知识拓展】

1. 关于张鹤腾。

张鹤腾（不详—1635），字无翰，号凤达。明代颍州（今安徽省阜阳市）人，明末兵部尚书张鹤鸣的胞弟，明朝官员。张鹤腾于明万历二十三年（1595）考中进士，担任山西潞城县令，后来调任榆次县令。当时，潞城、榆次两县均发生饥荒，张鹤腾极力救济灾民，派发食物赠予难民，分发药物治疗病者，提供棺木埋葬死者，并让年长的妇女收养遭遗弃的婴儿，他的这些行为受到当地民众的称颂。张鹤腾后升任刑部主事，又调任户部广西典事。他清查大仓银库，革除积弊，把查获的赃款全部上缴国家。后来又因杰出的表现被提升为郎中，负责监督延绥军队的俸给。后张鹤腾因眼疾告老回乡，定居于颍州。崇祯八年（1635）正月，高迎祥、张献忠、李自成率农民军破颍州，张鹤腾与其兄张鹤鸣一起被杀。

张鹤腾搜集历代名医治疗暑证的著述，先后经十余年，于 1623 年撰成《伤暑全书》，约两万多字，分上下两卷。《伤暑全书》根据《黄帝内经·素问》暑病的理论，较全面地叙述了各种暑证以及和伤暑有关的一些病证和主治方剂。内容丰富，切于实用，是最早治疗暑证的专著，对于暑证研究有重大贡献。本书后经清代叶霖增订，易名《增订伤暑全书》。

2. 关于静坐和神调气法。

孙思邈在《备急千金要方·调气法》中介绍的操作方法是："和神导气之道，当得密室，闭户安床暖席，枕高二寸半，正身偃卧，瞑目，闭气于胸膈中，以鸿毛着鼻上而不动，经三百息，耳无所闻，目无所见，心无所思，如此则寒暑不能侵，蜂虿不能毒，寿三百六十岁，此邻于真人也。"《诸病源候论·蛊毒病诸候》中引《无生经》介绍了可治疗各种无名蛊毒的调气法："治百病邪蛊，当正偃卧，闭目闭气，内视丹田，以鼻徐徐纳气，令腹极满，徐徐以口吐之，勿令有声，令入多出少，以微为之。故存视五脏，各如其形色；又存胃中，令鲜明洁白如素。为之倦极，汗出乃止，以粉粉身，摩捋形体。汗不出而倦者，亦可止。明日复为之。又当存作大雷电，隆晃走入腹中，为之不止，病自除。"

3. 关于眼保健的手法治疗。

将两手相搓使手掌微微发热，然后用手掌捂住双眼热敷，反复做十几遍；用中指按摩两眉内外两处，反复做二十几遍；再用中指和食指按摩眼下颧骨凹陷之间，反复做二十几遍。

4. 关于药物治疗。

中医认为，肝开窍于目，郁火旺上冲于目而致眼病，可用丹枝逍遥散加减治疗，实现"木郁达之"的治疗效果；因肝经风热上攻于目而致，治宜清肝明目，可用丹皮 12 克，枝子、当归、柴胡、黄芩各 10 克，双花、连翘各 15 克，白芷、菊花各 9 克，甘草 6 克；因情绪激动，肝郁火旺而致，治宜清肝泻火明目，方用丹皮、枝子、黄芩、白芍各 9 克，当归、蒙花、夜明砂、青葙子各 12 克，车前子、生地各 30 克，木通、竹叶各 6 克，柴胡、甘草各 3 克；因肝胆火盛，风毒热邪外侵，风火热毒相搏，上攻风输而致，治宜清肝泄热，解毒明目，方用丹皮、枝子、白芷、龙胆草各 2 克，当归、黄芩、赤芍、菊花、大黄、夜明砂各 10 克，双花、连翘、蒙花各 30 克。

孕妇闻儿腹中啼，俯首拾豆幻听除

【经典原文】

有胎妇，儿腹啼，皆不能治。乃倾豆于地，令妇低首拾之，儿啼止。其医多以意出，弗拘方书，神效如此。

——清·陈梦雷《医部全录·医术名流列传·程世光》

【古文解读】

有一孕妇总是自感听到胎儿在自己腹中啼哭，其他医生用了许多办法医治都未能奏效。后来家人请来程世光，程世光问清原委之后，想出了一个巧妙的方法，他将一把豆子撒在地上，要求孕妇低头伏身去捡豆子，结果那孕妇因集中精神去捡豆子，就不再觉得胎儿在腹中啼哭了。程世光在医治病人时，因人因病而异选择最合适的治疗方法，而不拘泥于书本上所说的常规方法，因此常能取得良好的效果。

【述评】

本案例中的孕妇自感听到胎儿在自己腹中啼哭实为一种幻觉（幻听），因为未出生的胎儿只是通过脐带进行气血交换，根本还不可用口鼻呼吸或哭泣。幻觉是指患者的感觉器官在没有客观刺激的前提下产生的知觉体验。所谓幻听，就是在客观实际中并无此声音，却被患者所感知，即“听到”。引起幻听的原因可能有多种，如精神过度紧张、思念、急切的期待等心理因素；或因为听觉中枢障碍及精神病；或药物过敏和麻醉剂等药物作用。幻听包括言语性和非言语性幻听。前者可以是几个单词、一段话，称为言语性幻听；若言语的内容是评论患者的言行，称为评论性幻听；若听到的内容是命令患者做某事时，称为命令性幻听。后者常见有流水声、鸟叫声、机器声等。幻听的声音可能比较清晰，也可能比较模糊；幻听的声音可能是熟悉的，也可能是陌生的。但大多数幻听都与当事人的生活情境和长期压抑的意向和思维活动有关。幻听内容有时十分清晰，有时非常模糊。

在本案例中，程世光在了解病情后认为，当事人的幻听是因为过分关注腹中胎儿的情况，或期待胎儿快点出世的紧张心理所造成。于是，他巧妙地安排了一个让当事人捡拾地上豆子的工娱疗法，因为豆子小而圆，不集中注意力还不容易捡起，从而有效地转移了患者对腹中胎儿的注意力，巧妙地消除了幻听。

本案例中程世光所施行的治疗方法在中医心理学中可以称为移情易性疗法，也即转移注意疗法。所谓移情，是指设法通过某种活动转移或分散病人对身体或疾病的过分关注和担心，使其注意力和兴趣的焦点转移到某些工作或娱乐活动中去，减少或切断与不良刺激因素的接触，改变病人意向活动的指向性，使其从某种情绪情感的纠葛中解脱出来。所谓易性，是指通过学习、交谈、娱乐等活动，陶冶病人的性情，排除其内心的杂念，或改变其错误的认识与不良的情绪，改变其不健康的生活习惯与行为方式。正如清代医家吴师机所说："七情之病者，看书解闷，听曲消愁，有胜于服药者矣。"（《理瀹骈文》）

中医的移情易性法与现代精神病治疗学中的工娱治疗其原理和方法基本相同。所谓工娱治疗，是组织患者参加适当的工作和文娱活动以促进精神疾病康复的一种方法。工娱治疗不仅可以使患者转移病态性的注意力，减少幻觉、妄想等症状的不良影响，减轻焦虑、抑郁或恐惧等消极情绪和病态行为，同时有助于提高患者的自我价值和自信心，促进肢体活动和机体新陈代谢，提高个体的社会适应能力。精神病医院常见的工娱治疗包括：编织手工艺品、给邮件张贴邮票、在一些物件上涂绘简单的色彩等，工娱治疗轻松愉快，受到住院病人和社区精神病患者的广泛欢迎。

当然由于历史和文化的差异，中医的移情易性法与西医的工娱治疗的侧重点有所不同。中医的移情易性法常用于治疗情志不遂、忧愁苦闷、痴情思念等因素引起的心理障碍，治疗的关键在于投其所好，吸引和激起患者的活动兴趣，移其心志而使忘其病。西医的工娱疗法则主要应用在处于恢复期的精神病患者，旨在培养患者的劳动技能和增强其适应社会的能力，促进肢体机能、劳动体能和智能的康复。

【知识拓展】

1. 关于医者。

程世光，明代江西鄱阳（今江西省上饶市）人，尤其擅长小儿科。曾任明朝淮府良医所，负责王府的医疗保健。他在医治病人时，不拘泥于古方，而是根据病人的病证特点选择适当的治疗方式，大多取得了良好的效果。

2. 关于药物治疗。

中医认为幻听多为肝气郁结，故常以宽中理气、疏肝解郁立法。方药以柴胡、赤白芍、珍珠母、煅磁石、远志、枣仁、柏子仁、石菖蒲、丹参、茯神、当归、玫瑰花、香附、炙甘草、丹皮、天麻、代赭石等通经行气、和肝解郁。配合针灸，取穴百会、四神聪、风池、神庭、印堂、听官、中脘、内关、合谷、太冲、阴陵泉、足三里、三阴交、太乙、滑肉门、肝俞、脾俞、肾俞、大椎等，达理气疏肝解郁之目的。

3. 关于工娱治疗。

工娱治疗包括工疗与娱疗，工疗的方法有缝纫、绣花、编织、烹饪等手工艺制作；雕刻、绘画、书法、陶艺、美术、剪纸等艺术性工作；种植、园艺、养家畜、养鱼等操作性劳动；做一些简单的产品组装或包装等技术操作。娱疗包括体育活动与文娱活动。体育活动主要有散步、做广播操、打太极拳、集体游戏、乒乓球、羽毛球、排球、跳绳、单杠、双杠、健身活动等；文娱活动主要有阅读、欣赏音乐、舞蹈、下棋、打牌等。

村妇痘疹隐未现，昌迈妙计助毒泄

【经典原文】

常行村落，见妇人淅米，使从者挑怒之，妇人忿垢。昌迈语其家人曰："若妇，痘且发，当不治。吾激其盛气，使毒发肝部耳口下，暮时应见于某处，吾且止是为汝活之。"乃暮如其言，乞药而愈。

——明·丹波元胤《中国医籍考》

【古文解读】

秦昌迈有一天在村路边看见一个淘米的妇人脸上潜伏着痘疹待发的迹象，但她自己对疾病的前期表现似乎没有什么察觉，秦昌迈灵机一动，便故意叫仆人上前激怒那村妇，该妇大怒，边骂边跑回家。不一会，村妇的家人前来论理，秦昌迈连忙解释道："我看你家夫人已染上痘疾，若不透发出来，到时便不可医治。所以我特遣仆人去激怒她，希望将她的痘疹诱发出来。到傍晚时，痘毒将在她的耳朵上和口唇下发出疹子。我只是救她的命呀。"到傍晚时，村妇的病情果如秦昌迈所言，于是，村妇家人便立即请秦昌迈来家诊治。服过医生开出的中药后，村妇的病很快就痊愈了。

【述评】

中医所称的"痘证"，亦称痧痘或痘疹，泛指现代医学中所说的麻疹与天花一类的传染性疾病。麻疹是由麻疹病毒引起的急性呼吸道传染病，主要症状有发热、上呼吸道炎、眼结膜炎等，而以皮肤出现红色斑丘疹和颊黏膜上有麻疹黏膜斑为其特征。麻疹虽多见于儿童，但亦有成人麻疹。典型麻疹可分以下四期：①潜伏期，一般为 10 ~ 14 天。可有轻度体温上升。②发疹前期，一般为 3 ~ 4 天。主要表现为中度以上发热、咳嗽、流涕、流泪、咽部充血等类似上呼吸道感染的症状，尤以结膜发炎、眼睑水肿、眼泪增多、畏光等眼部症状突出，下眼睑边缘有一条明显充血横线（称 Stimson 线），对麻疹确诊极有帮助。在发疹前 24 ~48 小时还常出现 Koplik 斑，为外有红色晕圈的灰白色小点，依序出现于下臼齿的颊黏膜上，很快蔓延至整个颊黏膜和唇部黏膜。③出疹期，多在发热后 3 ~ 4 天出现皮疹。体温可突然升高至 40℃ ~40. 5℃，皮疹开始为稀疏不规则的红色斑丘疹，疹间皮肤正常，始见于耳后、颈部、发际边缘，24 小时内向下发展，遍及面部、躯干及上肢，第3天皮疹累及下肢及足部，病情严重者皮疹常融合，皮肤水肿、面部浮肿变形。大部分皮疹压之褪色，但亦有出现瘀点者。全身有淋巴结肿大和脾肿大，并持续几周，肠系膜淋巴结肿可引起腹痛、腹泻和呕吐。阑尾黏膜的麻疹病理改变可引起阑尾炎症状。高热时常有谵妄、激惹及嗜睡状态，热退后消失。④恢复期，出疹3~4天后皮疹开始消退，消退顺序与出疹时相同，在无并发症发生的情况下，食欲、精神等其他症状也随之好转。疹退后，皮肤留有糠麸状脱屑及棕色色素沉着，7~10天痊愈。中医对麻疹症候的观察非常细微，发现麻疹初发时患者耳后有红丝赤缕突出，并将这些局部的特征改变称为痘证的"报点"。报点为中医学特有的病状名，又称报标，是指皮疹出现前隐约露出的疹点。例如在清代魏之琇的《续名医类案·痘证》中就有"报痘"一节记载道："徐仲光一儿，痘出二三点于左右目胞下。"本案例中秦昌迈正是因为观察到村妇面容上的某些特征性改变而作出痘疹病程预报的。

麻疹在中医叫痘疹，要注意与同样具有发疹特征的天花（又名痘疮）相鉴别。天花是一种传染性极强的急性传染性疾病，在古籍中常记录为"痘疫"或"大疫"。天花的死亡率较高，早在晋代葛洪的《肘后备急方》中就已有记载。典型天花的病程也可分为前驱期、发疹期及结痂期三个阶段。但天花发疹的特点是：以头部、四肢等暴露部位为多，身体上部较下部为多，腋下及腰部皮疹稀少或无疹。皮疹开始为红色斑疹，便很快变成直径2~4mm、质地较坚实的丘疹，深藏皮内。在角质层较厚的手掌及足底，则形成坚硬的淡红斑。之后丘疹变成疱疹，绕以发硬的红晕。疱疹周围隆起，中心凹陷，称为"痘脐"。疱疹呈多房性，硬如豌豆，大小均匀，疱液混浊，病期第8~9天，疱疹转为黄色脓性，疱疹变成脓疱疹。在结痂期疱疹逐渐干燥，结成黄绿色厚痂，出现难以忍受的瘙痒。脱痂后，若皮肤损害较深，则留下终身存在的凹陷瘢痕。天花在出疹期主要应与水痘、猴痘、牛痘与副牛痘、皮肤脓疱病相鉴别。

从临床心理学的角度来看，本案例中秦昌迈运用了激怒村妇的方法促使其痘疹透发出来，有研究者将其称为"激怒泄毒疗法"。中医认为"怒则气上"，发怒属于阳性的情绪反应，但在一定的条件下，诱发短暂的怒气可以起到忘思虑、解忧愁、消郁结，宣泄毒气的作用。

中医的激怒泄毒疗法与现代心理学的宣泄疗法相类似。所谓宣泄疗法是指基于心理治疗师营造出的某种特别的情境和提供的安全的条件下，协助患者将压抑的愤怒、憎恨、痛苦等消极情绪用某种形式宣泄出来，以减轻或消除心理压力，避免精神崩溃，恢复心理平衡的心理治疗方法。

由于历史与文化的差异，上述中西医的两种方法的取向并不一致，西方心理学是通过心理上的发泄来促进身心健康，而中医则是通过身体中毒气的排泄来促进身心健康。具体来说，西方心理学多采用诉说心理事件及其内心感受，或在空旷之处大声喊叫等方式来发泄当事人的悲伤、愤怒、仇恨、痛苦等各种消极情绪。相比较而言，中医的所谓激怒泄毒疗法的特点在于：通过激发当事人愤怒情绪来辅助治疗躯体疾病或传染性疾病。如果用精神—神经—内分泌轴的关系来看，中医的这种心理治疗方法不仅是可行的，也是非常值得进一步深入研究的。

【知识拓展】

1. 关于医者。

秦昌迈（约1547—1629），字景明，松江泗泾（今上海市松江区）人，文学家秦裕伯的裔孙，明末清初以医术精湛而出名。秦昌迈幼年多病，故于读书之余，也留心学习医学知识，体验病理。后来逐渐对医学产生兴趣，他古文基础扎实，因此对于较深奥的医学理论也能读懂并理解。成年后便开始为家人及乡邻看病，因疗效显著而名闻乡里。一生著有《大方折衷》《幼科折衷》《痘诊折衷》《证因脉治》等医学著作，而《证因脉治》一书刻印出版，传之后世。秦昌迈还喜欢作诗，常和文坛大家来往，著有《澹香堂诗文集》。

2. 关于精神因素与免疫功能。

临床观察发现，精神因素通过神经和内分泌系统调节影响免疫功能。它主要通过下丘脑—垂体—肾上腺系统及交感神经—肾上腺髓质系统实现对免疫系统的影响作用，此外，能够引起应激反应的外界各种有害刺激也是通过外周神经传入信号至下丘脑—垂体—肾上腺系统及交感神经—肾上腺髓质系统，实现对免疫系统的影响作用的。平稳的情绪、饱满的精神状态、良好的行为举止和充足的睡眠使神经和内分泌系统功能正常发挥，从而对免疫系统功能有增强和促进作用。反之，情绪低落、忧虑、悲伤、行为过激、失眠和神经衰弱等都会影响神经和内分泌系统功能正常发挥，从而引起免疫系统功能紊乱。例如离婚、丧偶、失业、灾难性事件、考试压力及情感性应激等可降低 CD4 + T 细胞和 NK 细胞的活性，减少 IgA 的分泌，从而引起免疫功能失调。此外，行为应激如限制活动范围、监禁、刺耳的噪音、强烈的光照、过度运动等都能降低 NK 细胞的活动，减少淋巴细胞数量，削弱吞噬细胞的吞噬能力，并产生多种免疫抑制因子如 IL－2 等。

疑虑不休畏死症，参禅百日息境缘

【经典原文】

卢不远治沈君鱼，以致终日畏死，龟卜筮数无不叩，名医之门无不造。一日就诊，卢为之立方用药，导谕千万言，略觉释。然次日清晨又就诊，以卜当十日死。卢留宿斋中，大壮其胆，指菁山叩问谷禅师授参究法。参百日，念头始定而全安矣。情志何物？非世间草木所能变易其性，惟参禅了着，内忘思虑，外息境缘，研究性命之原，不为生死所惑，是君鱼对症之大药也。

——清·魏之琇《续名医类案·惊悸》

【古文解读】

卢不远曾为沈君鱼治过病。沈君鱼生性多疑善虑，以致终日提心吊胆，害怕死亡顷刻临头，因而到处问卦、算命卜吉凶，或烧香祷告、祈求神灵保佑，又遍访名医之门、求医问药。有一天，他到钱塘名医卢不远那里就诊，卢不远针对他的惧死心理开了方药，并进行了耐心的开导，患者稍有所悟，心中略觉坦然。不料第二天一大早，患者又匆匆来诊，因其占卜到十日必死，畏死之恐惧笼罩心头。见病人如此，卢不远将其留在自己家中住下，以安其心，并规劝其前往菁山拜求谷禅师授法参禅。沈君鱼听从而去，在那里参禅百日，恐死之症随之而愈。什么是情志病？情志病不是世间草木之药所能改变的，只有通过参禅的方法，忘掉各种内心的思虑，抛弃对尘世的杂念，追求生命的真谛，不为生死迷恋，才是治疗沈君鱼之病的对症良药。

【述评】

本案例中的当事人因生性多疑善虑，以致终日畏死，惶惶不安，是一例典型的死亡恐惧症。这类患者常有优柔寡断、疑虑不休，过分关注自己身体健康的性格倾向，若偶遇某些不良刺激，如听闻某熟悉的人因病去世等后，则诱发本病。恐惧症是神经症的一种，是指个体对于某种特定的客观事物或情境产生强烈的紧张与恐惧情绪，患者极力回避该事物或情境，并伴有明显的焦虑和自主神经功能紊乱症状的一类神经症。临床上可见恐惧症有多种表现类型，所恐惧的事物或人五花八门，一般将恐惧症归为三类：其一是社交恐惧症，是指对一种或多种社交场合、人际接触等交际处境产生持久的、强烈的恐惧和回避行为的精神障碍。其二是场所恐惧症，是指对广场、密闭空间、拥挤场所、独处环境等特定环境产生恐惧性反应和回避行为的精神障碍。其三是特殊恐惧症，又称为单一恐惧症，是指对某一具体的物体、动物或具体情境产生不合理恐惧的精神障碍，如动物恐惧症、情境恐惧症、自然环境恐惧症、血液伤口恐惧症、疾病与死亡恐惧症等。

精神分析学派认为恐惧症的产生根源是被压抑的无意识的本我冲动。由于无意识的本我冲动支配着个体的害怕心理反应，引发出来的焦虑防御机制就有可能被外在的某一特定对象或情境所置换替代，对抗焦虑的防御反应正是恐惧本身。认知学派认为恐惧症患者具有低估自己的作用、高估所害怕的特定事物或情境危险性，总是过度担忧某种消极、极端的事件将要发生并将给自己带来无法躲避的危险的认知方式。行为主义学派认为恐惧症是通过经典条件反射形成的，个体习得了对条件反射的害怕反应，为了减少或逃避这种条件性的害怕反应，个体产生了回避性条件反应行为，而操作性条件学习又使回避行为不断得到强化而导致了恐惧症的形成。

本案例中，卢不远对当事人死亡恐惧症的心理治疗则主要运用了情志相胜疗法，治疗过程大体上可以分为三个阶段：首先是“导谕千万言”，以明其理，并初见疗效；其次，让病人留住其家以壮其胆，又破卜卦将死的虚无之言，并据实分析了当事人恐惧产生的心理病机；最后通过介绍其学习佛理和参悟禅宗，引导其正确认识人生之理，放弃对人生中的功名利禄和生死观念的执着，解除了其恐惧心理而病愈。中医认为，恐则气下，气下而散；思则气结，气聚而定，根据五行相生相克之关系，土克水，思胜恐。医者在建立良好的医患关系的基础上，帮助当事人集中精神，理智思考，纠正错误认知，参悟生死之理，从而使其从恐惧的情绪中摆脱出来。情志是中医学的专有术语，包含情感与认知两种成分。《类经》（明·张介宾）云：“情志之伤，虽五脏各有所属，然求其所由，则无不从心而发，心为五脏六腑之大主，而总统魂魄，兼赅志意。故扰动于心则肺应，思动于心则脾应，怒动于心则肝应，恐动于心则肾应，此所以五志惟心所使也。”这一认识与西方认知情绪理论相类似，即由认知评价导致情绪产生，改变认知，则可以改变情绪。正所谓“志意和，精神定，悔怒不起，魂魄不散，五脏俱安”（《黄帝内经·素问·举痛论》）。

在西方，对恐惧症的心理治疗大多首选行为疗法，最常用的有系统脱敏疗法、暴露冲击疗法、模仿法等；其次也运用精神分析疗法、合理情绪疗法、森田疗法等。与西方心理疗法相比较，本案例中卢不远所采用的方法综合了精神支持疗法、认识疗法和精神分析疗法。所谓精神支持疗法是指医者基于与来访者良好的咨询关系，给予来访者以温暖和关心，帮助其勇敢地面对现实，发挥潜能，渡过心理危机，避免精神崩溃。在本案例中，当病人极度恐死、精神趋于崩溃之时，医生将病人安置在诊所，可使当事人感到安全，有助于医者进一步劝说其去参加纠正认知的参禅活动。所谓认知疗法，是指通过改变人的认知而影响其情绪和行为的一种治疗方法。它的主要着眼点放在纠正患者那些非理性的认知上。卢不远就是通过对沈君鱼的言语开导并指引其学习参禅、顿悟生命之源等步骤来改变其对死亡的歪曲认知，从而消除其恐惧心理的。

【知识拓展】

1. 关于医者。

卢复，字不远，明代钱塘（今浙江省杭州市）人氏。他不但精通医学，而且兼通佛学，为当时的一代名医。

2. 关于本病的药物治疗。

①心脾两虚型恐惧症，中医中以健脾益气，养心安神为主。方药：归脾汤加减，党参15克，茯苓15克，白术10克，甘草6克，黄芪10克，当归12克，龙眼肉15克，酸枣仁15克，远志10克，木香9克。食欲不振者，加砂仁10克、焦三仙15克健脾开胃；肾阳虚者加肉桂10克、淫羊藿15克以温补肾阳。②肾精亏虚型恐惧症，中医以补肾益髓，填精安神为主。方药常用左归饮加减：熟地20克，山药15克，山萸肉15克，茯苓15克，枸杞15克，炒枣仁15克，益智仁15克，炙甘草10克，桑寄生12克，龙骨15克，牡蛎15克。虚热较甚者，加黄柏10克、知母10克以滋阴清热；偏于肾阳虚，阳痿、畏寒肢冷、小便清长者可加用右归饮。

气机内闭发痘疹，燃炮突惊心窍开

【经典原文】

一女患痘，眼白色，面红如洒脂。涵玉曰：“内溃证也。”取纸炮一，令其父燃女耳畔，如雷，大惊，面部痘尽起，数剂差。众奇问之，曰：“内溃以通窍为主，惊则心窍开，痘不内伏，何足异?”

——清·陈梦雷《医部全录·医术名流列传》

【古文解读】

明代曾有一小女孩患了水痘，眼结膜也被累及发炎，因为发烧而面红如涂抹了胭脂。涵玉见此，说：“这是外感时行邪毒，病邪蕴郁体内所致的病证。”于是他叫患儿的父亲取来一串鞭炮，并在孩子附近燃放，炮声如雷一般，女孩大惊，不久脸上的痘疹全部透发出来。接着，女孩又服用了涵玉开的几剂中药，不久疾病就痊愈了。众人都觉得很好奇而请教于涵玉，涵玉答道：“对于这种邪毒内闭而不能外发的病证，治疗应以通窍为主，而惊吓能将人的心窍打通，从而使得痘疹之邪毒不再潜伏于体内，疾病自然就痊愈了，这还有什么可奇怪的呢?”

【述评】

水痘，在中医又称为水花、水疱、水赤痘。在古代医籍中，有关水痘病的论述始于宋代，钱乙在《小儿药证直诀·疮疹候》一书中最早提出“水疱”之名。吴康健在《小儿卫生总微论方·疮疹论》中将其命名为“水痘”，并记载了主要症状：“其疮皮薄，如水疮，破即易，于者，谓之水痘。”中医认为，水痘的发病是由外感水痘时邪病毒、内蕴湿热所致。水痘时邪病毒从口鼻而入，邪犯肺卫，蕴于肺脾，风热时邪与湿热相搏于肌腠，易出易靥，病在卫气，此为风热夹湿证；如邪毒深入，热毒炽盛，病在气营，此为热毒夹湿证；如著热毒化火，内窜厥阴，则可引动肝风，内闭心窍。

现代医学认为，水痘是由带状疱疹病毒初次感染引起的急性传染病，传染率很高，主要发生在婴幼儿，以发热及成批出现周身性红色斑丘疹、疱疹、痂疹为特征。冬春两季多发，其传染力强，接触或飞沫均可传染。易感儿发病率可达95%，学龄前儿童多见。该病潜伏期为14～15日左右。起病急，轻、中度发热且出现皮疹，皮疹先发于头皮、躯干受压部分，呈向心性分布。在为期1～6日的出疹期内皮疹相继分批出现。皮损呈现由细小的红色斑丘疹→旁疹→症疹→脱症的演变过程，脱症后不留疤痕。水疤期痛痒明显，若因摧抓继发感染时可留下轻度凹痕。体弱者可出现高热，黏膜亦常受侵，多见于口腔、咽部、眼结膜、外阴、肛门等处。少数人可出现并发症，如皮肤疱疹继发感染、水痘脑炎、水痘肝炎、心肌炎、肾炎等。对本病毒，人群普遍易感，多数人一次发病可终身免疫。

现代病理学研究表明，本病病毒由呼吸道侵入，在黏膜上生长繁殖后入血及淋巴液，在网状内皮细胞系统再次增殖，侵入血液引起第二次病毒血症和全身病变，主要损害部位在皮肤，皮疹分批出现与间歇性病毒血症有关。随后出现特异性免疫反应，病毒血症消失，症状缓解。当免疫功能低下时易发生严重的全身播散性水痘，有的病例病变可累及内脏。部分病毒沿感觉神经末梢传入，长期潜伏于脊神经后根神经节等处，形成慢性潜伏性感染。当机体免疫力下降时病毒可被激活，导致神经节炎，并沿神经下行至相应的皮肤节段，造成簇状疱疹及神经痛，称为带状疱疹。本病为自限性疾病，一般来说水痘按照自然病程发生、消退，即使水疱较大破溃后形成糜烂面，也会很快痊愈，如不手抓皮肤以致溃烂，一般情况下愈后不留疤痕。病程约 2 ~ 3 周。通过中西医比较可知，中医说本病由外感时邪病毒或内蕴湿热所致，实际上只是水痘发病的急性和慢性两种临床类型而已。

在本案例中，医生针对患儿气机闭结、郁而不宣的病机，运用了情志刺激调气的方法，使郁而不发的邪毒透发出来，为接下来的治愈创造了条件。民间老百姓都知道，患水痘时，皮疹应得到较充分的透发，隐而不发则易留后遗症。

值得一提的是，本案例治疗方法的特殊性在于将情志刺激运用于传染性疾病的辅助治疗，但是用鞭炮在患儿近耳处燃放的方法容易导致听力受损，是欠安全考虑的，今人切记不要盲目模仿。

【知识拓展】

1. 关于水痘的中医分型治疗。

①风热夹湿型用疏风清热化湿法。主方可用银翘散、六一散加减。舌苔白腻、湿较重者，加车前子 10 克（包煎）；若皮疹痒甚，加蝉衣 6 克、僵蚕 10 克；若头痛较甚，加菊花 10 克、钩藤 10 克（后下）。②邪毒炽盛型治疗用清热凉血、解毒祛湿法。主方可用清胃解毒汤加减。疹色深红者，加紫草 10 克、山桅 10 克；唇燥口干，津液耗伤者，加麦冬 10 克、芦根 30 克；龈肿、口疮、大便干结、舌苔黄厚，加生大黄 6 ~ 10 克（后下）、枳实 10 克。

2. 关于水痘的外洗方。

苦参 30 克，浮萍 15 克，芒硝 30 克，煎水外洗，每日 2 次。或用银花藤 10 克，车前草 15 克，板蓝根 15 克，蒲公英 15 克，煎汤外洗。

3. 关于水痘的食疗方。

苡仁100克，绿豆100克，加水熬熟，加少许糖，每日2次服用。

4. 关于水痘患者饮食禁忌。

水痘患者宜多饮温开水，宜清淡饮食，应忌肉食，如猪肉（性温补）、羊肉（性温热）、鸡肉，鸡蛋、肉桂、生姜、大葱、大蒜、洋葱、韭菜、辣椒、胡椒、芥菜、芫荽、香菇、南瓜、香椿头、鹅、带鱼、黄鱼、荔枝、桂圆肉、梅子、杏子、大枣、柿子、石榴、樱桃、栗子以及炒花生、炒蚕豆、炒瓜子、糍粑、年糕、猪油、茴香、咖喱、芥末等。

5. 关于现代医疗。

现代医学对水痘的治疗思路是预防继发感染和加强护理。发热期应卧床休息，食易消化食物，保证营养和水分的供给；体温较高者可予退热剂，皮肤瘙痒甚者可口服抗组胺药，亦可外用炉甘石洗剂止痒，水疱破溃后涂2%甲紫或新霉素软膏等，均为对症治疗。抗病毒可用干扰素，10万~20万U/日，连用3~5天；其他如阿糖腺苷、阿昔洛韦等也可选用。自1995年以来水痘疫苗被用来对抗这种疾病，但疫苗保护不是终身的，在第一次接种疫苗五年后有必要再次接种。

迂腐善疑忧成疾，发泡成疮心病移

【经典原文】

冯某，迂腐善疑，患疯病，自谓广毒，积忧成疾。公（朱包蒙）曰："然。"投药发泡十余，其疾顿痊。或问之，曰："是本非疮，既疑是疮，不令实见疮形，疑不释也。"

——清·陈梦雷《医部全录·医术名流列传》

【古文解读】

明代曾有一个姓冯的人，他生性迂腐善疑，因而得了一种疑病症，自认为身上积聚了很多的疮毒，忧心忡忡，积忧成病。他找到当地名医朱包蒙诊治，朱包蒙对他说："这病是可以被治好的。"于是他开了些药给冯某服用，不久冯某身上真的发出十多处类似疱疹的水泡，冯某原来的疑心病也就随之消解了。后来有人请教朱包蒙，他回答道："原本他身上并没有疮毒，既然他总是怀疑有疮毒，不让他亲眼见到的话，他心中的疑念是不会消除的。"

【述评】

古代中医对精神障碍的认识和分类比较笼统，本案例中所指冯某所患的"疯病"，应该类似于现代精神病学中所指的疑病症（又称为疑病性神经症）。因为疑病症者总是怀疑自己罹患了某种事实上并不存在的疾病，反复求治，医生的解释和客观检查均不足以消除其看法，因此，古人将其归属为精神不正常的"疯病"之类。疑病症以对自身健康的过分关心和持难以消除的成见为特点。患者对自身的一些生理改变或偶然的异常做出夸大的和不切实际的病理性解释，致使整个身心被疑虑、烦恼和恐惧占据。患者对身体畸形的疑虑或先占观念也属于本症。根据中国12个地区神经症流行病学的调查，其总的患病率仅为0.15‰。两性间患病率接近，虽然任何年龄均可患本病，但以20～30岁的年龄区间首发病例最多。

现代精神医学认为，疑病症发病的成因主要与个体的心理素质因素和心理社会因素相关。①心理素质因素：疑病症患者病前常具有敏感多疑、固执、对健康过度关心、追求完美、谨小慎微等性格特征。男患者常有强迫性特点，女患者中具有癔症性格者较多。本案例中冯某"迂腐善疑"的性格特点正是其患"疯病"

的重要发病基础。②心理社会因素：如经历婚姻的变故，子女等亲人离别，朋友交往减少，亲戚朋友罹患重病、身边有熟悉的人因病去世等均可成为发病的诱因。也常见部分病人因医源性因素而致病，医生不恰当的言语、态度和行为引起患者的多疑，或者医生做出的诊断不确切，反复令病人做些检查，则造成病人产生患有某种疾病的错觉。还有少数病人则是在患过某些躯体疾病之后，通过自我暗示或联想而新患疑病症的。

在本案例中，朱包蒙正确分析和判断了冯某的病因病理，而且肯定吸收了前面一些医生解释劝说无效的经验，索性不再解释，而是根据患者易被暗示、多疑的性格特点，以非常肯定的语气说："此病可治！"这话意味着如下潜台词：你所说的疮毒的确存在，而且我早见过，我肯定有法可施，而且药到病除。朱包蒙反其劝说解释之道，而是肯定了患者所说的疮毒的确存在，这必然获得患者的充分信任和共感，而"此病可治"的语言暗示更是帮助患者树立了治疗的信心，接着，朱包蒙巧妙地使用了一些发散的中药让患者见证了这种所谓藏在体内的疮毒外发的"事实"，从而使得患者相信疮毒已经被去除，疑病观念得以消除。

朱包蒙所实施的治疗方法与现代心理学中的暗示疗法基本相同。暗示疗法是利用言语、动作、某种物品或其他方式施加于患者，使患者在不知不觉中受到积极暗示的影响，从而不加主观意志地接受心理医生的某种观点、信念、态度或指令，以解除其心理上的压力和负担，实现消除疾病症状或加强某种治疗方法的效果的疗法。暗示疗法的运用历史悠久，明代张介宾在《类经》中也记载过一个案例，某妇怀疑丈夫有外遇而得病，后令人假言其丈夫的相好已死亡，去其所恶，暗示之下病愈。此例通过"谎言"来消除患者的嫉妒心理，也是暗示方法的一种。巴甫洛夫曾说过："暗示乃是人类最简单、最典型的条件反射。"暗示心理是人类有语言文化以后所产生的一种新的文化症心理现象。

暗示疗法在临床上的适用范围很广，对癔症，恐怖性神经症，疑病性神经症，各种疼痛、瘙痒、哮喘、心率过速、过度换气综合征等心身障碍；阳痿、性冷淡等性机能障碍；遗尿、口吃、厌食等行为习惯障碍等均有较好的疗效。暗示疗法的种类和实施方式很多，常见的有环境暗示、语言暗示、器械或药物暗示、治疗经验暗示等。暗示疗法的治疗效果往往取决于患者的感受性和对暗示的顺从性，患者对心理医生的信任是暗示治疗的基础。因此，应用暗示疗法时，医生的态度要坚定不移，语气肯定，意思明确，实施过程干净利落，对疗效毫不怀疑。

【知识拓展】

1. 关于医者。

朱包蒙（1576—1658），号函吾，莱芜朱家庄（今山东省莱芜市）人，明代名医，庠生出身。性格"宽和与人，敬慎持己""纯俭笃厚、仁恕谦退"。年轻时因其继母有病久治不愈，遂从儒就医。1628 年被朝廷荫授为肥城所镇抚，继升迁为守备。但他酷爱医学，不乐仕进，无心为官，淡泊名利，潜心行医。少年常读《黄帝内经·素问》《黄帝内经·灵枢》等，过目不忘。他重视临床辨证施治，“医疾奇中之法，多出人意表之外”，治愈众多疑难杂症，成为一代名医。他重视药饵服法与炮制，认为“一丸一剂虽微，关人性命甚重”。当时找朱包蒙看病者车马不绝，溢路盈门，他不分贵贱亲疏，热心诊治。一生治理奇疴，挽救大危，周济大欠，活到八十多岁，仍耳聪目明，灯下能写蝇头小字，他还时常跳跃呼喊，以此自娱自乐。1658 年突然发病而卒。

2. 关于疑病症的各种治疗方法。

①针灸疗法：利用针刺、艾灸的方法所造成的麻木、酸胀等感觉对肢体或脏腑功能的促进作用，加之语言暗示，可以收到较好的暗示作用。针刺又根据患者的具体情况选用体针、头针、面针、眼针、耳针、足针、温针、火针、三棱针、梅花针等多种针法；灸法可分为艾条灸、麦粒灸、疤痕灸、隔姜灸、隔蒜灸、药饼灸等。

②药（热）熨疗法：将药物（如药袋、药饼、药膏及药酒）经加热后置于体表特定部位，可促使腠理疏松、经脉调和、气血流畅，不仅有助于寒湿、气血瘀滞、虚寒证候的治疗，而且可利用药熨后的各种物理效应，结合疑病症的具体症状加以治疗暗示。如将药物敷置于脐眼或脐部，常用于眩晕、盗汗、便秘、尿闭、遗精、阳痿、阴挺、痛经等心身疾病的治疗。

③熏洗疗法：利用药物煎汤的热蒸气熏蒸患处，并用温热药液淋洗局部的外治法。除了可用于风寒感冒、风湿痹痛、湿疹、癣疥、肛门病、阴痒、眼疾、跌打损伤等病证之外，也可利用热蒸气作为暗示的载体。

④中医食疗：核桃 4 个、黑木耳 15 克、豆腐 150 克，分别放入锅内，加水，炖汤 35 分钟后食用。对疑病症的头晕、头痛、心悸、烦热等症状有缓解效果。

⑤西药治疗：抗抑郁可使用 5—HT 再吸收抑制剂（SSRI），如百忧解、帕罗西汀、左洛复等。抗焦虑可使用阿普唑仑、艾司唑仑等，以帮助患者解除症状。但由于药物的不良反应，有时疑病主诉反而会增多。根据临床经验，舒必利对疑病症有较好的疗效，半数以上的患者可以获得明显的改善。剂量可以从0. 1 克、每天 2 次开始，逐渐增至每日 0. 4 ~0. 6 克，同时可服用苯海索 2 毫克，每天 1 ~2 次，以避免发生锥体外系不良反应。如果失眠症状明显，可使用阿普唑仑或氯硝西泮。

病胁有声如蛙鸣，虾蟆衣一箭双雕

【经典原文】

汾州王氏得病，右胁有声如虾蟆，常欲手按之，否则声声相接。郡医不能辨。闻留阳山人赵峦，请诊之。曰："此因惊气入于脏腑而成。"与镇惊朱砂丸，吞以虾蟆衣，遂瘥。

——明·徐春甫《古今医统·奇病续抄》

【古文解读】

在山西汾州有王氏罹患了一种病，自称右胁下会发出泽蛙鸣叫一般的声音，常想以手按之，否则连声不绝，当地医生不知道这是什么怪病，请擅长医术的阳山人赵峦来诊治。他说："这是因为受到惊吓而伤及脏腑所致。"于是，赵峦给予其具有镇惊作用的朱砂丹，同时配伍服用蛤蟆衣进行治疗，王氏的病很快就痊愈了。

【述评】

据说，赵峦是依据患者右手关脉伏结的脉象，推断患者受到了某种惊吓。后来患者告知医生，的确是因为有一次在野外行走，忽然有一只蛤蟆一跃而起，自己被其叫声惊吓，从此以后便觉胁处作痛，还自感会发出如蛙鸣般的声音。从患者偶然受到外界刺激而出现奇怪的躯体化症状来看，本案例与癔症类似，这类疾病的发作常与患者的易感心理素质密切相关。本案例中赵峦使用的朱砂丸见于《太平圣惠方·卷八十五》，方剂主要成分有朱砂、牛黄、麝香、天麻、天南星、干蝎、白附子、干姜、巴豆，该方主治心神狂乱、恍惚烦闷、脑卒中、睡卧多惊、狂语等症。另配伍服用的蛤蟆衣属于多年生草本植物，因叶面上有像蛤蟆身上的条纹而得名。陆游曾有《戏咏园中春草》一诗写道："童子争寻鹁鸽饭，医翁日曝虾蟆衣。"李时珍《本草纲目·草五·车前》中解释该植物的命名为："虾蟆喜藏伏于下，故江东称为虾蟆衣。"蛤蟆衣有清热解毒的功效，可以直接嚼服。在本案例中，患者受到忽然出现的蛤蟆及其叫声的刺激与自我暗示，表现出奇特的胁下感觉障碍，实为一种特殊的癔症转化症状。医生除了使用朱砂丸镇静安神之外，还借蛤蟆衣与蛤蟆同音异物的特点，要患者直接嚼服蛤蟆衣，这实际上是实施了一种巧妙的药物暗示疗法，可谓一箭双雕。

【知识拓展】

癔症的其他类型及治疗方法。

徐春甫在《古今医统·奇病续抄》中还记录了癔症的其他类型及其治疗方法。如“一人忽觉自形作两人，并卧不别真假，不语，问亦无对，乃离魂也。法用：朱砂、人参、茯神浓煎服，真者气爽，假者即化矣”。这里所说的案例是指癔症中的自我身份遗忘和身份改变的双重人格现象。

科举未中多抑郁，内观静养始觉生

【经典原文】

鲍宫詹未第时，游昆陵幕，抱半载，百治不痊，因买舟回里，延予治之。望色，颊赤面青，诊脉虚弦细急。自述数月来通宵不寐，闻声即惊，畏见亲朋，胸膈嘈痛，食粥一盂，且呕其半，粪如羊矢，色绿而坚，平时作文颇敏，今则只字难书，得无已成膈证耶。予曰："君质本弱，兼多抑郁，心脾受伤，脾不能为胃行其津液，故食阻。二肠无所禀受，故便干。若在高年，即虑成膈，今方少壮，犹可无虞。"方仿逍遥、归脾出入，服至数十剂，病尚未减，众忧之。予曰："内伤日久，原无速效，况病关情志，当内观静养，未可徒恃药力。"续得弄璋之喜，予曰："喜能胜忧，病可却矣。"半月后果渐瘥，仍劝往僧斋静养，共服煎药百剂，丸药数斤乃瘳。因更号觉生，盖幸其殆而复生也。

——清·程杏轩《杏轩医案》

【古文解读】

鲍宫詹科举未中，抱病半年多来多方求治都不见效。因他要买船回到故里，于是请我予以诊治。望其面色，颊赤面青，诊脉虚弦细急，患者自述数月来通宵不寐，听到声音就惊恐，害怕见亲朋好友，胸膈胃部疼痛难受，食一碗粥，会呕吐掉一半，大便如羊屎样，色绿而坚硬，平时他写作时思维敏捷，但现在一个字都写不出，莫不是患了膈证？我推断："你的体质本来弱，现在又兼有抑郁，心脾受伤，脾不能为胃的运行提供津液，所以食物阻滞不化，大便未能接受自然生存的东西而干结。假如是年纪大的人，就考虑是膈病，但你年纪尚轻，还不用担心。"仿照逍遥丸和归脾丸加减，服用数十剂，但病尚未减轻，众人忧心忡忡。我说："内伤日久，本来就不可能取得速效，况且本病涉及情志，当内观静养，不能只靠药力。"不久，鲍宫詹喜得贵子，我说："喜能胜忧，病会好起来的。"半个月后他的病真的渐渐好起来了。但我仍劝他去僧斋静养，同时还服用药物多剂，丸药数斤，疾病才终于痊愈。经过这次病患，他更名号为觉生，意思是有幸从此获得了重生。

【述评】

在本案例中，当事人因为科举未中而抑郁，并主要表现为消化生理功能障碍，然而，程杏轩的高明之处就在于他没有为这种表面的症状所蒙蔽，而是看清了事件刺激、思维情绪障碍和消化道症状之间的因果关系，合理地解释了患者症状形成的机理，准确地预测了“喜胜忧”的病程发展结果，在实施药物治疗的同时，鼓励患者进行了诵经食疗和静养的心理调节。不但治好了胸膈嘈痛和呕吐等躯体症状，而且治愈了通宵不寐、闻声即惊、畏见亲朋等心理障碍，可谓心身兼治。

【知识拓展】

1. 关于医者。

程杏轩（1644—1911），安徽歙县（今安徽省黄山市）人，清代乾隆道光年间的名医，新安医学派中较有影响的人物。他在《杏轩医案》中共收集了192个案例，在自序中称：“余自业医以来，以古为师，亦或间出新意，以济古法所未及。虽未能发皆中鹄，而郑重不苟之心，固有可自信者。故凡应手之处，往往录而存之，以自验学力之浅深。”包括这篇案例就是他应友人鼓励而“信于心而应于手”的临床笔记。从案例记录来看，他是一位非常善于身心兼治的中医，如在本书中还记载了“族叔晓堂失志狂妄”一案：“族叔晓堂，向在吴地贸易，情志不舒，抑郁成病，神迷谵妄，诸医无效。同人虑有不测，送回里中，诊脉弦急搏指，知其因郁生火，因火生痰，痰火扰其神明，蒙其心窍，是以语言不正，举动异常，与阳明胃实狂乱之候不同，故前医用下药不应。病久正气固虚，补之又恐助其痰火。爰仿服蛮煎加梨尖铁琥珀辰砂为引。初服谵妄稍定，再剂寝食渐安，共服十二剂，神清语正，举止如常。盖此方能清心肝之热，而通神明，故效速如此。”又有“家生兄怔忡治法”一案：“兄恙抱怔忡，久而不愈，每发心旌摇摇，头晕神倦，辗转不安。予诊之曰：‘此烦劳郁伤，心脾肝三经病也。’方定黑归脾汤，去木香，加白芍柴胡，合逍遥散，间参以麦冬、五味、柏子仁、丹参、牡蛎之属。疾发虽轻，然犹未断，兄忧之。予曰：‘神者伸也，人之神好伸而恶郁，郁则伤神。孔圣二论，首揭说乐，佛家般若经，首称自在。庄生着南华，首标逍遥，游情志中，病未可全凭药力，务须屏烦颐养，方能除根。’如言闲散半载，服煎药两百剂，至今疾不复发。”以上第一个案例为应激性精神障碍，第二个案例为抑郁，他正确地认识到了抑郁者具有非理性认知的特点：“盖心有悒郁，则事事肘掣。虽有乐境当前，变为畏途。”

2. 关于精神障碍与躯体症状的关系。

人是生理、心理和社会属性的统一体，精神障碍常表现为躯体症状，是临床上最容易出现误诊误治的地方。其中以躯体形式障碍、焦虑症、抑郁症和癔症尤为常见。如躯体化障碍就是一种表现为躯体不适反复出现、经常变化和多种多样的神经症。症状可涉及身体的任何部分或器官，病程至少2年以上。常见症状有头、颈、胸、腹、四肢部位不固定的疼痛；嗳气、返酸、恶心、呕吐、腹胀、腹痛、便秘、腹泻等胃肠道症状；尿频、排尿困难、生殖器或其周围不适感、性冷淡、勃起或射精障碍、月经紊乱等泌尿生殖系统症状；气短、胸闷、心悸等呼吸和循环系统症状；肢体瘫痪或无力、吞咽困难或咽部梗阻感、失明、失聪、皮肤感觉缺失、抽搐、失眠等症状。在系统的医学检查和检测的基础上，认真了解与症状发生相关的各种心理社会因素，探明因病获益的意义，对于鉴别诊断尤为关键。故中医先贤告诫："闭户塞牖，系之病者，数问其情，以从其意，得神者昌，失神者亡"（《黄帝内经·素问·移精变气论》）。

神经厌食无良方，女大当嫁病自愈

【经典原文】

堂妹年二旬，因情怀忧郁，致患吐证。每餐膈间哽哽，少顷即吐，轻则只吐数口，甚则所食之物，倾囊而出。温中调气、清火解郁，治俱不应，予用安胃制肝法，亦不验，只得停药。越十余年，疾仍如故。肌肉不瘦，产育如常。予见此证数人，药皆罔效，然亦无损。复有梅氏女一证，案载辑录卷中，其候更加经期阻闭，缠绵数年，咸目为殆，出室后得自愈。可见情志之病，药饵难疗。至于病久而血气无损者，良由胃为多气多血之经，腑病较脏病轻耳。若果脏真损伤，焉能久延不坏乎？古人云：“师尼寡妇，必须异治。”愚谓室女之治，较师尼寡妇为尤甚。盖室女人道未周，情窦早露，以致室塞之郁，百变百幻。结离后，诸病霍然。余亦有见之者。马陆氏女也，年过久笄，识书算，谈吐渊博，知药性，貌亦加常人一等，后得肝厥一症，每月如死者一二次，及合卺有时，而适逢厥来，从此好事多磨者有二次。余至，以疏肝息风为事，然虽救目前之急，奈终身痼产，总少妙术，忽忽三年，婿突至，完姻迨今，沉痼若失，而瓜瓞已三四矣。

——清·程杏轩《杏轩医案》

【古文解读】

我堂妹二十四岁，因情怀忧郁，导致厌食呕吐。每餐饮食不下，气堵塞难受，一会儿就开始呕吐，轻则仅吐数口，厉害时则将所食之物倾囊而吐。医生曾用过温中调气、清火解郁等多种治疗方法，效果都不明显，我也曾用安胃制肝法，同样也没用，只得停药。十多年来，症状仍然如故。但令人不解的是，她并不消瘦，生育如常。我见过数名这类患者，都是用药没有什么效果的，但其他方面也无碍。有梅氏女一证，案例也收录在本书中，主要症状还有闭经，缠绵数年不好，看起来似乎都是危症，结果出嫁后不医就自愈了。可见情志之病，主要不是靠药物治疗。至于那些病久而血气无损者，大多是由于胃多气多血，腑病较脏病轻所致。如果脏器真的受损，怎么能迁延不生病乎？所以古人说：师尼寡妇，必须采取不一样的治疗方法。在我看来，治疗未出闺门之女比治疗师尼寡妇更难。因为未出闺门之女对人间之道还未了解周全，情窦刚刚启蒙，以致闭塞不通之郁闷，且症状百般变化。但往往结婚后，诸病会忽然消失。我曾见过这样的病例。马陆氏女也成年许久了，知书识礼，谈吐渊博，知晓药性，气质亦优于常人一等，后得肝气厥逆上冲之证。此证每月发作如死者一般，恰在结婚当天新房内共饮交杯酒时发作，从此好事多磨者有二次。以后，以疏肝息风为治则进行治疗，虽然能救目前之病急，但无奈还是成为一种痼疾，总是缺少有效的医术，时间很快过去三年，一天夫婿忽然回来，结婚迄今，过去的痼疾好像就消失了，而且已经生育三四个子女了。

【述评】

本文介绍并总结了医者对情绪致病的几个临证经验，总结的规律值得学习：一是注意并承认药物治疗对这类躯体症状的疗效不明显，这比有些医生神话药物的作用要客观和具有勇气得多；二是发现了师尼寡妇和未婚女子的某些疾病与婚姻或性生活缺乏的内在关系；三是发现了婚姻和性生活对解决身心问题的重要影响。如《黄帝内经·素问·五常政大论》中说："气反者，病在上，取之下；病在下，取之上；病在中，傍取之。"按照这一理论，举凡表现为躯体上部症状的疾病皆可以从下部入手施治，在中医理论的语境下，这个"取之下"除穴位之外，也常暗喻性生活。

【知识拓展】

关于肝厥。

清代李用粹（1662—1722）的《证治汇补·眩晕》中说："肝厥之证，状如痫疾，僵仆不醒，醒则呕吐，头眩发热。"清代名医吴鞠通（1758—1836）也在自己的医案上记载有"肝厥"的三个案例。其中高氏四十五岁，"肝阳上窜，因怒即发，十余年"。三兄夫人二十二岁，"单巅顶一点，痛不可忍，畏明，至于窗间有豆大微光，即大叫，必室如黑漆而后少安"。杨室女四十九岁，"稍闻声响即痉厥，终夜抽搐"（《吴鞠通医案》卷三）。由此可见，肝厥之证与躯体化的神经症类似。

长号叹息是郁证，重剂涌吐痰阻除

【经典原文】

姑苏朱子明之妇，病长号数十声，暂止复如前。人以为厉所凭，莫能疗，戴曰：“此郁病也。痰闭于上，火郁于下，故长号则气少舒。经曰‘火郁发之’是也。”遂用重剂涌之，吐痰如胶者数升，乃愈。（引自《续名医类案·哭笑》）

——清·俞震《古今医案按》

【古文解读】

姑苏朱子明的妻子患了一种病，总是长长地连叹气数十声，暂时停歇一会，然后又继续叹气。人们认为这是恶鬼所致，根本治不了。戴思恭说：“这只是郁证而已。因痰阻闭于上焦，火郁于下焦，所以得通过长吁短叹使气机少许得到舒畅。《黄帝内经》中说‘火郁发之’，即火郁之证可以通过宣泄的方式得以治疗是正确的。”因此，戴思恭给患者开了具有较重催吐作用的方剂，患者呕吐出几升浓稠如浆的痰涎后便痊愈了。

【述评】

本案例是戴思恭由丹溪学说触类旁通对郁证长号病案进行辨证施治的医案。患者的主要症状是“长号”。所谓“长号”又被称作“太息过甚”。中医脉诊称正常人的呼吸节律是“闰以太息”：即一呼一吸称为脉动四次的一息，三息之后有一次脉五动的深呼吸；而病理状况下出现的频频叹气的呼吸被称为“善太息”，患者在发出长吁短叹声后自觉宽舒。《黄帝内经·素问·阴阳应象大论》中云：“肝之病，于声为呼。”《黄帝内经·素问·至真要大论》则云：“燥淫所胜，则病善太息。”《本草经疏》也有“怪病多属痰，暴病多属火”之说，可见中医认为，太息、长号这类症状，是肝气不舒、阴血虚弱的表现，与情绪波动、神经功能紊乱、阴气亏虚有关。戴思恭汲取丹溪学说火淫致病的学说，在《推求师意》中总结出“因气成积，积气成痰”，痰气互相影响、互为因果的病理观。医者基于痰火学说，推论患者因气机郁结，上焦被痰阻闭，下焦郁火。便根据中医“火郁发之”的治疗原则应用催吐之重剂去除闭于上焦之痰，发泄郁于下之火，从而使得闭郁尽除，升降复常，肝木之气得以疏达，故患者不再长号。

【知识拓展】

1. 关于医者。

戴思恭（1324—1405），明代著名医学家，字原礼，号肃斋，浙江省诸暨市（今浙江省诸暨市）马剑镇马剑村人，幼承父业，后师从朱丹溪二十余年，被征为正八品御医。著作有《证治要诀》十二卷、《证治要诀类方》四卷、《推求师意》二卷以及校补《金匮钩玄》三卷。

2. 关于郁证。

郁证有广义和狭义之分。广义的郁证包括情志、外邪、饮食等因素所致的郁证，王永炎院士在其主编的第二版《实用中医内科学》中指出郁证是指因情感拂郁，气机郁结不舒而逐渐引起五脏气机阻滞所致的一类病证，其名源于《黄帝内经·素问·本病论》。而狭义郁证多指因七情所伤而致的气机郁滞之证，其主要症状如《景岳全书·郁证》记载的“忧郁伤脾而吞酸呕恶，若忧郁伤脾肺而困倦、怔忡、倦怠食少，若忧思伤心脾，以致气血日消，饮食日减”。《中华医典》中可见古人对治疗郁证的医案，气滞和痰是主要的病因病机特点，因而治疗方剂的药物主要以调理气机为主。

五

清朝时期

性急躁眼病难医，移情妙法治顽疾

【经典原文】

杨贲亨治一贵人，患内障，性暴躁，时时持镜自照，计日责效，数医不愈，召杨诊。曰："公目疾可自愈，第服药过多，毒已流入左股，旦夕间当发毒，窃为公忧之。"既去，贵人旦夕视左股抚摩，惟恐其发也。久之，目渐愈而毒不作。贵人以杨言不验，召诘之。对曰："医者意也，公性躁欲速，每持镜自照，心之所属，无时不在于目，则火上炎，目何由愈，故诡言令公凝神于足，则火自降，目自愈矣。兵行诡道，惟医亦然。"贵人曰："良医也。"厚礼而遣之。

——清·魏之琇《续名医类案·目》

【古文解读】

杨贲亨诊治的一位富人，眼睛患有内障之疾，性情焦虑暴躁，总是拿着镜子观察自己的眼睛，数着手指头算日子，看自己的眼疾是否日渐好转，结果，他看了许多医生，可眼疾却未见痊愈，后来家人请杨贲亨来诊治。杨贲亨说："你的眼疾是可以自然痊愈的，只是由于先前你服药过多，药中的毒素已经流入你左边的大腿，而且毒性可能随时都会发作，我真的很替你担心。"说完，杨贲亨就走了。这位富人闻之大惊，于是变得每日早晚观察自己的左腿，并不停地抚摩着，害怕腿内的毒素会发作。然而，过了不久，他的眼疾却不知不觉地消失了，而所谓腿中的毒素并未见发作。该富人觉得杨贲亨的医术并不高明，于是差人唤杨贲亨来并准备加以责怪。然而，杨贲亨解释道："高明的医生必须懂得医病先医其心的道理，你性情急躁，总是拿着镜子照看自己的眼睛，把自己的注意力都放在眼睛上，将会使得火气上炎，眼疾怎会好呢。所以，我只好故意危言耸听，以便将你的注意力转移到腿上，这样火气就自然下降，眼疾也就慢慢痊愈了。用兵之道在于诡异和伪诈，医术亦可如此。""哦，原来如此，看来你是一个好医生啊。"富人如是说，并且还赠送了厚礼给杨贲亨以作酬谢。

【述评】

本案例中富人所患目疾，中医诊断为"内障"，是指发生于眼内各组织的一类疾病的总称。何谓内障？明代王肯堂在《证治准绳·杂病》中指出，“内障皆有翳在黑睛内遮瞳子而然”。可见，中医所说的内障大致相当于西医所说的白内障、青光眼、黑蒙症等眼科的心身病证。本病患者常出现眼前蚊蝇飞舞、黑花飘荡、观灯火如彩虹环绕、视物昏蒙、夜盲、甚至突然暴盲等症状，眼外观多无特殊体征，可见结膜充血等非特异性变化。

中医认为，肝之志在怒，怒伤肝，目为肝之窍，因此，不少眼科疾病的发病与人的情志和性情密切相关。现代医学认为，青光眼、黑蒙症、中心性浆液性脉络视网膜病变、眼睑痉挛、白内障、癔症性失明等眼科疾病都与情绪变化和应激反应密切相关。本案例中，杨贲亨认为患者性情急躁多怒，怒则肝阳亢而化火，上冲于目，致使“睛里昏暗”而成内障。内障本可用药治疗，但由于患者性急欲速效，每每持镜自照，反而将注意力集中于双目而火愈盛，因而屡医不效。杨贲亨的高明之处在于洞察了病机所在——此乃情志所致的肝火上亢，而怒不消则火不能熄，因而巧妙地运用“悲胜怒”的情志制约的方法来息怒平肝。

针对案中患者内障的病因病机，杨贲亨灵活地将情志相胜疗法和心理转移法相结合对其进行治疗。他首先设计了诡言“毒发左股”而使患者日日悲忧，即运用了“悲胜怒”之法，不仅平息了患者的肝怒之火，同时也使其情志由“时时持镜自照，计日责效”变为“旦夕视左股抚摩，惟恐其发也”，将其对目疾的病理性过分关注转移到其他部位，促进了目疾的痊愈。

【知识拓展】

1. 关于白内障的中医药物治疗。

治法是补益肝肾，益气明目。熟附子10克、当归9克、熟地15克、淮山15克、枸杞子15克、杜仲15克、丹参18克、麦冬10克、黄精10克、白术20克、云苓18克、黄芪15克、党参15克、菊花15克、蔓荆子12克、木贼12克、泽泻10克。

2. 关于白内障的养生方法。

①注意精神调摄：遇事泰然处之，心胸应宽广，保持情绪舒畅，要制怒。培养对养花、养鸟、养金鱼的兴趣来陶冶情操，多与人交谈，能分散对不愉快事情的注意力，激起旺盛的生活热情，能起到阻止和延缓病情进展的作用。②加强用眼卫生，平时不用手揉眼，不用不洁手帕、毛巾擦眼、洗眼。用眼过度后应适当放松，久坐工作者应间隔1~2小时起身活动10~15分钟，举目远眺，或做眼保健操。要有充足的睡眠，及时消除疲劳。③饮食宜含丰富的蛋白质、钙、微量元素，多食含维生素A、维生素B、维生素C、维生素D的食物。平时多食鱼类能保持正常的视力，阻缓病情的进展。

病人为本工为标，标本不得邪难除

【经典原文】

医者颜某，邃于岐黄，然僻处乡俗不以医炫。会扬州富人魏某病笃，纵横数百里，凡医之稍负时望者，悉延诊，终不效。或荐颜往，则素履布衣，状貌古拙，众皆轻之，而颜亦傲气凌人。俄，侍者导颜诣病榻就诊。诊已，仆予以纸，请拟方。纸为八行书，乃多至数十页。颜知其侮己，乃伸纸作脉案，陈其病之所由起，某日传某经，作何状。书时，群医中有窥者，见所述皆不爽，固已咋舌。不半日，纸已尽，乃掷笔起，告去，众挽留。读脉案，皆吻合病状，而文复古奥。上溯《素问》，下迄名家，洋洋数万言，穷源索隐，无蕴不发。知为名手，遂请其拟方。颜笑曰："请我来治病耶？抑试我耶？夫拟方而予纸至数十页，此何为者？且慢侮见诸辞色，尚信其术而服药乎？予不敏，行矣。"病家老少环跪，哀请至再三，乃拟方。数日遂痊，赐之千金，送之归。

——清·易宗《新世说·卷六·巧艺》

【古文解读】

有一位姓颜的中医大夫，对岐黄之道有很深的学问，不过他在僻乡深处行医，一向低调，并不以医术张扬。时遇扬州富商魏某病得很严重，凡是方圆百余里稍有名气的大夫差不多都请来诊治过，可效果总是不明显。有人引荐颜大夫来诊治，但见他穿着素装简朴，相貌古拙，众人都轻视他，而颜大夫却显得清高傲气。一会儿，仆人引颜大夫至患者病榻前诊视，望闻问切后，仆人竟取来数十页八行书纸，请颜大夫拟方。颜大夫认为这是在轻视自己，于是，他不动声色，铺纸开始写脉案病情，陈述患者的病因何故所起，某日传到某经络，临床表现如何。颜大夫在书写病历时，群医中有好奇窥视者，见所述皆不易明白，固已咋舌。不一会儿，拿来的纸都被他写完，他将笔一扔，起身便告辞想走，众人急忙挽留。再细读脉案，发现所写的都非常符合患者的病情，但文辞深奥古朴。脉案对病情的分析向上溯源《黄帝内经·素问》，下引证名家之言，洋洋洒洒数万言，穷其医理之源，探索深藏寓意，没有不能透彻阐述的。大家才知晓颜大夫是真正的名家高手，连忙向颜大夫道歉，并再请他为患者拟方。颜大夫笑道："你们到底是请我来治病？还是想试探我呢？请人拟方为什么要给数十张纸呢？而且，看你们怠慢轻视我的脸色和言辞，怎么会相信我的医术而好好服药呢？所以我不想诊治了，只好走啦。”一听颜大夫如此说，魏家老少急忙围着颜大夫跪拜，再三哀请，颜大夫这才开始拟方。数天后，富商魏某疾病痊愈，赐颜大夫重金，送他回家。

【述评】

这是一例关于医患关系的故事，具有十分重要的现实意义，尤其在临床心理治疗中，患者及其家属对于医生和药物的信任度、依从性与疗效的关系十分密切。从《黄帝内经·素问》中的多篇文论来看，当时不信中医，或者依从性不高的现象还较为普遍，《黄帝内经·素问·汤液醪醴论》中就有过这样的记述和分析，黄帝问：“今良工皆得其法，守其数，亲戚兄弟远近，音声日闻于耳，五色日见于目，而病不愈者，亦何暇不早乎？”岐伯分析道：“病为本，工为标，标本不得，邪气不服，此之谓也。”可见，当时岐伯就已经明确地指出了，有许多看上去总是不能被制服的病邪或治不好的病人，其实不是医生诊治错了，而是因为病人不是真正地相信医生，与医生不能很好地合作，其实，病人才是康复的根本或内因，而医生只不过是健康的促进者和外因。

清代李渔也曾批评过看病捉弄医生、不真实叙述病情或给医生诊治带来干扰的患者：“最不解者，病人延医，不肯自述病源，而只使医人按脉。”他认为，“所谓主持之力不在卢医扁鹊，而全在病人者，病人之心专一，则医生人之心亦专一；病者二三其词，则医人什百其径。径愈宽则药愈杂，药愈杂则病愈繁矣。”在临床心理的治疗领域中，焦虑、抑郁、失眠等诸多问题并不难诊治，也无须使用太深奥的医理、昂贵的药物或高精尖端的技术，疗效不明显的基本原因就是当事人内心深藏的阻抗。为什么心理咨询和心理治疗一定要当事人自己主动上门求诊呢？因为只有这样才能表明至少当事人相信心理学和信任心理医生，而患者这种对心理学和医生的信任是治疗依从行为的基础。从根本上说，心理咨询和心理治疗都是助人自助，一切心理咨询和心理治疗效果的取得都是建立在当事人自己救赎自己的行为实践之上。如果当事人只是表面应允，而不是内心真正认同，只是知道而不行动的话，那么任何心理咨询和心理治疗都是不会取得实际效果的。推而广之，人类许多疾病的治疗都具有类似的规律。比如医生叮嘱高血压的患者，要低盐饮食、放慢工作节奏、少生气等，可是如果患者并不理会这些看似很普通的生活要求，而一味依赖于服药，那么，高血压几乎很难被有效控制。临床经验显示，充分信任医学、医患关系良好、依从性良好或与医生配合良好的患者，容易获得较好的疗效；相反，那些迷信、固执己见的人，不相信药物和治疗技术的人是医治不好的。所以，《黄帝内经·素问·五脏别论》中明确指出：“凡治病必察其下，适其脉，观其志意，与其病也。拘于鬼神者，不可与言至德；恶于针石者，不可与言至巧；病不许治者，病必不治，治之无功矣。”因此，无论诊治人类任何疾病，都必须注意观察当事人的个性和情志状态，对那些迷信鬼神、讨厌针石治疗、有病不愿治疗及不配合治疗的人而言，他们的病是难以治愈的，勉强治疗也收不到应有的功效。事实上，只有像本案例中的颜大夫一样，先去除患者对治疗的阻抗，充分调动其迫切进行治疗的动机，并表示愿意认真配合或参与治疗过程，才是有效治疗的良好开端。

【知识拓展】

关于阻抗。

阻抗是当事人在心理咨询过程中对自我暴露与自我变化的抵抗、回避和否认。阻抗可能意味着当事人的自我防御、保护自尊、不愿改变现状。这一个概念最早由弗洛伊德提出，他认为阻抗是患者在自由联想过程中对那些使人产生焦虑的记忆与认知的压抑。阻抗的意义在于个体的自由防御。罗杰斯则认为阻抗是个体对于自我暴露及其情绪体验的抵制，其目的在于不使个体的自我认识与自尊受到威胁。行为主义认为，阻抗是个体对于其行为矫正的不服从。根据精神分析学说，患病也可能带来某些利益，例如逃避责任和竞争，因此，阻抗也可能见于心身性疾病或一般躯体疾病的诊治过程。

乡人无奈患贫病，橄榄药引巧医贫

【经典原文】

吴门叶天士精医理，求治者踵相接。一日乘肩舆出，有乡人迎道左，乞视疾。叶停舆诊之，曰："大脉均调，奚病耶？"人曰："公名医，奇疴险症，无不洞悉。小人所患者，贫病，人不识，公能疗之乎？"叶笑曰："是疾也。亦颇易治，子于晚间来取方，一服即愈矣。"至暮，乡人敲其门，乞医贫良药。叶令拾城中橄榄核种之，俟苗壮来告，当获厚利。乡人如其教。未几，苗芃芃然，走告叶。叶曰："即日有求苗者，高其值，勿贱售也。"叶自是药引皆用橄榄苗，病者争往购。数日苗渐稀，求者益众，值益昂，乡人获钱无算。苗尽而药引亦除矣。既而乡人具礼来谢。叶曰："病愈乎？"乡人曰："赖公力，已全瘳矣。"叶笑而遣之。至今吴人传为美谈。

——清·采蘅子《虫鸣漫录》

【古文解读】

古代吴国叶天士精通医理，医术高明，前来求治者接踵而至。有一日坐轿出诊，一乡里人在路边截住，求叶天士予以诊治。叶大夫停轿予以诊之，说："你脉象均匀调和，哪有什么病呢？"那人道："您是名医，奇难险症，无不洞悉。小人所患者，为贫穷之病，别人不识诊治，您能治疗吗？"叶天士笑道："这的确是病，并且容易治疗，你今晚来取方吧，一服药就可以治愈。"到了傍晚，乡人来叶天士家敲门，前来索要医治贫穷之良药。叶天士叫他将本城中人们吃后到处乱吐的橄榄核拾捡起来并将其种下，等到橄榄苗出土壮实后便来告之，那时将获得厚利。乡人如叶天士所教那般做了。过不了多久，橄榄苗茂盛起来，他便来告诉叶大夫。叶天士悄悄地跟他说："明天如有向你求购橄榄苗者，你一定要出个高的价钱，千万不要贱卖了。"接着，叶天士开方用药引时皆用橄榄苗，于是，众病者争相前往抢购。数天后橄榄苗渐渐少了，但求购者愈来越多，价钱则随之愈高，乡人因此赚了不少钱。最后橄榄苗卖完了，这种药引亦停止使用了。事后那乡人带着一些礼物来叶宅表示谢意。叶天士笑着问他："你的病痊愈了吧？"乡人答道："全依仗您之力，我的病已经全好了。"叶天士笑着送别他了。这件事至今一直被吴人传为美谈。

【述评】

存在决定意识，既是哲学原理，也是社会心理学的原理。在现实中，人的心理问题大多与生活境遇或生活事件有关，其中经济状况是最为根本的原因。人本主义心理学家马斯洛也认为，满足人的生理需求是人心理发生发展的最底层的原始动力，是维护心理健康的基础。在本案例中，这个自称患贫穷之病的乡人有自知之明，他因贫困而主动去找名医诊治，分析自己为何穷，以及寻求解困之道就是一个非凡的行动。即使在今天，有许多人对心理咨询还心存误解，以为只有患了精神病才需要去看心理医生，其实，因生活境遇或生活事件而出现心理困扰的人正是心理咨询最合适的对象。

经济贫穷不仅只是一个经济问题，也是一个涉及政治与经济制度、教育公平、个人能力等多方面的社会问题。在本案例中，那个患贫病的乡人看来并不愚蠢，也不算太懒惰，只是缺乏赚钱谋生的职业技能。换而言之，在叶天士看来，这个乡人还是一个可教之人。于是，叶天士利用自己做医生的便利与在众患者中的威信，巧妙地设计了一个让乡人先拾捡橄榄种之，自己再用橄榄苗作药引的方法帮助他营销橄榄苗赚钱的智力扶贫的流程，最终大获成功。这种扶贫的方法既解决了求助者的实际贫困问题，又鼓励了他勤劳致富，助人自助，的确比那些仅仅赠药送银的扶贫办法高明许多。事实上，从个人的角度来看，贫困不仅仅是经济基础问题，还有思路、能力等心理问题，因此，扶贫不能只是送钱送温暖，而更应心理扶贫，送技术，扶助其提升谋生的能力。正如成语所说：“授人以鱼，不如授人以渔。”

叶天士并没有让这个乡人无止境地依赖自己的药引发财致富，而只是让其“苗尽而药引亦除矣”，做到适可而止，这正符合心理咨询中助人自助、扶人自立的目的。帮助人和支持人，在医患之间建立信任关系，但不要让其对自己产生依赖，这就是医生助人的中庸之道。

在中医药学中，橄榄果、橄榄核的药用作用早有记载，认为橄榄性味甘、酸、平，入肺、脾、胃、肝经，有清热解毒，利咽化痰，生津止渴，除烦醒酒，化刺除鲠之功效，因此，善治温病的叶天士常用橄榄是毫不奇怪的。因为橄榄需栽培 7 年才能挂果，因此，用栽种橄榄致富需要的时间太长，所以，叶天士只用橄榄苗作药引，这可能是他的首创，这样帮助乡人致富所需要的时间就不会太长。然而，也许叫病人都去买这种药引只是一种权宜之计，不能排除叶天士有忽悠民众患者之嫌。

清代李渔在《笠翁一家言全集·卷六》中说：“疗诸疾易，疗贫病难，世人忧贫而致疾，疾而不可救药者，几与恒沙比数焉！能假太仓之粟，贷郭况之金，是人皆予以可喜而使之霍然尽愈哉！”相比可见，叶天士扶贫的方法可谓是一种高明的“授人以渔”的行为疗法。

【知识拓展】

1. 关于医者。

叶天士（1667—1746），名桂，号香岩，别号南阳先生，晚年又号上律老人，江苏吴县（今江苏省苏州市）人，为清代温病学派的主要代表人物之一。叶天士出生于医学世家，祖父叶时、父叶朝采都精通医术，尤以儿科闻名。叶天士12岁开始从父学医，虚心好学，凡听到某位医生有专长，就向他行弟子礼，拜其为师，十年之内，换了十七个老师，他融会贯通，广采众长，因此医术突飞猛进。他为医却不喜欢以医自名，临终前对他的儿子说："医可为而不可为，必天资敏悟，又读万卷书而后可借术济世。不然，鲜有不杀人者，是以药饵为刃也。吾死，子孙慎勿轻言医。"叶天士一生忙于诊事，在世没有亲笔著述。现传有《临证指南医案》十卷，后附《幼科心法》及《温热论治》各一卷，《叶天士医案存真》三卷。据载都是他的门人和后代整理记录的。其中《温热论治》是叶天士口传心授经验心得，为临床经验的结晶，是温病学说中一部非常珍贵的文献。他创立的温病卫气营血辨证论治纲领，为温病学说理论体系的形成奠定了坚实的基础；他对杂病提出的许多新见和治法方药，至今在临床上仍有重要的指导意义和实用价值。他指出温病的病理变化主要是卫气营血的病机变化。其各自证候表现为：邪在卫分则见发热、微恶风寒、无汗或少汗、头痛、咳嗽、口渴、脉浮数等肺卫证；邪在气分则见身热、汗自出、不恶寒、反恶热、口渴欲饮、苔黄燥、脉滑数等里热证；邪入营分则见烦躁不安，夜甚不寐、斑疹隐现、舌质红绛等热损营阴和心神被扰证；邪在血分则见身热、吐血、衄血、便血、斑疹透露、舌质深绛等热盛动血证。提出"卫之后方言气，营之后方言血"的传变顺序规律，并据此确立了"在卫汗之可也"，治宜辛凉透解；"到气才可清气"，治宜辛寒清气；"入营犹可透热转气"，治宜清营泄热，药用"犀角、玄参、羚羊角等物"；"入血就恐耗血动血，直须凉血散血"，治宜凉血活血、清热解毒，药用"生地、丹皮、阿胶、赤芍等物"的温病治疗大法。叶天士学说，在二百多年的不断发展中，形成一个重要而有特色的医学流派——叶派，最著名的有吴塘、章楠、王士雄等。

2. 关于橄榄的文化与保健功能。

橄榄原产我国，是著名的亚热带特产果树，可供鲜食或加工。中国橄榄分布最多的省份有福建、广东、广西、台湾、四川、浙江等省，栽培的品种主要有白榄和乌榄，地中海一带则有油橄榄。橄榄从生到熟，始终保持青翠的颜色，别名青果，又称为忠果，还因它先苦后甜的特别韵味，有如古代忠臣苦谏之言，虽逆耳而于人终有益，故又被称为谏果。俗话说："桃三李四橄榄七。"橄榄需栽培7年才挂果，成熟期一般在每年10月左右。新橄榄树开始结果很少，每棵仅生产几千克，25年后才显著增加，多者可达500多千克。橄榄树每结一次果，次年一般要减产，休息期为一至两年。故橄榄产量有大小年之分。

橄榄的药用功能中医已早有认识。《日华子诸家本草》中言其“开胃、下气、止泻。”《本草纲目》言其“生津液、止烦渴，治咽喉疼，咀嚼咽汁，能解一切鱼蟹毒”。《滇南本草》言其“治一切喉火上炎，大头瘟症，能解湿热、春温，生津止渴，利痰，解鱼毒、酒、积滞”。中医认为，橄榄性味甘、酸、平，入肺、脾、胃、肝经，有清热解毒、利咽化痰、生津止渴、除烦醒酒、化刺除鲠之功效，冬春季节，每日嚼食2～3枚鲜橄榄，可防止上呼吸道感染。儿童经常食用，对骨骼的发育大有益处。故民间有“冬春橄榄赛人参”之誉。橄榄可主治咳嗽痰血、咽喉肿痛、暑热烦渴、醉酒、鱼蟹中毒。如《王氏医案》中有青龙白虎汤：鲜橄榄15克、鲜萝卜250克，切碎或切片，加水煎汤服。本方取橄榄清热解毒利咽，取萝卜清热泻火，用于肺胃热毒壅盛、咽喉肿痛。如胃热口渴或饮酒过度，可用本品绞汁或熬膏服用；如食用河豚等鱼所致的胃肠不和，呕逆腹泻等，可以本品绞汁煎浓汤服。

油橄榄又名齐墩果，为木樨科、齐墩果属常绿乔木。橄榄油在地中海沿岸国家有几千年的历史，有人统计，《圣经》中，“油橄榄”一词出现的频数200多次。公元前3000年希腊克里特岛开始种植橄榄树，后流传于地中海周边国家，其中尤以西班牙的产量和品质为世界之最，因此西班牙在国际上也有“橄榄油王国”的美称。科学调查显示，由于长期食用橄榄油，地中海沿岸居民很多健康的身体指标都居世界前列。地中海成为世界上心脑血管疾病、癌肿、老年痴呆症三大疾病发病率最低的地区，盛产橄榄油的希腊克里特岛的三大疾病发病率几乎为零。橄榄营养丰富，含有17种人体所需要的氨基酸，果肉富含蛋白质、碳水化合物、脂肪、维生素C以及钙、磷、铁等矿物质，其中维生素C的含量是苹果的10倍，梨、桃的5倍。其含钙量也很高，且易被人体吸收。来自国际橄榄油理事会及欧盟的相关资料表明，橄榄油对健康的好处主要有：①促进血液循环：橄榄油能防止动脉硬化以及动脉硬化并发症、高血压、心脏病、心力衰竭、肾衰竭、脑出血。橄榄油中的ω－3脂肪酸能增加氧化氮这种重要的化学物质的量，有助于防止因高血压造成的动脉损伤，能降低血小板的黏稠度，让血小板与纤维蛋白原不易缠绕在一起，还能降低纤维蛋白原的量，减少血栓形成的概率。②改善消化系统功能：橄榄油中含有比任何植物油都要高的不饱和脂肪酸、丰富的维生素A、D、E、F、K和胡萝卜素等脂溶性维生素及抗氧化物等多种成分，并且不含胆固醇，因而人体消化吸收率极高。它有减少胃酸、阻止胃炎发生及防治十二指肠溃疡等病的功能；并可刺激胆汁分泌，激化胰酶的活力，使油脂降解，被肠黏膜吸收，以减少胆囊炎和胆结石的发生。③护肤：橄榄油富含与皮肤亲和力极佳的角鲨烯和人体必需脂肪酸，吸收迅速，有效保持皮肤弹性和润泽；所含丰富的单不饱和脂肪酸和维生素及酚类抗氧化物质，能消除面部皱纹，防止肌肤衰老，有护肤护发和防治手足皴裂等功效，用橄榄油涂抹皮肤能抗击紫外线、防止皮肤癌。④防控糖尿病：橄榄油中含有ω－3脂肪酸中的DHA，可以增加胰岛素的敏感性，当细胞膜中不饱和脂肪酸的含量越高，拥有的双键数量越多时，其活动性就越强。活动性强的细胞膜胰岛素受体的数量多，对胰岛素也就越敏感。当人体摄入适当比例的脂肪酸时，新陈代谢就更为正常，而肥胖、发生糖尿病的概率就会降低。橄榄油已成为预防和控制糖尿病的最好食用油。⑤强骨：橄榄油中的天然抗氧化剂和ω-3脂肪酸有助于人体对矿物质如钙、磷、锌等的吸收，可以促进骨骼生长，有助于保持骨密度，减少因自由基（高活性分子）造成的骨骼疏松。⑥防癌：ω-3脂肪酸能降低癌肿从血液中提取的亚油酸的数量，使癌肿戒除了一种非常需要的营养物质。ω-3脂肪酸还能与ω-6脂肪酸争夺癌肿在代谢作用中所需要的酶，使癌细胞的细胞膜更为不饱和，变得易于破坏，能抑制肿瘤细胞生长，降低肿瘤发病率，防止乳腺癌、前列腺癌、结肠癌、子宫癌的癌变，增加放疗及化疗的功效。⑦防辐射：橄榄油还有防辐射的功能，常被用来制作宇航员的食品。经常使用电脑者更视其为保健护肤的佳品。⑧制作婴儿食品：橄榄油营养成分中人体不能合成的亚麻酸和亚油酸的比值和母乳相似，且极易吸收，能促进婴幼儿神经和骨骼的生长发育，是孕妇极佳的营养品和胎儿生长剂，对于产后和哺乳期是很好的滋补品。⑨抗衰老：橄榄油中的胡萝卜素和叶绿素赋予橄榄油黄绿色，而叶绿素起新陈代谢作用，促进细胞生长，加速伤口愈合。橄榄油含有的抗氧化剂可以消除体内自由基，恢复人体脏腑器官的健康状态，能防止脑衰老，是一种安全可靠的美容护肤佳品，在西方被誉为“美女之油”。橄榄枝还是和平的代名词，在一些国家交往中，凡要表示友好愿望的，总有摇橄榄枝或放飞和平鸽的场面。联合国的徽志也是一对橄榄枝托着地球的图案。

书生畏明缘思虑，乱其句读怒解郁

【经典原文】

青龙桥王某，患病喜独居暗室，不近灯火，偶出则病愈甚，遍延名医皆不能治，乃延建昂诊。诊毕，并不处方，索取王所著文章，乱其句读，朗声而诵。王叱问为谁声，李则声益高。王忿然夺其文曰："客非此道中人，不解句读，何其狂妄。"因就灯而坐，顿忘畏明之习。后李释曰："此病郁也，得怒则郁解，故有此为。"

——清·王瑞庆《南部县志·人物志·李建昂医事》

【古文解读】

青龙桥有一位姓王的书生，因为患病而喜独居暗室，尤其不能靠近灯火，偶尔外出一次，则病情加重。遍请医家，都说不能治。后来，家人请来四川名医李建昂予以诊治。李建昂了解病情后，并不处方用药，而是点起一盏灯，拿过书生平时所作的文章，故意不断句，高声乱读一通。王书生听到有人乱读他写的文章，好不气恼，责问这是谁的声音，李建昂一听则愈高声朗读。这可把书生气极了，他走过来劈手夺过李建昂手中的文章，怒气冲冲地说："看来你并非此道中人，不懂断句，为何还这样狂妄！"说完便在近灯处而坐，顿时忘记了自己曾畏灯光的毛病，自此病情渐愈。后来李建昂解释说："这个书生患的是郁证，让他生气则抑郁可解，所以才会使用胡乱断句的方法激怒他。"

【述评】

从症状来看，本案例中的书生"喜独居暗室，不近灯火，偶出则病愈甚"，具有害怕灯光、恐惧日光，以及内向、孤独，回避行为的特征，相当于现代临床心理学所说的特殊恐惧症，即畏光症。所谓恐惧症，是以恐惧症状为主要临床表现的一种神经症。患者对某些特定的对象产生强烈和不必要的恐惧，伴有回避行为。患者明知其反应不合理，却因难以控制而反复出现，因此心中十分焦虑、矛盾。根据恐怖对象的不同，可以将恐惧症分为：广场恐惧症、社交恐惧症和特殊（或单纯）恐惧症三大类。尤其在特殊恐惧症这一类中，可以因恐怖的具体对象不同而表现为千奇百怪的恐惧症。可以说，世界上有多少物品就可能有多少种恐惧症。本病的病因未明，可能与遗传、性格、精神、性压抑等因素有关。在本案例中，书生为何会惧怕灯光和日光，很可能与其读书之苦和功名未有成就有关。精神分析学说认为，一个人因为患病而可能获得某种益处，书生患病后可以使自己不再需要灯下苦读，可以体面地拒绝读书——尽管这可能是他无意的行为。因畏光而抑郁，独居不想见人，这是继发症状。久而久之，畏光和抑郁则可互为因果，加重病情，最后使当事人的社会功能严重下降。

在本案例中，李建昂采用了“怒胜思”的情志疗法。针对书生心思前程、自尊心强、爱面子的心理特点，尤其是书生洁身自高、珍视自己的文章、不能忍受别人曲解其文的心态，胡乱断句，激怒书生，而适当的怒则有促使阳气生发、血行加速、解郁散结、畅情达志之效。

本案例的治疗方法也可具有心理转移疗法的一些特征。所谓心理转移法是指通过改变病人心理活动的指向性，使其注意焦点从患病处转移到其他地方的心理疗法。李建昂“诊毕，并不处方”的举动非常重要，医生看病却不和你谈病情，病人则不容易产生阻抗，而阻抗是影响心理治疗效果最麻烦的东西，病人常不愿意真心接受心理医生的任何建议。李建昂的高明之处就在于他采取了围魏救赵的治疗策略，通过乱读当事人的文章，而将当事人的注意力转移至如何朗读文章之上，使其在激怒的状况下忘记了畏光的习惯。在心理学中，所谓习惯是指任何由学习而来的行为反应。患者习得某种病患的行为方式也可称为习惯。

心理转移法类似于现代行为治疗的反应预防法，两者原理相同，都是通过改变患者心理活动的指向性，从而转移注意的焦点。反应预防法由 Rachamn 创立，也称为“暴露结合应答预防法”，主要用于治疗强迫症和恐惧症。在治疗中将患者反复地长时间暴露于恐惧的想法或某种特定的情境中，通过这种刺激条件下的训练和亲身经历，病人体验到并相信他们所恐惧的东西并不如想象的那样可怕，后果也并不如想象的那么严重，矫正病人一直持有的负面评价，打破原来习惯化的强迫行为，解除在信念和行为反应之间的错误连接，促进病人对先前的威胁性刺激形成的习惯化，最终建立正常的行为反应模式。例如治疗强迫性仪式动作为主诉的患者，让患者在想要行仪式动作前向治疗者报告，并在治疗者的鼓励和监督下克制自己而不做仪式动作。在本案例中，李建昂正是通过巧妙设计治疗方法从而转移书生注意力，让他暴露在平素恐惧的灯光下，使其体验到灯光和日光并没有他原来想象的那么可怕。

在反应预防法实施前，治疗者要对患者的外在恐惧线索、内在恐惧线索、恐惧的后果、信念的强度、回避行为与仪式行为进行探寻和评估，并向患者说明本疗法的治疗原理，帮助树立治疗的信心，在整个治疗过程中要征得患者的知情同意。本案例中的治疗则与反应预防法有所不同，当事人对治疗原理、医生为何那般行为并不知情，他是在被激怒之下才靠近灯光的，这是一种无意识的行为反应。如前所述，这样实施治疗的过程有利于减少当事人对治疗的阻抗，这正是中医辨证施治、治疗方案因人而异、不拘一格、灵活化裁、“医者意也”思想的生动体现。

【知识拓展】

1. 关于本病的药物治疗。

可用逍遥散加减：柴胡12克、白芍12克、当归12克、茯苓12克、白术12克、炙甘草6克。柴胡疏肝解郁，当归、白芍养血柔肝，三药配合，补肝体而助肝用，共为方中主药；白术、茯苓健脾和中，为方中辅药；佐薄荷、生姜助本方疏散条达之力；炙甘草调和诸药为方中使药。

亦可用归脾汤加减：党参、白术、甘草、黄芪、当归、龙眼肉益气健脾，补气生血；枣仁、远志、茯苓养心安神；木香理气醒脾、使众药补而不滞。若心胸郁闷，神智不舒，加郁金、佛手片理气开郁；头痛加川芎、白芷活血祛风止痛。

2. 关于本病的针灸治疗。

治以调神理气，疏肝解郁。以督脉、手厥阴、手少阴和足厥阴经穴为主。主穴取：水沟、内关、神门、太冲。配穴取：肝气郁结者，加曲泉、膻中、期门；气郁化火者，加行间、侠溪、外关；痰气郁结者，加丰隆、阴陵泉、天突、廉泉；心神惑乱者，加通里、心俞、三阴交、太溪；心脾两虚者，加心俞、脾俞、足三里、三阴交；肝肾亏虚者，加太溪、三阴交、肝俞、肾俞。

人前轻言伤自尊，再证实话释心病

【经典原文】

一官素谨言，二日会堂属，官筵中，有萝葡颇大，客羡之。主曰："尚有大如人者。"客皆笑以为无。主则悔恨自咎曰："人不见如此大者，而吾以是语之，宜以吾言为妄且笑也。"因而致病，药不应。其子读书达事，思其父素不轻言，因愧赧成病，必须实所言，庶可解释。遂遣人至家取萝葡如人大者至官所，复会堂属，强父扶病而陪，陪至数巡，以车载萝葡至席前，客皆惊讶，其父大喜，厥旦疾愈。

——清·魏之琇《续名医类案·郁证》

【古文解读】

有一位官员，平时讲话一贯谨慎。有一天，他设宴招待僚属，菜肴中有一个很大的萝卜，引来客人的一片赞叹之声。这位官员一时高兴，随意附和道："这不算什么，还有像人那么大的萝卜呢！"闻听此言，客人们都笑着摇头，谁也不相信真有那么大的萝卜。官员顿时感到颜面尽失，非常后悔自己的出言不慎。宴会结束后，他懊悔地说："人家都没见过那么大的萝卜，而我说有，他们肯定以为我在吹牛而取笑我。"因为这件事，官员一直闷闷不乐，最终病倒了，吃了许多药都不见效。这位官员有一个知书达理的儿子，他寻思自己的父亲从不轻言，这次因为出言不慎，丢了面子，羞愧而患病，因此，必须找到一个如他所言的大萝卜，才可以使父亲释怀。他派人回乡下老家，真的寻来了一个像人大小的萝卜。于是，他再次设宴，还是邀请上次那些客人来参加。开始，他的父亲不太愿意出席宴会，在儿子的反复劝说下，才勉强出来会见客人。酒至数巡，佣人用一辆小车把大萝卜推到宾客面前，客人们都很惊讶，没想到还真有像人那么大的萝卜！其父见此情景非常高兴，当晚病就好了。

【述评】

本案例中的官员因轻言萝卜如人大而遭人取笑，自尊心受到打击，出现情绪低落、自责内疚的郁证，大抵上相当于现代精神障碍分类体系中的抑郁状态。本病的发生常以一定的性格特征为基础，如内向、胆小、易焦虑紧张、思虑问题较细、多思、办事认真谨慎、自尊心强等。此病进一步发展可能会导致抑郁症。其子熟知父亲的个性，对他来说，遭受客人的取笑和不信任是一种非常严重的挫败。因此，帮助父亲挽回面子，在客人面前证实父亲所言属实，才是治疗父亲心病的关键。这种治疗方法中医称为“喜胜忧”的情志疗法。中医认为，心之志为喜，属火；肺之志为悲，属金，火克金，喜胜悲。因此用大喜制胜思虑、悲哀等不良情绪。官员儿子并非专业医生，也没有对父亲进行劝服，而是采取了一种现实治疗的方法，真的找到一个如小孩般大小的萝卜来证实父亲并非虚言，让众人眼见为实，为父亲挽回了面子，维护了自尊，官员的心病当然就立刻消除了。

官员儿子所使用的治心病方法，相当于现代心理治疗学中的合理情绪疗法合理情绪疗法，由美国心理学家阿尔伯特·艾利斯所创立。其基本理论也称为“情绪ABC”理论，A是指诱发性事件；B是指个体在遇到诱发事件之后所产生的信念，即个体对这一事件的看法、解释和评价；C是指在B的影响下，个体所表现的情绪及行为结果。在本案例中，A是众客人因不相信官员所说的话而发出的嘲笑。B是官员对这件事的如下认识：“我平时讲话很谨慎，因此不应给别人留下我讲大话的负面印象，这样太丢面子了。”C是官员的抑郁情绪和患病的结果。“情绪ABC”理论认为，诱发性事件（A）只是引起情绪及行为反应的间接原因，而个体对诱发性事件所持的信念和看法（B）才是内在原因。因此，只有当B发生改变时，C才会随之变化。

【知识拓展】

关于郁证的证型及治疗。

中医治疗郁证以宣通郁结为大法，但应辨别受病的脏腑及气、血、火、湿、食、痰郁的不同，并注意六郁相兼的情况，辨证用药。

常见证型有：

①肝气郁结。证见情怀抑郁，胸闷嗳气，胁肋胀痛，痛无定处，舌苔薄腻，脉弦。治宜疏肝解郁、理气畅中，常以柴胡疏肝散加减。

②气郁化火。证见急躁易怒，胸胁胀痛，口干而苦，溲黄便干，嘈杂吞酸，舌质红，苔黄，脉弦数。治宜理气解郁、清肝泻火，常以丹栀逍遥散为主方。

③血行瘀滞。证见头痛，失眠，胸胁疼痛，状如针刺，舌质紫黯，或有瘀点，脉弦涩。治宜活血化瘀、理气解郁，常用血府逐瘀汤。

④气痰互阻。证见胸部闷塞，有痰不爽，咽中如有异物，吐之不出，咽之不下，舌苔薄腻，脉弦滑。治宜疏肝解郁、理气化痰，常用半夏厚朴汤。

⑤郁损心脾。郁证日久，伤及心脾，证见头晕神疲，心悸失眠，纳谷不香，面色不华，舌质淡，苔薄白，脉细。治当心脾两调，常用归脾汤为主方。

⑥脏躁证。证见忧郁过度，心肝血虚，以致精神恍惚，多疑善惊，哭笑无常。当以甘缓润燥为治，用甘麦大枣汤加味。

公子过喜生目疾，手擦足心病自愈

【经典原文】

某公子生二十余年，素席丰厚，父为某省制军，是秋登贤书，贺者盈门，公子两目忽红肿，痛不可忍。延天士诊之，天士曰："目疾不足虑，当自愈。愈后七日内，足心必生痈毒，一发则不可治。"天士平日决死生当烛照，不差累黍，公子闻是言，不觉悲惧求救。天士曰："此时不暇服药，当先拟方散毒，如七日内不发，方可再议。"急求其方，曰："息心静坐，当左手擦右足心三十六遍，以右手擦左足心三十六遍，每日如此七次，俟七日后再来诊治。"如法至七日，延天士视之，曰："目疾如先生言已愈矣，未审痈毒能不发否。"天士笑曰："前言发毒者妄也，公子为富贵中人，事事如意，所惧者死耳，惟以死动之，则他念俱绝，一心注足，手擦足则心火下行，目疾自愈。不然，心益躁，目益痛，虽日服灵丹，庸有效乎?"公子笑而厚酬之。

——清·小横香室主人《清朝野史大观·清代述异》

【古文解读】

有一富家公子二十来岁，素来丰衣足食，天天大鱼大肉、美酒佳肴，父亲是某省总督，为地方最高行政官员。这年秋天，公子通过乡试考取了举人，前来祝贺的人络绎不绝，可是此时公子忽患眼疾，两眼又红又肿，疼痛难忍。于是请叶天士前来诊疗，叶天士说："这眼睛的病倒是不必担忧，它自然会痊愈的。不过眼睛痊愈后七日之内，脚底必定要发痈毒，毒一旦发作就难医治啊。"传说叶天士素来洞察患者之生死相差无几，公子听闻这话，不禁悲惧相加，并急忙向叶天士求救。叶天士说："这个时候并不急着用药，当先拟一个方子给你散发毒气，如果七日内不发病，才能进一步诊治。"公子急求此方，叶说："你要息心静坐，并用左手擦右脚底三十六遍，再用右手擦左脚底三十六遍，每天如此七次，等七日后再来诊治吧。"于是，公子回去按照此法做了七天后，又来请叶天士看病，他对叶天士说："我的眼疾如先生所说，已经痊愈了，但不知能不能让脚底的痈毒不发作呢?"叶天士笑了，答道："我之前说生痈发毒是故意骗你的，因公子你是富贵中人，诸事顺心如意，唯独怕死，我也只好用死的恐惧来触动你，这样你才能去除一切杂念，一门心思就全放在脚上了。用手擦足心，可促使心火下行，眼疾就自然痊愈了。如果不这样做的话，你的心情会更加烦躁，眼睛也会更加疼痛，即使每天服用灵丹妙药，难道会有效吗?”公子听后宽慰地笑了，并重重酬谢了叶天士。

【述评】

中医治病有许多独特的思路，在本案例中，患者患眼疾，医生却要他一连七天用手去按摩脚底。这是因为中医认为，“病在上者下取之，病在下者高取之”；“病在上者阳也，病在下者阴也”（《黄帝内经·灵枢·终始》）。左病右取，右病左取。中医还认为，脚底有许多经络的穴位，如足底前、中1/3交界处就有一个“涌泉穴”，属于足少阴肾经，按摩此穴可以醒脑安神。叶天士要求患者用左手擦右足心三十六遍，用右手擦左足心三十六遍，每日如此七次，这当属自我按摩治疗。

中医看眼疾，并不局限于眼睛局部，而是想到眼疾与脏腑生理的关系。《黄帝内经·灵枢·大惑论》中说：“五脏六腑之精气，皆上注于目而为之精。”《黄帝内经·灵枢·脉度》中又说：“肝气通于目。”足底因有心、肝、肾、脾、肺等脏腑对应之穴位，按摩足底可以促进各脏腑气血的运行，进而疏通眼睛和头面部气血，间接促进眼疾炎症和水肿的消退。

为何叶天士不直接将“上病下取”的医理告知患者，而嘱咐患者如此按摩呢?这是因为一般来说，富贵子弟娇生惯养，骄恣纵欲，对于如此小病小痛岂会真的重视，而且一代儒医叶天士也不是一个只懂治病的“下医”，而是一个深谙医“人病”的中医，所谓“授人以鱼，不如授人以渔”，叶天士不仅要治好这位公子的眼疾，还要治其神，使其息心静养，不为名利所累。那么怎样才能唤起当事人积极参与治疗的自觉性呢?《黄帝内经·灵枢·师传》早就讨论过这个问题，黄帝问：“王公大人，血食之君，骄恣纵欲，轻人，而无能禁之，禁之则逆其志。顺之则加其病，便之奈何?治之何先?”岐伯对此作了如下很高明的回答，他说：“人之情，莫不恶死而乐生，告之以其败，语之以其善，导之以其所便，开之以其所苦，虽有无道之人，恶有不听者乎?”这就是说，对那些骄横妄为、轻视医生的贵族病人，治疗前必须先唤起其怕死求生的欲望，因此，在本案例中叶天士开头讲了一番善意的谎言，声称“足心必生痈毒，一发则不可治”，这是医生给患者“告之以其败”，果然叶天士这番话打动了个性骄妄的公子，“公子闻是言，不觉悲惧求救”。这样，公子便产生了自觉进行自我按摩治疗的动力了。叶天士深谙中医“病人为本，医生为标”的治疗思想，他知道只有让当事人进行按摩，而不是由别人代替，才能帮助当事人从功名利禄的过喜中摆脱出来，叶天士顺势利导，“语之以其善，导之以其所便”，要求当事人息心静坐，每天自我按摩七次，其目的就是让当事人通过自我治疗了解自己的病因，顿悟人患病之机理。所谓“息心静坐”，当具有“内观”治疗之功效，可以想象，通过叶天士的这番巧妙设计的治疗，这位家境优越的公子不仅治好了眼疾，更提高了人生的境界。

【知识拓展】

关于眼疾的调理方法。

引起眼睛红肿的原因有很多，需要辨证施治。例如心、肾功能不全，内分泌失调、皮肤过敏、眼部炎症等因素都可能引起眼睑红肿火水肿，必须对症治疗，并非按摩足底就可以解决一切眼疾问题。

对于中医虚证一类的眼疾，可以采取食疗辅助：①桑椹果粥，可用新鲜桑葚、糯米、冰糖煲粥，此方具有补肝滋肾、益血明目之功效，适用于肝肾阴虚所致的视力减退、耳鸣等。②猪肝鸡蛋粥，用猪肝、鸡蛋、粳米、盐、姜煲粥，此方具有补肝明目之功效，适用于夜盲症、视物不清。

闺阁女奇梦难释，靖公巧施斩蛇丹

【经典原文】

徐书记有室女。病似痨。医僧法靖诊曰："二寸脉微伏，是忧思致病。请示病因。"徐曰："女子梦吞蛇，渐成此病。"靖谓有蛇在腹，用药专下小蛇，其疾遂愈。靖密言非蛇病也。因梦蛇过忧成疾，当治意而不治病耳。

——清·俞震《古今医案按·卷五》

【古文解读】

徐书记家有一尚未出嫁的女儿，面黄肌瘦，好像得了病。家人听说高僧法靖的医术高明，便请他来诊治。法靖诊完脉对徐公说："令爱两寸脉象微浮而弱，是因忧思过度、气郁闷于胸中所致。请你先介绍一下令爱发病的过程吧。"徐书记答："我女儿自从有一次做梦，梦见把蛇吞下腹中，便久久不能释怀，渐成此病了。""哦，原来如此。"法靖对此女之病已成竹在胸，便不紧不慢地说道："有蛇进入腹中，用药将小蛇泻下来，病就会痊愈的。我这里就有'斩蛇丹'，能斩杀腹中小蛇，并且让它随大便排出。"听了医生很有把握的一席话，该女子很是高兴，按医嘱服下药物，病情果然就渐愈了。事后，法靖对女子的家人悄悄解释说："其实令爱并没有被蛇侵入腹中，只是因梦见蛇入腹，过于忧虑而成疾罢了。我开的药方，只是去她的忧思心病而已。"

【述评】

本案例中的女子因梦见蛇入腹中而患病，与现代精神医学中的疑病症相似。疑病症是一种神经症，常伴有焦虑或抑郁。根据精神分析学说的理论，包括疑病症在内的神经症的病因在潜意识，而梦的情节与被压抑在潜意识中的内容存在某种关联。在本案例中，女子梦见蛇这一意象，可理解为男性生殖器的象征物。本案例中待嫁的女子可能春心萌动，但又强烈压抑自己的性欲，于是梦境就成了表现潜意识的窗口了。著名心理学家弗罗姆认为"梦既是我们心灵的最低级和最不理性的表达，也是它的最富有和最有价值的功能的表达。"该女子吞蛇入腹的梦境可能隐喻着与男子发生性关系。当然，那女子自然不会解读梦境的隐意，一觉醒来，只觉梦境离奇恐怖，难以释怀。中医释梦的历史比西方心理学还早上千年。中医认为，身体的气血盛衰变化是梦产生的基础。在本案例中，法靖是精通中医释梦理论的大家，对未嫁姑娘的心病早心知肚明，只是心照不宣而已。因为举凡涉及性事一类的病证，中国人尤其腼腆忌讳。于是，医生因势利导，声称要施以专用下小蛇的斩蛇丹，暗示世上原来就有这种病，而医生对治疗这种病早已胸有成竹，并已有验方。因此，这剂中药只是携带着医生暗示的媒介而已。

【知识拓展】

关于疑病症的验方。

归脾汤。方用党参、白术、甘草、黄芪、当归、龙眼肉，益气健脾，补气生血；枣仁、远志、茯苓养心安神；木香理气醒脾，使众药补而不滞。若心胸郁闷，神志不舒，加郁金、佛手片理气开郁；头痛，加川芎、白芷活血祛风止痛。

小儿恋物不乳食，复得玩物疾遂已

【经典原文】

薛东明治王生子，周岁，忽不乳食，肌肉消尽，医疑为疳。薛曰："此相思症也。"众皆嗤笑之。薛命取平时玩弄之物，悉陈于前，有小木鱼儿，一见遂笑，疾遂已。(《江南通志》)

——清·魏之琇《续名医类案·相思》

【古文解读】

清朝时，薛东明诊治过一王家小孩，这孩子刚满一周岁，不知怎么回事，突然不愿吃东西，很快小儿就变得消瘦，看过的医生们都认为患了疳积，但薛东明却说："这小孩是患了相思病啊！"众人听后都嗤笑，如此幼小怎么会得相思病呢？薛东明请小孩的家人将他平时最喜爱的玩具取来。小孩见有一小木鱼儿，立即笑逐颜开，不食之病不药而愈。

【述评】

人类个体在幼儿成长时期很大程度上要依赖于父母等抚养者和哺乳环境的支持，因此，在这一过程中幼儿除了对抚养者有很强的依恋感之外，还容易对被褥、枕头、玩具等熟悉的物品和环境形成一定的依恋。临床咨询中常有一些母亲反映自己的孩子常需要用手捏住某条小手巾，或是妈妈的某件衣服才能安睡，甚至是不准抚养者更换他们睡的被子或枕头，即便已经很脏了也不准拆洗；有些小孩子则对某些玩具爱不释手，走到哪就带到哪，也总需要搂抱着那些玩具睡觉。甚至有个别大学新生还带着自己的布娃娃去上学，照他们的说法，如果将这些"宠物"留在家里的话，会感到寂寞，诸如此类，均属于依恋心理问题。一般来说，每一个儿童在成长过程中都曾经历过类似的依恋心理问题，随着年龄的增长和安全感的满足，大多属于阶段性的或一过性的，如果因为亲子分离、寄养等原因，幼儿严重缺乏安全感或抚养者对此处理不恰当的话，则有可能发展成恋物癖、强迫症等神经症或人格障碍。

在本案例中，薛东明的高明之处就在于没有盲目从众，而是通过辩证法排除了众医生诊断的疳积。虽然幼儿不能回答他的提问，但他注重从家人处了解患儿的生活近况，当得知患儿失去了平素喜欢的玩具之后便明白了孩子不愿乳食的原因，随后的情况证实了他的猜测。

本案例中的孩子虽小，但同样也有喜、忧等情绪变化，有安全感等心理需求，失去喜爱和依恋之物时可引起不安、不满、焦虑或抑郁等心理变化，合理地满足孩子的心理需求是医治其心理问题最现实的措施。中医认为顺从患者的意念、情绪，满足患者的心身需求，以释却患者心理病因是非常必要的，此即“顺情从欲疗法”。《荀子》有云：“凡人有所一同：饥而欲食，寒而欲暖，劳而欲息，好利而恶害，是人之所生有之。”说明衣、食、住、行、求爱、婚姻、求学、就业都是人类最基本的生理心理需要。对于正当而必要的生存欲望不能得到满足所导致的神情病变，仅劝说开导、移情变气是难以解除患者痛苦的，而只有从其意和顺情从欲才是治疗之道。明代医家张介宾在《类经》中指出：“若思郁不解而致病者，非得情疏愿遂，多难取效。”当然，使用此法首先应知晓患者所需之物，洞察患者之意愿。对于不能言语的小儿或不愿意直白告知的患者，医生应通过询问患者生活近况的改变和个人喜好等来了解其真实的需求；对于敏感话题或患者不愿启齿的问题，如性、爱情等，医生应结合各年龄段的心理发展任务和可能遭遇的挫折进行分析判断。在心理咨询中，经常有来访者对其实质问题进行隐瞒，既可能出于含蓄或羞耻之心，也可能是故意考验咨询师的洞察能力，这就要求咨询师有敏锐的观察力和准确的判断力。

本案例告诉我们，儿童虽小，却也是一个有感知有情感的人，若强行压制或悖逆其个性和爱好，则可能会引起神经、消化系统功能紊乱，以致出现嗜睡、拒食等症状。父母应尽量满足儿童安全、玩乐、人际交往等基本需要，帮助儿童发展多方面的兴趣，将其注意力转移到其他新鲜的事物之上，提高其对环境变化的适应能力。

【知识拓展】

关于疳积。

疳积是以精神萎靡、面黄肌瘦、毛发焦枯、肚大筋露、纳呆便溏为主要表现的儿科病证，多见于1~5岁儿童。疳积多因饮食不节，乳食喂养不当，损伤脾胃，运化失职，营养不足，气血精微不能濡养脏腑；或因慢性腹泻、慢性痢疾、肠道寄生虫等病，经久不愈，损伤脾胃等引起。治疗原则上以消积导滞、调理脾胃，或温中健脾、补益气血为主，目前临床多用针挑四缝穴进行治疗。饮食调理可适当配合药粥食疗，如白萝卜粥、山药粥等，有助于减轻症状和促进康复。

邱公妙招治奇疾，女子因羞而疾愈

【经典原文】

邱汝诚治一女子，欠伸臂不下。邱命其母裸女上身，以单裙着之。曰：“俟吾揭帘即去下裳。”母如命，邱扬声而入，女羞缩臂，即复故。(《挥麈新谈》)

——清·魏之琇《续名医类案·奇疾》

【古文解读】

邱汝诚曾治疗过一个双臂高举且不能放下来的奇症。邱汝诚了解病情后，设计了一个独特的治疗方法。他让该患者的母亲将女儿带进屋内，脱掉她的上衣，只让她以单裙遮着。然后说：“待我揭开帘子要进去时，你就把她的裙子脱掉。”母亲点头称是，邱汝诚边说边就要进屋去，该女子闻声，害羞得连忙用手护住自己的裙子，这样，她的手臂也就不知不觉地恢复正常了。

【述评】

在本案例中，该女子“欠伸臂不下”，且未见器质性病变，暗示治疗效果迅速，当可推定为癔症性躯体障碍中的肢体瘫痪。在临床上，可表现为单瘫、截瘫或偏瘫，当肌张力增强时常固定于某种姿势不变，各项检查不能发现有神经系统损害的证据。一般认为，癔症多见于青年女性，起病急骤，病程可呈发作性和持续性两种。精神紧张、恐惧是诱发癔症的重要病因，童年期的创伤性经历、易接受暗示和自我催眠等个人心理素质与发病亦有明显的相关性。关于癔症的发病机理有两种解释：一种是以巴甫洛夫为代表的高级神经活动学说，外界刺激因素作用于神经类型弱型的人，引发大脑皮层和皮层下部之间、第一信号系统和第二信号系统之间的功能的分离或不协调，致使第一信号系统和皮层下部功能相对占优势，而使皮层功能受到超限抑制，表现出情感爆发、本能活动和自主神经症状，暗示性增强。另一种解释是以弗洛伊德为代表的精神分析学说，癔症的躯体化症状是内心潜意识冲突的象征性表达，躯体化症状是患者未察觉到的动机促成的，是患者遭受挫折的一种反应，患者的病人身份可能给其带来原发性或继发性获益。

如何治疗癔症，学派不同，方法各异。暗示、催眠等心理治疗方法是主要手段。在本案例中，邱汝诚使用的却是利用女子的羞愧之心的条件反射疗法。西方心理学认为，情绪使有机体的适应和生存中起着核心的作用，每一种情绪在有机体对环境中的重要事件保持敏感，或对生存刺激或事件做出合适的行为反应，情绪有助于促使机体释放能量，增加机体反应的活力或驱动机体及时反应。在中国古代，“男尊女卑”“饿死事小，失节事大”此类观念深入人心，害羞几乎成了女子的天性，保护隐私几乎成了一种本能的情绪反应。如前所述，癔症时，本能反应和皮层下部分反应增强，在本案例中，邱汝诚正是利用了女子的羞愧之本性，使她在突然的应激刺激下，出于本能的保护性反应使手臂摆脱高举过头的姿势。即使在现代临床心理以治疗中也常利用患者的羞愧之心或受突然刺激时的本能性反应来诱发癔症患者做出超常的反应，治疗癔症性瘫痪、痉挛发作、肢体震颤等运动性障碍。

【知识拓展】

关于羞辱性攻击训练。

羞辱性攻击训练也是一种常用的心理行为治疗方法，其方法通常是鼓励当事人在众人面前暴露自己的不足，并接受其他人的责问或羞辱，当事人学习使用幽默、自嘲等方法应对和化解这些不良刺激，提高当事人应对挫折和人际交往困难的心理素质。

书生苦读患睡病，叶天士击鼓醒脾

【经典原文】

一士人因终日苦读，心身疲惫，日夜沉睡不醒，既偶醒亦两目倦开。叶天士诊后，未开一方一药，却令家人买来一面小鼓，于病人的床头频频击之。病者闻鼓声后，徐张目视，渐醒而不复倦卧。门人问其小鼓愈疾的医理。叶天士说："人病脾困，脾困故疲倦嗜睡，小鼓声最能醒脾也。"

——清·青城子《志异续编》

【古文解读】

曾经有位文人因为整天用功读书，导致心身疲惫，日夜沉睡不醒，即使偶尔醒过来，双眼也一副疲惫睁不开的样子。家人找来叶天士诊治，叶天士看过后并没有开一方一药，而是吩咐病人家人买来一面小鼓，并交代在病人的床头频频敲击。病人听到鼓声后，慢慢地张开眼睛来张望，他不再感到疲惫嗜睡。叶天士的弟子向他请教用小鼓治病的机理。叶天士解释道："人脾藏因病受困，脾困则使人觉得疲倦嗜睡，而小鼓的声音最能使脾的功能振奋起来。"

【述评】

中医脏腑学说认为，脾主运化，在音为宫，在声为歌，在志为思，思伤脾。本案例中，叶天士根据当事人为一读书人，终日苦读，心身疲惫、嗜睡的症状，辨证为思伤脾所致，又根据"在音为宫"的五音对应规律，设计了一个用小鼓声来振奋其精神的独特治疗方案。宫音为土音，大而和也。用小鼓敲击发出的声音最为接近宫音，为最有利于治疗脾病的音乐了。从现代生理学的角度来看，人的睡眠与觉醒是一种与太阳昼夜周期变化一致的生物节律。本案例中的书生因为熬夜而睡眠节律失调，出现嗜睡的症状，或者说脑电波的节律出现了失调。用鼓声的节奏来刺激患者，可以促进病人失调的脑电波节律恢复正常，在这种情况下，音乐治疗妙于药石之功。

在传统中医里，音乐早就被视为一种治病的方法，而且在五脏与五音之间建立了一种对应的关系，即肝在音为角、心在音为徵、脾在音为宫、肺在音为商、肾在音为羽，认为五音对五藏气机的升降和神志的中和具有调节作用。历代许多哲学家、文人和养生学家，如孔子、庄子、嵇康等都有抚琴辨律的心得。《吕氏春秋》中有“大乐”“侈乐”“适音”“古乐”“音律”“音初”“制乐”等篇章，提出了“声出于和，和出于适”的音乐心理治疗的观点。宋代文学家欧阳修曾记述了音乐疗疾的体会：“予尝有幽忧之疾，退而闲居，不能治也。既而学琴于友人孙道滋，受宫声数引，久而乐之，不知疾之在其体也。”幽忧者，即过度忧劳也。学琴的专注和悠扬的琴韵竟然能起如此有效的身心康复作用。他的朋友杨寘因屡试不第忧郁成疾，每日借酒消愁。欧阳修闻知后，便送给他一张琴，并写了一篇热情洋溢的《送杨寘序》，以自己的亲身经历告诉他：“欲平其心以养其疾，于琴亦将有得焉。”劝说杨寘以抚琴辨乐来寄托情怀，排遣忧愁。清代著名医家吴尚先也有类似体会：“看花解闷，听曲消愁，有胜于服者。”音乐具有转移注意力、净化灵魂、升华情感的作用，有着药物无法替代的神奇功用。

现代关于音乐心理治疗的研究表明，音乐的节奏可以通过听觉传导系统作用于大脑，引起和改变神经细胞的兴奋性，促进下丘脑神经递质的释放，继而促进内分泌系统和自主神经系统活动的调节，恢复机体的稳态。音乐对于调整情绪、改善睡眠、延缓大脑早衰、保持机体活力具有很好的效果。实践证明，在音乐活动中，人们欢歌载舞，得到美的享受，变得旷达、乐观、洒脱，进入“人造虚无外，曲罢对春风”的和煦境界。

【知识拓展】

关于音乐心理学。

音乐心理学是以心理学的理论和实验方法研究音乐与人的各种心理现象的相互关系和规律，研究和解释个体音乐经验和音乐行为的新兴边缘学科，它涉及生理学、声学、人类学、美学、社会学等有关理论。音乐心理学的主要研究内容有：音乐对心理的刺激及其效果、音乐感、音乐记忆、音乐与感情的关系、音乐才能的定义及分类、音乐才能的测定、音乐创造及表演的心理过程、音乐天资的遗传、音乐对社会心理的影响、音乐对疾病的作用等等。还可以细分出音乐社会心理学、音乐教育心理学、音乐治疗学等分支学科。

状元郎大喜伤心，大夫巧计治心疾

【经典原文】

某殿撰新以状元及第，告假而归，至淮上而有疾，求某名医。医曰：“疾不可为也，七日必死，可速回或疾行犹可抵里。”殿撰嗒然气沮，兼程而归，越七日无恙。其仆进曰：“医有一柬，嘱归面呈之。”殿撰折视，中言：“公自及第后，大喜伤心，非药力所能愈，故仆以死恐之，所以治病也，今无妨矣。”殿撰大佩服。

——清·徐灵胎《医史特辑》引《洄溪医书》

【古文解读】

某书生殿撰刚刚中了状元，兴高采烈请假回家探亲。可是走到淮上这地方，状元就病倒了，随从便请了当地一位名医来为状元诊治。大夫说：“你得的这个病我已无能为力了，七日之内必死无疑。你还是赶紧给家里传个口信或者加快赶路，也许还来得及回到家里。”状元一听非常恐慌和沮丧，于是日夜兼程赶回家乡，可是七天后，状元不仅没死，病反而好了。状元正纳闷之时，仆人进来对他说：“大夫有一封信，叮嘱我回到家以后当面呈上给您。”状元接过信，打开一看，只见信中写道：“大人因为中了状元，过于高兴，以至于伤到了心脉，并非药物能够治愈。因此我斗胆用死亡恐吓的方法来治疗你的病。现在你已经没什么大碍了。”状元看过信后，对这位名医佩服不已。

【述评】

本案例中的状元，经过十年寒窗苦读后，终于一朝中了状元，兴奋之情是可想而知的。从应激学说来看，喜出望外的好事件和不良的危机事件都是一种应激刺激，都可能引发当事人的精神失常。本案例中虽没有具体说明患者得病的症状，但从事情的经过和名医信中所说的“大喜伤心”可以推断，患者是因为科举高中大喜过度，气血紊乱所致的情志疾病。《黄帝内经·素问·阴阳应象大论》中有“喜伤心”之说，认为大喜刺激一方面可引起精神失常，如情绪不能自制、睡眠不宁，甚至精神恍惚、注意力不集中、神疲无力、语言错乱或失神发狂；另一方面也可因喜气太过而致心虚，证见心血不足之惊悸，心气亏损之胸闷、气短，头晕乏力。

中医认为，喜、怒、忧、思、悲、恐、惊七种情志变化本是人体对客观事物和现象所作出的正常反应，如《黄帝内经·素问·气交变大论》云："有喜有怒，有忧有丧，有泽有燥，此象之常也。"七情一般不会使人发病，只有当突然、强烈或长期持久的情志刺激，超过了个体所能承受的程度，才会导致人的脏腑气血失调。古代学子在往往在参加科举考试前都经过多年的寒窗苦读，其中的艰辛可想而知，一旦高中状元，则可光宗耀祖，甚至一步登天，大喜过度也不足为奇。

案例中的名医正是因为综合考虑了当事人高中状元的当下背景和辨证情况，才采用了"恐胜喜"的情志相胜疗法。

在今天看来，本案例中大夫的做法可能值得商榷，但在古代重己贵生的中医眼中，向死而生是警告患者的一种治疗策略，中医常用唤起患者的死亡意识来提醒忘乎所以的人珍视生命，超脱功名利禄对健康的损害。在人本主义心理学看来，人是唯一能够自觉意识到不能免于死亡的特殊存在，死亡的观念和对待死亡的态度是人的自我意识最深层的情结，是人之为人的一个特性。从医学的角度来看，死亡的观念和态度不仅是医学道德、价值观念、伦理准则形成的一个重要前提和基础，而且影响着人们对养生和保健的动机和态度，影响着医学理论和技术的取向，左右着病人的求医行为和医生的治疗行为。《黄帝内经·灵枢·师传》中云"人之情，莫不恶死而乐生"，本案例中的大夫正是利用了人的这种本性，制约了为功名利禄而产生的过喜，使情绪恢复了中和。

【知识拓展】

关于作者。

徐灵胎（1693—1771），原名大椿，曾名大业，晚号洄溪老人，江苏吴江（今江苏省苏州市）人，为清代著名医学家。徐氏幼承家学，博闻强记，七岁时入私塾，颇有奇志。年十四学习时文，在学习的过程中产生薄时文的思想，而舍终身以穷经学为志，尤以易学为最。年二十从学于周易庭先生，精研《论语》《大学》《中庸》《孟子》，功益进。年三十因家人连遭病卒，遂以医为业，矢志济民。先以家藏医书朝夕披览，久而通其大义，继之究源达流，并通过临症，辨证施治，终成一代名医。著有《难经经释》《神农本草经百种录》《医学源流论》《伤寒类方》《兰台轨范》《医贯砭》《慎疾刍言》七种，另有医学评注两种和《洄溪医案》一种，以及未刊稿《管见集》四册。徐氏医名不胫而走，很快被当朝圣上所得知，分别于乾隆二十六年（1761）和三十六年（1771）奉旨进京诊治。由于治经学的影响，徐灵胎常以考据的方法治医。他深信"一切道术，必有本源"（《慎疾刍言》），主张"学者必当先参于《内经》《难经》及仲景之说而贯通之，则胸中先有定见，后人之论，皆足以广我之见闻，而识力愈真"。（《医学源流论》）。因此，他笃奉崇古尊经的治学之道，在医学上言必称《黄帝内经

·灵枢》《黄帝内经·素问》，药必宗《神农本草经》，方必法仲景。研究医学从源到流，更能从流溯源，反对断章取义和异端之学。徐灵胎晚年居吴县越来溪（今名越溪）之吴山画眉泉，为静养之地，以终余年，乾隆三十六年（1771）农历十二月初四卒，享年七十九岁。

借酒消愁愁更愁，柴胡龙牡汤主之

【经典原文】

心境沉闷，意愿不遂，近日患症，多饮烧酒，如醉如狂，言语妄乱，及今二日。诊脉小弦滑沉，舌苔薄白，小水短赤，大便不通，渴欲饮冷，昏昏默默，不知病之所以。因思症必有痰，酒能动火，痰火内扰，神明不安，此少阳、阳明同病，而连及厥阴也。少阳为进出之枢，阳明为藏邪之薮，今邪并阳明，弥漫心包，故发狂而又昏昏默默也。仿仲景柴胡加龙牡汤主之。柴胡，黄芩，半夏，茯苓，龙骨，甘草，牡蛎，铅丹，菖蒲，大黄，竹沥，姜汁。

——清·柳宝诒 王泰林《柳选四家医案·环溪草堂医案》上卷

【古文解读】

病人近来因遇事不如意而心情烦闷，加上最近身体不适，所以借酒消愁，酒醉发狂，胡言乱语，这种情况已经有两天了。诊其脉，脉象呈稍弦滑沉状，舌苔薄白，小便短赤，大便不畅，想喝冷饮，迷糊沉默，不知自己的病因。因为思虑过度之症就必定有痰，而酒能搅动体内的火，于是痰火在体内扰动，使得心神不得安宁，这是少阳和阳明两经合病，并累及阙阴经。少阳经是气进出的枢纽，阳明经则是外邪的藏身之处，现在外邪入侵到了阳明经，弥漫到了心包处，所以病人会神志昏沉，不出声。仿照张仲景的柴胡加龙骨牡蛎汤来治疗这位病人。方用柴胡、黄芩、半夏、茯苓、龙骨、甘草、牡蛎、铅丹、菖蒲、大黄、竹沥、姜汁。

【述评】

在本案例中，患者因意愿不遂，心境沉闷，借酒消愁，结果既有小便短赤、大便不通、渴欲饮冷等躯体症状，也表现出神志昏沉、不出声等精神症状，按中医六经辨证，属于少阳、阳明经同病，累及厥阴经。按现代精神病学诊断标准，根据患者“多饮烧酒，如醉如狂，言语妄乱”可以推断本案例为酒精所致精神障碍。酒精是一种亲神经性物质，无论是一次性大量饮酒，或长期饮用都可导致精神异常，包括出现酒精中毒、依赖、戒断综合征以及精神病性症状，情感、行为和社会功能障碍，躯体感知异常的症状和体征。对酒精中毒患者的观察发现，近 80% 的酒精中毒患者至少同时合并一种其他精神障碍，以抑郁、焦虑和反社会型人格障碍最为常见。相反，有抑郁、焦虑或反社会型人格障碍的患者也常酗酒。

李时珍在《本草纲目》中对酒性及功用作了详细的论述“苦、甘、辛、大热、有毒”，能“行药势，通血脉，润皮肤，散湿气，除风下气”；《本草拾遗》中对酒还有“消忧发怒，宣言畅意”的赞美之词，说明酒是一把双刃剑，既是药物，可以养生，也可以成为害人之物。《诸病源候论》也认为：“酒精有毒，有复大热，饮之过多，故毒热气渗溢经络，浸溢脏腑，而生诸病也。”李时珍也说：“酒，少饮则和血行气，多饮则杀人顷刻。”

医者仿照仲景柴胡加龙骨牡蛎汤来治疗本病，此汤源出《伤寒论》第107条：“伤寒八九日，下之，胸满烦惊，小便不利，谵语，一身尽重，不可转侧者，柴胡加龙骨牡蛎汤主之。”现代中医常用于治疗癫痫、神经官能症、美尼尔氏综合征以及高血压病等以胸满烦惊为主证的疾病。本例方中柴胡、桂枝、黄芩和里解外，治寒热往来和身重；龙骨、牡蛎、铅丹可重镇安神，治烦躁惊狂；半夏、生姜可以和胃降逆；大黄泻里热和胃气；茯苓安心神，利小便；人参、大枣益气养营，扶正祛邪，全方具有和解清热，镇惊安神之功效。

现代中医不仅进一步推广了柴胡加龙骨牡蛎汤的临床应用，而且对有关柴胡加龙骨牡蛎汤方的作用机制进行了较深入的研究。纵观近年国内发表的文献，该方的应用涉及心理、神经、泌尿、心血管、消化等多科疾病，对广泛性焦虑症、强迫症、失眠症、心脏神经官能、冠心病心绞痛汗症、尿道综合征、非糜烂性胃食管反流病等疾病的疗效值得肯定，对恶性肿瘤化疗后并发的抑郁状态的治疗，其临床疗效与盐酸帕罗西汀片相当，且无胃肠道不良反应。

【知识拓展】

关于酒与医的关系。

古“医”字最早为“毉”。东汉许慎《说文解字》中解释：“毉，治病工也。从毉从酉。毉，恶姿也；毉之性然，得酒而使，故从酉。”《周礼》中有毉酒的概念。“古者巫彭初作毉。”可见，上古的巫医们在治病时已经知道借助酒力，使药物取得更好的成效，并从中产生了“医源于酒”的认识。酒有多种，然其功效大都为“通血脉，温肠胃，御风寒”。酒性温，味辛而苦甘，温能祛寒，辛能发散，所以酒能疏通经脉、行气和血、蠲痹散结、温阳祛寒；又因酒多为谷物酿造，味甘能补，故还可补益肠胃。晋代张华在《博物志》上讲了一个故事：“昔有三人冒雾晨行，一人饮酒，一人饱食，一人空腹。空腹者死，饱食者病，饮酒者健。此酒势辟恶，胜于他物之故也。”可见在中国文化中，酒被认为还能杀虫驱邪、辟恶逐秽。在现代医学中，酒精更是外科手术所需要的基本药物之一。

狂证误补狂更狂，治病痛打也是爱

【经典原文】

章氏，四十二岁，先是二月间病，神识恍惚，误服肉桂、熟地等补药，因而大狂，余于三月间用极苦以折其上盛之威，间服芳香开心包，治三十日而愈。但脉仍洪数，余嘱其戒酒肉，服专翕大生膏，补阴配阳，彼不惟不服丸药，至午节大开酒肉，于是狂不可当，足臭至邻，不时脱净衣裤，上大街，一二男子不能搏之使回。五月十四日，又延余视，余再用前法随效，二三日仍然如故，盖少阳相火极，挟制君主行令，药随暂开其闭，暂折其威，相火一动，而仍然如故。延至六月十六日，午刻复自撕其裤，人不防而出大门矣。余坐视不忍，复自渐无术以已其病，因谓其胞弟曰："此症非打之极痛，令其自着衣裤也不可。盖羞恶之心，亦统于仁，能仁则不忍，忍则不仁，不仁之至，羞恶全丧，打之极痛，则不能忍，不忍而仁心复，仁心复而羞恶之心亦复矣，此古圣王扑作教刑之义也。"伊芳弟见其乃姊如是景况，羞而成怒，以保父母体面为义，于是以小竹板责其腿，令着裤，彼知痛而后自作衣着衣稍明。次月十七日立秋，余以大剂苦药，一帖而全愈，盖打之功，与天时秋金之气，药之力，相须而成功也，后以专翕大生膏而收全功。

——清·吴鞠通《吴鞠通医案》

【古文解读】

章氏，四十二岁，先在二月份时患病，神志恍惚不清，后又因误服肉桂、熟地等补药，引发狂症。我在三月时用了非常苦寒的药物来折损这种狂躁的病势，间中施用一些芳香药物以开心包，医治一月后症状就消失了。但是其脉象仍然洪数，我叮嘱她戒食酒肉，并服用“专翕大生膏”（该方出自《温病条辨》卷三）来补阴以平衡阳气。然而，她非但没有服用该丸药，而且在端午节时还开了戒，于是狂症复发更甚以前，其脚臭在旁边都可闻到，她还不时脱光衣裤，上大街游荡，甚至一两个男人都不能把她绑回家。五月十四日，又请我来诊治。我沿用原先的治法虽然有效，但过两三日症状依然如故。这是因少阳相火太盛，挟制心火，苦寒芳香药物只能暂时折其狂势，但相火一动，又恢复到原来的狂态。病情迁延到六月十六日中午，章氏又自己撕烂衣裤，乘家人没防备跑出了家门。我既于心不忍，又自愧没办法治好他的病，于是我对章氏的弟弟说：“此证非要用打得她很痛的方式，让她自觉穿上衣裤才行。人的羞耻之心，统属于仁，有仁爱之心就不会忍心伤害人，相反能忍心伤害别人的人则不仁，当不仁到极致的时候，人的羞耻憎恶之心就全都丧失了。打她至极痛，则人不能忍受，不能忍则仁爱之心就会苏复，仁爱之心一旦苏复，羞耻之心也随之恢复，这即是古代圣王用戒尺责打不守教令之人的原义。”章氏的弟弟见到姐姐这番模样，恼羞成怒，为保全父母颜面，于是拿小竹板痛打其腿让其穿裤。章氏被打得痛了，就自己穿上了衣裤，神志遂渐见清明。到了第二个月十七日，立秋之时，我再用大剂苦寒药物一帖治愈了章氏。这是责打之功、秋时之气与苦寒药物联合而起效的，后来再给章氏服用专翕大生膏以巩固疗效。

【述评】

本医案中的患者所患疾病为狂证，与现代精神病学所诊断的精神分裂和躁狂症基本相同。对于狂证的临床表现，中医经典《黄帝内经》中早有描述：“足阳明之脉病……病甚则弃衣而走，登高而歌，或至不食数日，踰垣上屋，所上之处，皆非其所能也。”（《黄帝内经·素问·阳明脉解》）“骂詈妄行，巅疾为狂。”《黄帝内经·素问．阳明类论》，认为其病因病机是：“阴不胜其阳，则脉流薄疾，并乃狂。”（《黄帝内经·素问·生气通天论》）“诸躁狂越，皆属于火。”（《黄帝内经·素问·至真要大论》）吴鞠通采用苦寒芳香药物来进行治疗，是符合中医“热则寒之”和“火郁发之”的治疗原则的。难能可贵的是，在单一使用中药治疗不能持续地控制患者脱衣上街游走行为的情况下，吴鞠通没有固守成规，而是采用了适当惩罚的行为主义疗法作为补充，方法不仅简单易行，而且在知情同意的前提下借助其胞弟去实施，这也避免了心理治疗伦理上的难堪境地。

【知识拓展】

1. 关于医者。

吴塘（1758—1863），字鞠通，江苏淮阴（今江苏省淮安市）人。他因父亲病逝而发奋学医，他继承和发扬了吴又可《温疫论》和叶天士卫气营血辨证法理论，结合自己的临证经验，撰写了《温病条辨》五卷，创立了“三焦辨证”学说，并为后人留下了银翘散、桑菊饮和藿香正气散等许多治疗温病的实用方剂。

2. 关于疼痛的研究与在心理治疗与行为训练中的利用。

疼痛是一种包含感觉、情绪、认知、动机评价等诸多维度的生理和病理现象。当个体受到疼痛刺激时，其认知、情绪与行为模式都可能受到影响。其中疼痛对选择性注意的影响主要表现在疼痛使个体更加偏向注意与疼痛有关的刺激，造成个体注意偏差；而在注意的持续性上，疼痛会对个体的持续性注意产生干扰，即疼痛会抢占注意资源，干扰其他注意任务。疼痛使人将注意力集中且维持到疼痛刺激上，且从进化论的角度看，疼痛作为一种感觉信号，本身具有原始的警示保护性作用，可促使生物体采取保护性的逃避行为，并且进一步伴生与疼痛相关的情绪情感体验，可以认为疼痛可促使个体的感知觉、认知、情绪及相关行为整合到疼痛的刺激这一点上来。吴鞠通建议采用痛打的方式对章氏自撕其裤的不良行为进行惩罚，且要求必须打到痛不能忍的地步，这样可以促使患者终止不良行为。将某种疼痛刺激与需要矫治的某种不良行为进行连接，达到患者自觉放弃该不良行为的治疗目的，这与基于行为主义原理的厌恶疗法和动物行为训练采用的惩罚方法的原理是相同的。

参考文献

［1］张伯华．中医临床心理治疗学．北京：北京科学技术出版社，2004.

［2］龙子江，宋建国．精神药理学．合肥：安徽大学出版社，2003.

［3］闫少校，邹义壮，崔界峰，等．中医心理治疗 122 例分析．时珍国医国药，2008（6）．

［4］杨文儒，李宝华．中国历代名医评介．西安：陕西科学技术出版社，1980.

［5］张仲景．伤寒论．王叔和，撰次．钱超尘，郝万山，整理．北京：人民卫生出版社，2005.

［6］中华医学会精神科分会．中国精神障碍分类与诊断标准（CCMD－3）．济南：山东科学技术出版社，2001.

［7］李经纬，等．中医大词典．2 版．北京：人民卫生出版社，2005.

［8］周守中．历代名医蒙求．邵冠勇，邵文，邵鸿，续编．济南：齐鲁书社，2013.

［9］邱鸿钟．音乐的精神分析．广州：暨南大学出版社，2003.

［10］崔光成，邱鸿钟．心理治疗学．北京：北京科学技术出版社，2003.

［11］孙思邈．备急千金要方．北京：中国医药科技出版社，2011.

［12］江瓘．名医类案．苏礼，等整理．北京：人民卫生出版社，2005.

［13］胡佩诚．心理治疗．北京：人民卫生出版社，2007.

［14］杨玉瀚．便秘大鼠精神心理障碍行为学观察测评及其与性激素水平相关性研究．成都中医药大学，2014.

［15］黄仕沛，何莉娜．黄仕沛经方亦步亦趋录（续）．北京：中国中医药出版社，2017.

［16］果嘉，赵伟鸿，樊紫周，等．甘草总黄酮抗抑郁作用研究．中药药理与临床，2012，28（6）．

［17］朱虎虎，康金森，玉苏甫·吐尔逊，等．新疆大枣汁抗小鼠一次性力竭运动疲劳作用的研究．中国实验方剂学杂志，2013（11）．

［18］田俊生，高杉，崔元璐，等．小鼠灌胃大枣提取物后血清和海马组织中 cyclic AMP 的含量变化．中国实验方剂学杂志，2010（7）．

［19］张仲明，李世泽．心理诊断学．重庆：西南大学出版社，2005.

[20] 靳瑞，刘刚，袁立霞．音乐治疗在中医临床中的应用及前景新释．中医药学刊，2005，23（3）．

[21] 朱杰，石育才，樊志红．雅韵怡情和乐平心：中医音乐治疗基础理论建构．中国临床康复，2006，10（23）．

[22] 钱超尘，温长路．张子和研究集成．北京：中医古籍出版社，2006.

[23] 董湘玉，李琳．中医心理学基础．北京：北京科学技术出版社，2003.

[24] 美国精神医学学会．精神障碍诊断与统计手册．5 版．北京：北京大学出版社，2015.

[25] 张从正．儒门事亲集要．余瀛鳌，林菁，田思胜，等编选．赵延伸，册主编．沈阳：辽宁科学技术出版社，2007.

[26] 董湘玉．中医心理学．北京：人民卫生出版社，2007.

[27] 周仲瑛．中医内科学．北京：中国中医药出版社，2003.

[28] 许新军．幽默的医学功能．海南医学，2002，13（4）．

[29] 阮鹏，阮浩然．幽默疗法辅助治疗慢性萎缩性胃炎 53 例世界华人消化杂志，2005，13（14）．

[30] 郝志．中医心理治疗学．北京：人民卫生出版社，2009.

[31] 江开达．精神病学．北京：人民卫生出版社，2005.

[32] 朱丹溪．格致余论．施仁潮，整理．北京：人民卫生出版社，2005.

[33] 郑怀林．情志疗法．北京：中国中医药出版社，2002.

[34] 孙广仁．中医基础理论．北京：中国中医药出版社，2002.

[35] 李用粹．证治汇补．2 版．吴唯，校注．北京：中国中医药出版，2005.

[36] 修丽娟，杨玉兴，俞珊，等．抑郁症中医研究回顾与展望．中西医结合学报，2008，6（4）．

[37] 段刚锋，陈肇智．浅谈抑郁证的辨证论治．湖北中医药大学学报，2006，8（2）．

[38] 周海东．针刺八脉交会穴治疗“舌纵不收”6 例．上海针灸杂志，2004（2）．

[39] 景婷，刘建辉．《内经》论“喜”．浙江中医杂志，2007，42（2）．

[40] 张仲景．伤寒论．杨金萍，等点校．中国中医药出版社，2006.

[41] 俞震．古今医案按．2 版．达美君，等校注．北京：中国中医药出版社，2008.

[42] 李爽姿，王勤明．朱丹溪治痰知要．中国中医基础医学杂志，2015（6）．

[43] 张玉春．朱丹溪对痰证病因病机理论的探讨．山西中医学院学报，2017，18（1）．

[44] 丁德正．论痰对癫狂病发病及病情演变之作用．中国中医药现代远程教育，2014（24）．

[45] 徐天朝，苏晶．中医癫狂理论研究．中国中医基础医学杂志，2011，17（1）．

[46] 高永利，朝文强，戴捷，等．人参皂甙对精神分裂症动物模型大鼠记忆保持的影响．中国心理卫生杂志，2006，20（7）．

[47] 苏凤哲．论情志与脾胃（一）——路志正教授学术思想探讨．中医临床研究，2010（1）．

[48] 张纯，陈利国．中医心理治疗理法探析．陕西中医，2004，25（8）．

[49] 刘同辉，钱培康．身心疾病与心身疾病有何不同．解放军健康杂志，2002（4）．

[50] 田德禄．中医内科学．北京：人民卫生出版社，2002.

[51] 刘新民，李建明．变态心理学．合肥：安徽大学出版社，北京：北京科学技术出版社，2003.

[52] 张良登，黄建军，何庆勇．疏肝解郁法治疗幻听案 1 例．针灸临床杂志，2007，23（11）．

[53] 陈嵘，秦竹，毕云，等．中西医认知疗法的相关性研究．中华中医药学刊，2007，25（7）．

[54] 王克勤．心理治疗趣谈（六）——卢复规劝参禅疗恐死．家庭中医药，2007，14（10）．

[55] 张介宾．类经．孙国中，方向红，点校．北京：学苑出版社，2005.

[56] 牛国英．暗示疗法在临床中的应用．山西中医学院学报，2004（2）．

[57] 翁晖亮．“没病找病”也是病——疑病症的防治．中国社区医师，2003，19（24）．

[58] 程杏轩．杏轩医案．储全根，李董男，校注．北京：中国中医药出版社，2009.

[59] 于智敏，王永炎．脑卒中病的“上病下治”．中国中医基础医学杂志，2010，16（1）．

[60] 马维平．程杏轩经典医案赏析．北京：中国医药科技出版社，2015.

[61] 刘舜禹，王振涛．王振涛教授辨治“善太息”经验．中医学报．2017，32（6）．

[62] 王克勤. 心理治疗趣谈（四）——贲亨以悲忧之疗目疾. 家庭中医药，2007，14（8）.

[63] 钟斌. 论中国古代心理治疗方法. 心理科学，2004，27（1）.

[64] 黄汉儒，魏之琇．续名医类案．北京：人民卫生出版社，2000.

[65] 孟昭兰．情绪心理学．北京：北京大学出版社，2005.

[66] 赵国庆，赵晓玲，王严．柴胡加龙骨牡蛎汤加减治疗广泛性焦虑症 54 例临床观察．中国社区医师（综合版），2008（14）．

[67] 邓暖繁．柴胡龙骨牡蛎汤治疗恶性肿瘤化疗后并发抑郁症临床观察．光明中医，2012（1）．

[68] 李红，李玉平，马青东．柴胡加龙骨牡蛎汤治疗失眠症 30 例临床观察．中国医药指南，2012，10（30）．

[69] 李龙，高旭阳，遇昕．柴胡加龙骨牡蛎汤治疗心脏神经症临床观察．心血管病防治知识（学术版），2011（3）．

[70] 戴娟．运用和法治疗冠心病心绞痛汗症疗效观察．中医药导报，2011，17（4）．

[71] 黄顺祥．柴胡加龙骨牡蛎汤加减治疗小儿尿频综合征 30 例．山东中医杂志，2008，27（1）．

[72] 郭霭春．黄帝内经素问校注．北京：人民卫生出版社，2013.

[73] 孙泽坤，王锦琰，罗非．疼痛与注意的交互作用：自下而上的捕获效应和自上而下的调节作用．心理科学进展，2015（12）．